药膳食疗学

主　编　刘志勇　游卫平　简　晖

中国中医药出版社
·北　京·

图书在版编目（CIP）数据

药膳食疗学 / 刘志勇，游卫平，简晖主编 .—北京：中国中医药出版社，2017.3（2024.1重印）

ISBN 978-7-5132-4068-0

Ⅰ.①药…　Ⅱ.①刘…　②游…　③简…　Ⅲ.①食物疗法　Ⅳ.① R247.1

中国版本图书馆 CIP 数据核字（2017）第 044345 号

中国中医药出版社出版

北京经济技术开发区科创十三街 31 号院二区 8 号楼

邮政编码　100176

传真　010-64405721

唐山市润丰印务有限公司印刷

各地新华书店经销

开本 787 × 1092　1/16　印张 23　彩插 1　字数 469 千字

2017 年 3 月第 1 版　2024 年 1 月第 7 次印刷

书号　ISBN 978 – 7 – 5132 – 4068 – 0

定价　60.00 元

网址　www.cptcm.com

服务热线　010-64405510

购书热线　010-89535836

维权打假　010-64405753

微信服务号　zgzyycbs

微商城网址　https://kdt.im/LIdUGr

官方微博　http://e.weibo.com/cptcm

天猫旗舰店网址　https://zgzyycbs.tmall.com

如有印装质量问题请与本社出版部联系（010-64405510）

《药膳食疗学》
编委会

主　　编　刘志勇　游卫平　简　晖

副 主 编　朱根华　刘希伟　李宝华

编　　委　管咏梅　赵　益　董　伟　金　晨　祝　婧　罗国顺　李　芳　陈　鑫　李前亮　邹国明

主编单位　江西中医药大学

前言

中医药膳是指在中医基础理论的指导下，通过供食途径，起到养生保健、祛病防病作用的方法。从文字意义来看，药即药物（也可为治疗），膳即食物或饮食。药膳，即传统医药与食品烹调经验相结合的产物，既有食品作用又具有药品作用。历代被广泛用于防病治病、保健强身、延年益寿。

药膳历史悠久，自远古时期就有了“药食同源”的理论，《淮南子·修务训》记载：“古者民茹草饮水，采树木之实，食蠃蚌之肉，时多疾病毒伤之害，于是神农乃始教民播种五谷，尝百草之滋味，水泉之甘苦，令民知所辟就，当此之时，一日而遇七十毒。”而到西周时期，就出现了专职从事调理饮食的“食医”。《周礼》记载，西周有医官叫“食医”，主要掌理调配周天子的“六食”“六饮”“六膳”“百羞”“百酱”的滋味、温凉和分量，说明了食疗风在当时相当盛行。而“药膳”一词最早见于《后汉书·列女传》“及前妻长子兴遇疾困笃，母恻隐自然，亲调药膳，恩情笃密”，可见，药膳食疗是中医治病的一个重要手段。

药膳学在中医学理论体系的指导下，秉承了独有的食治理论。我国现存最早的医书《黄帝内经》即明确了调配药膳的原则和实施方法，认为饮食五味是生命活动的能量来源，饮食五味化成水谷精微营养脏腑。随后历经数千年不断探索，总结了大量食疗、食养、食药的内容，涌现出《食疗本草》《饮膳正要》等药膳专著，对我国中医药事业的发展起到积极的促进作用。

中医向来有“治未病”的理念，认为“与其救疗于有疾之后，不若摄养于无疾之先。盖疾成而后药者，徒劳而已。是故已病而后治，所以为医家之法；未病而先治，所以明摄生之理”（《丹溪心法》）。而作为食疗手段的药膳更是突出了这一思想，“若有疾患，且先祥食医之法。审其疾状，以食疗之，食疗未愈然后命药。贵不伤其脏腑也”。随着人们生活水平的提高，健康理念深入人心，出于对自身健康的高度关注，对绿色食品和药物的焦点回归，出现了回归自然、偏爱自然疗法的群体趋向。中医药膳食疗正顺应和推动这一潮流，已成为人们医疗、保健、康复的重要手段和普遍需求。但正如《太平圣惠方》所载“安身之本，必须于食；救病之道唯凭于药。不知食宜者，不足以全生”，人们对于药膳的作用和应用依然存在误区，社会当中普遍存在药膳的误用及滥用问题。本书作为中国药膳研究会培训教材，旨在指导从业者能够正确运用中医药基础知识，将适当的有药用功效的食品和适当的中药相配伍，运用各种烹调技术制成具有一定色、香、味、形和特定功效的膳食并应用于日常的养生保健，对于健康观念的普及以及中医药膳事业的振兴大有裨益。

《药膳食疗学》编委会

2017 年 1 月

目 录

第一章　中医药膳学概述

第一节　中医养生

养生就是根据生命发展的规律，采取能够保养身体、减少疾病、增进健康和延年益寿的手段所进行的保健活动。中医养生学是中华民族优秀文化的一个重要组成部分，它历史悠久，源远流长。在漫长的历史过程中，中国人民非常重视养生益寿，并在生活实践中积累了丰富的经验，创立了既有系统理论、多种流派、多种方法，又有民族特色的中医养生学，为中国人民的保健事业和中华民族的繁衍昌盛做出了杰出的贡献。

中医养生学是在中医理论的指导下，探索和研究中国传统的颐养身心、增强体质、预防疾病和延年益寿的理论和方法，并用这种理论和方法指导人们保健活动的实用科学。中医养生学是以整体观为主导思想，以脏腑经络理论为核心，以辨证论治为诊疗特点的独特的学术理论体系。

自古以来，人们把养生的理论和方法叫作“养生之道”。例如《素问·上古天真论》说:“上古之人，其知道者，法于阴阳，和于术数，食饮有节，起居有常，不妄作劳，故能形与神俱，而尽终其天年，度百岁乃去。”此处的“道”，就是养生之道。能否健康长寿，不仅在于能否懂得养生之道，更为重要的是能否把养生之道贯彻应用到日常生活中去。历代养生家由于各自的实践和体会不同，他们的养生之道在静神、动形、固精、调气、食养及药饵等方面各有侧重，各有所长。从学术流派来看，又有道家养生、儒家养生、医家养生、释家养生和武术养生之分，他们从不同角度阐述养生理论和方法，丰富了养生学的内容。

在中医理论指导下，中医养生学吸取各学派之精华，提出了一系列养生原则。如形神共养、协调阴阳、顺应自然、饮食调养、谨慎起居、和调脏腑、通畅经络、节欲保精、益气调息、动静适宜等，使养生活动有章可循、有法可依。例如，饮食养生强调食养、食节、食忌、食禁等。药物保健则注意药养、药治、药忌、药禁等。传统的运动养生更是功种繁多，如动功有太极拳、八段锦、易筋经、五禽戏、保健功等，静功有放松功、内养功、强壮功、意气功、真气运行法等，动静结合功有空劲功、形神桩等。无论选学哪种功法，只要练功得法，持之以恒，都可达到健身防病、益寿延年之效。针灸、按摩、推拿、拔火罐等亦都方便易行、效果显著。诸如此类的方法不仅深受中国人民喜爱，而且远传世界各地，为全人类的保健事业做出了应有的贡献。

一、中医养生的特点

中医养生学是从实践经验中总结出来的科学，是历代劳动人民智慧的结晶，它经历了五千年亿万次实践，由实践上升为理论，归纳出方法，又回到实践中去验证，如此循环往复不断丰富和发展，进而形成一门独立的学科。从内容上来看，中医养生学涉及现代科学中的预防医学、心理医学、行为科学、医学保健、天文气象学、地理医学、社会医学等多学科领域，实际上它是多学科领域的综合，是当代生命科学中的实用学科。

1. 理论体系独特

中医养生理论都是以“天人相应”“形神合一”的整体观念为出发点，去认识人体生命活动及其与自然、社会的关系。特别强调人与自然环境、社会环境的协调，讲究体内气化升降，以及心理与生理的协调一致。并用阴阳形气学说、脏腑经络理论来阐述人体生老病死的规律。尤其把精、气、神作为人体之“三宝”，作为养生保健的核心，进而确定了指导养生实践的种种原则，提出养生之道必须“法于阴阳，和于术数”“起居有常”，即顺应自然、保护生机、遵循自然变化的规律，使生命过程的节奏随着时间、空间的移易和四时气候的改变而进行调整。

2. 和谐适度的宗旨

养生保健必须整体协调，寓养生于日常生活之中，贯穿在衣、食、住、行、坐、卧之间，事事处处都有讲究。其中一个突出特点就是和谐适度。若能使体内阴阳平衡，守其中正，保其冲和，则可健康长寿。例如，情绪保健要求不卑不亢，不偏不倚，中和适度。又如，节制饮食、节欲保精、睡眠适度、形劳而不倦等都体现了这种思想。晋代养生家葛洪提出“养生以不伤为本”的观点，“不伤”的关键即在于遵循自然及生命过程的变化规律，掌握适度，注意调节。

3. 综合、辨证的调摄

人类健康长寿并非靠一朝一夕、一功一法的摄养就能实现，而是要针对人体的各个方面，采取多种调养方法，持之以恒地进行审因施养，才能达到目的。因此，中医养生学一方面强调从自然环境到衣食住行、从生活爱好到精神卫生、从药饵强身到运动保健等，进行较为全面的、综合的防病保健。另一方面又十分重视按照不同情况区别对待，反对千篇一律、一个模式，而是针对各自的不同特点有的放矢，体现中医养生的动态整体平衡和审因施养的思想。历代养生家都主张养生要因人、因时、因地制宜，全面配合。例如，因年龄而异，注意分阶段养生；顺乎自然变化，四时养生；重视环境与健康长寿的关系，注意环境养生；等等。又如传统健身术的运用原则，提倡根据各自的需要，可分别选用动功、静功或动静结合之功，又可配合导引、按摩等法。这样，不但可补偏救弊、导气归经，有益寿延年之效，又有开发潜能和智慧之功，从而收到最佳摄生保健效果。

4. 适应范围广泛

养生保健实可与每个人的一生相伴始终。人生自妊娠于母体之始，直至耄耋，每个年龄阶段都存在着养生的内容。人在未病之时、患病之际、病愈之后都有养生的必要。不仅如此，对不同体质、不同性别、不同地区的人也都有相应的养生措施。因此，养生学的适应范围是非常广泛的。它应引起人们的高度重视，进行全面普及，提高养生保健的自觉性，把养生保健活动看作是生命活动的一个重要组成部分。

二、中医养生的主要内容

中医的养生之道基本涵盖了几千年来医药、饮食、宗教、民俗、武术等文化方面的养生理论。其内容不外以下四点：

1. 顺其自然

顺其自然体现了“天人合一”的思想。强调在养生的过程中，既不可违背自然规律，又要重视人与社会的统一协调性。正如《素问·气交变大论》主张：“上知天文，下知地理，中知人事，可以长久。”

2. 形神兼养

在养生过程中既要注重形体养护，更要重视精神心理方面的调摄，正所谓“形神兼养”“守神全形”“保形全神”。

3. 动静结合

现代医学主张“生命在于运动”，中医也主张“动则生阳”，但也主张“动中取静”“不妄作劳”。

4. 审因施养

养生不拘一法、一式，应通过形、神、动、静、食、药等多种途径、多种方式进行养生活动。此外，也要因人、因地、因时的不同而用不同的养生方法，正所谓“审因施养”和“辨证施养”。

中医养生之术要求在养生之道的指导下实施。其内容包括以下七方面：

（1）神养：包括精神心理调养、情趣爱好调养和道德品质调养等方面。多涉及中医文化、宗教文化和民俗文化等内容。

（2）行为养：包括衣、食、住、行和性生活等生活起居行为调养。

（3）气养：主要为医用健身气功的“内养功”，多涉及中医文化、宗教文化和武术文化等内容。

（4）形养：主要包括形体锻炼及体育健身活动，多融合医学文化和武术文化等内容。

（5）食养：为中医养生之术的主要内容之一，其应用范围较广，适应人群也较多。主要内容为养生食品的选配调制与应用，以及饮食方法与节制等。内容包括医、药、食、茶、酒及民俗等文化。

（6）药养：主要内容为养生药剂的选配调制，其制剂多为纯天然食性植物药，制法多为粗加工调制，剂型也多与食品相融合。因此，中医常有“药膳”之说。

（7）术养：是一种非食非药的养生方法，即利用按摩、推拿、针灸、沐浴、熨烫、磁吸、器物刺激等疗法进行养生。

总之，养生的特点就是要强调在养生之道和养生之术基础上的“因人施养”，在各群体中并不强求统一性。

三、中医饮食养生观

饮食的目的是补充营养，这是人所共知的常识，但具体说来还有许多讲究。首先，人体最重要的物质基础是精、气、神，统称“三宝”。机体营养充盛，则精、气充足，神自健旺。《寿亲养老新书》说：“主身者神，养气者精，益精者气，资气者食。食者生民之大，活人之本也。”明确指出了饮食是“精、气、神”的营养基础。其次，由于食物的味道各有不同，对脏腑的营养作用也有所侧重。《素问·至真要大论》中说：“五味入胃，各归所喜，故酸先入肝，苦先入心，甘先入脾，辛先入肺，咸先入肾，久而增气，物化之常也。”此外，食物对人体的营养作用还表现在其对人体脏腑、经络、部位的选择性上，即通常所说的“归经”问题。如茶入肝经，梨入肺经，粳米入脾、胃经，黑豆入肾经等。有针对性地选择适宜的饮食，对人体的营养作用更为明显。饮食养生的作用主要有以下两个方面。

1. 强身、防病

食物对人体的滋养作用是身体健康的重要保证。合理地安排饮食，保证机体有充足的营养供给，可以使气血充足、五脏六腑功能旺盛。因而，机体新陈代谢功能活跃，生命力强，适应自然界变化的应变能力大，抵御致病因素的力量就强。

饮食又可以调整人体的阴阳平衡。《素问·阴阳应象大论》说：“形不足者，温之以气，精不足者，补之以味。”根据食物的气、味特点，以及人体阴阳盛衰的情况，予以适宜的饮食营养，或以养精，或以补形，既是补充营养，又可调整阴阳平衡。不但保证机体健康，也是防止发生疾病的重要措施。例如：食用动物肝脏，既可养肝，又能预防夜盲症；食用海带，既可补充碘及维生素，又可预防甲状腺肿；食用水果和新鲜蔬菜，既可补充营养，又可预防坏血病；等等。

此外，发挥某些食物的特异作用，可直接用于某些疾病的预防。例如：用大蒜预防外感和腹泻，用绿豆汤预防中暑，用葱白、生姜预防伤风感冒等，都是利用饮食来达到预防疾病的目的。

2. 益寿、防衰

饮食调摄是长寿之道的重要环节，利用饮食营养达到抗衰防老、益寿延年的目的，是历代医家十分重视的问题。中医认为：精生于先天，而养于后天，精藏于肾而养于五脏，精气足则胃气盛，肾气充则体健神旺，此乃益寿、抗衰的关键。因此，在进食时宜选用具有补精益气、滋肾强身作用的食品。同时，注意饮食的调配及保养，对防老抗衰是十分有意义的。特别是对于老年人，充分发挥饮食的防老抗衰作用尤其重要。《养老奉亲书》说："高年之人真气耗竭，五脏衰弱，全仰饮食以资气血。"清代养生家曹廷栋认为以粥调治颐养老人，可使其长寿。他指出："老年有竟日食粥，不计顿，饥即食，亦能体强健，享大寿。"因之编制粥谱百余种，以供世人食饮。

很多食物都具有防老抗衰作用，例如芝麻、桑椹、枸杞子、龙眼肉、胡桃、蜂王浆、山药、人乳、牛奶、甲鱼等，都含有抗衰老物质成分，都有一定的抗衰延寿作用。经常选择适当食品服用，有利于健康长寿。

在传统的中医饮食养生法中，有丰富的调养经验和方法：在食品选择上，有谷类、肉类、蔬菜、果品等几大类；在饮食调配上，有软食、硬食、饮料、菜肴、点心等。只要调配有方，用之得当，不仅有养生健身功效，而且可以收到治疗效果。

饮食养生，并非是无限度地补充营养，而是必须遵循一定的原则和法度。概括地说，主要有四：一要"和五味"，即食不可偏，要合理配膳，全面营养；二要"有节制"，即不可过饱，亦不可过饥，食量适中，方能收到养生的效果；三要注意饮食卫生，防止病从口入；四要因时因人而异，根据不同情况、不同体质，采取不同的配膳方法。这些原则对于指导饮食营养是十分重要的。

俗语云：药补不如食补。一般说来，药物不宜于长期服用，而食物却可以长期坚持食用，且没有明显毒副作用。药与食有时候并非完全泾渭分明，中医有"药食同源"之说。只不过前者侧重于治疗疾病故偏性较大，后者侧重于营养的补充而偏性一般很小，相对更加平和、安全。实际上，中医里面有很多药物本身就是食物，比如山药、山楂、蜂蜜、红枣等。食物也有一定的药效，如小麦可补心安神，豆制品具有宽中益气、和脾胃的作用等。如果能根据病情需要，在营养较均衡的前提下，有选择地多吃一些切合自身体质的食物，少吃一些与体质需要相反的食物，这对于养生保健一定会有好的帮助。

综上所述，中医药膳是中医养生治病的一项重要内容，是中医学“上工不治已病治未病”的精髓所在，发扬传承中医药膳学知识将为人类健康事业做出积极贡献。

第二节 中医药膳学发展简史及现代研究

一、中医药膳学的发展简史

药膳食疗在中华民族数千年文明史的文化背景下不断发展，渐进而成，不仅具有悠久的历史而且内容丰富，是一门独特的、既古老而又新兴的临床实用学科。根据有关史实资料记载，药膳的源流可分成以下五个阶段。

（一）蒙昧时期（远古）

《孟子·告子上》说“食色，性也”，是说人类的本能。而“民以食为天”是一句古语，则指人类为了生存、繁衍后代，就必须填饱肚子以维持身体新陈代谢的需要。原始人最重要的一件事就是觅食。当时的食物完全依赖于大自然赐予。吃的食物种类很多，不可避免地会因误食不合适的食物而引起不良反应。《韩非子·五蠹》说：“上古之世……民食果蓏蚌蛤，腥臊恶臭而伤害腹胃，民多疾病。”《淮南子·修务训》也说：“古者民茹草饮水，采树木之实，食蠃蚌之肉，时多疾病毒伤之害……”说明了远古时期的先民，确实曾受到不当饮食所致疾病的折磨和困扰。

经过长期的生活实践，人们逐渐认识到哪些食物有益可以进食，哪些食物有害而不宜食用。《淮南子·修务训》说“神农……尝百草之滋味，水泉之甘苦，令民知所辟就，当此之时，一日而遇七十毒”，生动地说明了先民在寻找食物过程中，避开有毒的食物而摄取无毒食物的情况。后来，原始人从利用自然野火到人工制造火（燧人钻木取火），“火上燔肉，石上燔谷”，可获得更丰富的营养，使食品的加工更符合卫生要求，提高了人体素质和增强了抗病能力，对人类生存具有积极的保健意义。

以上人们对食物的选择和加工及保证身体健康的一些措施，都是生活中不自觉的行动，根本没有食疗药膳的概念，所以称为蒙昧时期。尽管处于蒙昧状态，却是艰难而漫长的一步，是人类发展史上重要的一步。

（二）萌芽时期（夏至春秋）

中医学素有“医食同源”“药食同用”之说。这一时期，药与食是分隶的，神农尝百草中的“辟”“就”，其中的“辟”就是避其毒，这一类就是药，其中的“就”是可食之品。所谓“药食同源”，应理解为源于同一发展过程，并不是食即是药，药即是食。

人们是在饮食烹调技术不断提高的过程中逐渐发现适当的饮食对身体健康、治疗疾病有积极意义。此时已出现多种烹调方法，如在商代，商汤王的御厨伊尹，精通烹调，同时善于配制各种汤液治病。他尝试把功能相同或相近的药物放在一起煎煮，由此诞生了中药复方，即方剂。因此古有“伊尹制汤液而始有方剂”一说。《吕氏春秋·本味篇》载有“阳朴之姜，招摇之桂”，姜和桂都是辛温之品，有抵御风寒的作用，又是烹调中常用的调味品。以此烹调成汤液，既是食品，又可以是汤药，说明商代已有朴素的饮食疗法，这已经具有食疗药膳的雏形。

从甲骨文记载看，有禾、麦、黍、稷、稻等多种粮食作物，并有“其酒”的字样，说明这个时期已能大量酿酒。在商汤之前新石器时代龙山文化遗址中，已发现有陶制的酒器。酒是饮料并具有明显的医疗作用，后人认为它有“邪气时至，服之万全”的作用。由于它是有机溶剂，能溶解出更多的有效成分，所以做成药酒，后来又发展成麻醉剂。在食疗烹调中也经常用酒。

周代，人们对饮食已经相当讲究。尤其在统治阶级中已经建立与饮食有关的制度与官职。《周礼·天官冢宰》所载的四种医中，食医居于疾医、疡医、兽医之首。食医的职责是“掌和王之六食、六欲、六膳、百羞、百酱、八珍之齐”，可见当时已经明确了饮食与健康的密切关系。春秋末期的教育家孔子，对饮食卫生习惯也有具体要求，如《论语·乡党》中有“食不厌精，脍不厌细。食饐而餲，鱼馁而肉败，不食。臭恶，不食”等提法，都是从保健的目的出发的。通过讲究饮食，以防止疾病的发生，食疗的目的是明确而自觉的心理和行为。说明食疗药膳的早期发展，已经进入到萌芽阶段。

“药膳”一词之提出，大抵在东汉时期，如《后汉书·列女传》中有“亲调药膳，恩情笃密”等关于家庭药膳的记载，可谓药膳一词之肇端。

（三）奠基时期（战国至汉）

长期实践所积累的经验使食疗药膳的知识逐渐向理论阶段过渡，最早出现于《黄帝内经》的有关章节中。书中提出了系统的食疗学理论，对我国的食养、食疗和药膳的实践产生了深远的影响。

1. 饮食营养的重要作用

《灵枢·五味》首先提出饮食对于人体健康的重要意义，曰：“谷始入于胃，其精微者，先出于胃之两焦，以溉五脏，别出两行，营卫之道。”《灵枢·营卫生会》说：“人受气于谷，谷入于胃，以传于肺，五脏六腑皆以受气。”说明饮食营养对人体健康的重要意义。在病理情况下，即使借助药物治疗，也要注重饮食以调治疾病，这是这一时期提出的食疗原则。

2. 饮食疗法调理疾病

使用药物治疗疾病，要适可而止，使用药物不可过分，以免身体受损。当用饮食方法调理使之痊愈。正如《素问·脏气法时论》所说："五谷为养，五果为助，五畜为益，五菜为充，气味合而服之，以补精益气。"就是要求将多种动、植物食物互相配合，综合运用，取长补短，从而充分发挥饮食营养对人体的积极作用，最终达到治愈的目的。

3. 食物的性味

《黄帝内经》指出食物也有四性、五味。四性即寒、热、温、凉，五味是酸、苦、甘、辛、咸。根据不同性质的疾病，选用不同性质的食物，有针对性地进行调养治疗。在五味中，"辛甘发散为阳，酸苦涌泄为阴，咸味涌泄为阴，淡味渗泄为阳"。食物也分为阴阳两大类，按治病的要求，选择不同味道的食物。把食物作为药物对待，中药的性味理论对于食疗药膳有着重要的指导作用。

4. 五味对五脏各有所偏

在五行学说的积极引导下，古人发现食物与药物一样，对人体内脏各有所偏。《素问·至真要大论》说："夫五味入胃，各归所喜，故酸先入肝，苦先入心，甘先入脾，辛先入肺，咸先入肾。"这说明不同性味的食物对不同内脏的亲和力，在调治内脏疾病时应有所区别。《黄帝内经》根据五行生克的理论，对内脏疾患利用不同性味饮食进行调治。

根据上述的食疗理论，人们把食物的宜忌进行了分类。如《素问·脏气法时论》所说："肝色青，宜食甘，粳米、牛肉、枣、葵皆甘。心色赤，宜食酸，小豆、犬肉、李、韭皆酸。肺色白，宜食苦，麦、羊肉、杏、薤皆苦。脾色黄，宜食咸，大豆、豕肉、栗、藿皆咸。肾色黑，宜食辛，黄黍、鸡肉、桃、葱皆辛。"这是五脏患病时所宜进食的谷肉果蔬。同时《黄帝内经》又明确指出多种病证的食物禁忌。如《灵枢·五味》指出"五味入于口也，各有所走，各有所病"，"酸走筋，多食之，令人癃；咸走血，多食之，令人渴；辛走气，多食之，令人洞心；苦走骨，多食之，令人变呕；甘走肉，多食之，令人悗心"。《素问·五脏生成》并指出过食五味之害为："多食咸，则脉凝泣而变色；多食苦，则皮槁而毛拔；多食辛，则筋急而爪枯；多食酸，则肉胝䐢而唇揭；多食甘，则骨痛而发落。"尽管这些说法难免有机械套用五行生克学说之嫌，但原则上指出了任何食物都有气味的偏胜，若过食偏嗜不利于身体健康，这的确是应该遵循的食疗原则。正如张仲景所说："所食之味，有与病相宜，有与身为害，若得宜则益体，害则成疾。"他对食物疗法在治疗过程中的重要作用，已经说得相当明确了。

这一时期有关食疗药膳的专著相继面世，据《汉书·艺文志》、梁代《七录》记载，有《神农黄帝食禁》《黄帝杂饮食忌》《食方》《食经》《太官食经》《太官食法》

等，可见这一时期的食疗与药膳已得到相当大的重视，可惜这些专著都已佚失。

汉代以前的食疗，是理论奠基期，对于食疗药膳学的发展，具有重要影响与指导作用。

（四）形成时期（晋至唐）

魏晋以来，食疗在一些医药著作中有充分反映。东晋著名医家葛洪著有《肘后备急方》，载有很多食疗方剂，如生梨汁治嗽，蜜水送炙鳖甲散催乳，小豆与白鸡炖汁、青雄鸭煮汁治疗水肿病，小豆汁治疗腹水，用豆豉与酒治疗脚气病，等等。他还进一步指出“欲预防不必待时，便与酒煮豉服之”，把食疗应用到预防疾病方面。南北朝时期，陶弘景著有《本草经集注》，是我国药物学发展史上的第二个里程碑，记载了大量的药用食物，诸如蟹、鱼、猪、麦、枣、豆、海藻、昆布、苦瓜、葱、姜等日常食物及较罕用的食物达百多种，并较深入地提出食物的禁忌和食品卫生。

唐代药王孙思邈所著的《备急千金要方》标志着食疗学已经是一门独立学问，成为独立的学科。书中除集中叙述五脏喜恶宜忌及食物气味、归经以外，还着重论述食疗在医药中的地位，指出其重要性。他提出：“不知食宜者，不足以存生也……是故食能排邪而安脏腑，悦神爽志，以资血气。若能用食平疴，释情遣疾者，可谓良工。”提出能否正确应用食疗药膳治病应作为衡量医者技术水平的重要标准之一，并强调：“夫为医者，当须先洞晓病源，知其所犯，以食治之，食疗不愈，然后命药。”他把食疗药膳作为治病疗疾的首选对策，可见他对食疗的重视。他还列述了可供药用的食物共 161 种，其中果实类 29 种、菜蔬类 50 种、谷米类 27 种、鸟兽类 40 种，详述每种食物的性味、毒性、治疗作用、归经、宜忌、服法等。

唐代出现了我国现存最早的一部以食疗命名的药物学专著《食疗本草》，作者孟诜。该书早佚，但其内容被后代有关著作所引用。书中药用食物 227 种（包括动物、植物和矿物），对于药的性味、产地、鉴别、调制都做了叙述。每种药之下，列有该食物组成的方剂及其治疗适应病证。书中还注意到食疗药膳具有地区性的差别。上述说明当时已经广泛应用食疗和药膳治病及调理身体健康。如孙思邈的羊肉黄香汤，是治疗虚弱的食疗要方。这些药膳已成为我国民间常用食疗方剂，在实际生活中普遍应用。唐代另一重要著作《外台秘要》中也有许多食疗药膳方剂。书中关于食物禁忌的叙述尤其详细，对大多数病证的治疗都列出明确的禁忌，包括忌食生冷、油腻、荤腥、酒等。这些都是通过长期实践所取得的宝贵经验。除上述外，隋唐时还有一些食疗专著。既有理论又有实践的食疗药膳专著，终于使食疗药膳学成为一门独立的学科，并为食疗药膳的全面发展打下更坚实的基础。

（五）全面发展时期（宋至清）

北宋王朝的几位统治者对医学的发展颇为重视，采取了一些积极的措施，如成立整理医著的“校正医书局”及药学机构“太平惠民和剂局”等。北宋官修的几部大型方书中，食疗学作为一门独立专科，得到了足够的重视。如《太平圣惠方》及《圣济总录》两部书中，都专设“食治门”，即食疗学的专篇，载方160首，用来治疗大约28种病证，包括中风、骨蒸、三消、霍乱、耳聋、五淋、脾胃虚弱、痢疾等。药膳方剂以粥品最多（如豉粥、杏仁粥、黑豆粥、鲤鱼粥、薏苡仁粥等），成为食治门中的主流。此外还有羹、饼、茶等剂型。《圣济总录》中有酒、饼、面、饮、散等不同形式，且制作方法也较详细。

元代的饮膳太医忽思慧著的《饮膳正要》，是我国最早的营养学专著之一，它超越了药膳食疗的旧概念，从营养的观点出发，强调正常人加强饮食卫生、营养调摄以预防疾病。他在书中强调：“夫安乐之道，在乎保养……故善养性者，先饥而食，食勿令饱，先渴而饮，饮勿令过。食欲数而少，不欲顿而多。”在此书三卷内容中，首列“聚珍异馔”，作为正常人调摄、强身健体的滋补食品。他在中医药发展史上首先从养生预防的观点出发，提出食物营养的要求。书中介绍了多种日常饮食的制作，包括汤类、粉类、面类、羹类、粥类。至于食疗药谱，治疗各门类疾病的方剂也很多，如桃仁粥，桃仁三两去皮、尖，和粳米同煮粥，治疗咳嗽、胸满、喘急等；黑牛髓煎，用黑牛髓半斤，生地黄汁半斤，白沙蜜半斤共熬为膏，治疗肾弱、骨败、瘦弱等，都是典型的药膳。其他如香圆煎、枸杞茶、荔枝膏等都是简便易行的食疗方剂。末卷还把203种食品按米谷、兽、禽、鱼、果、菜和料物7类，分别介绍其性味及疗效。《饮膳正要》是中医食疗药膳学发展史上的一个里程碑，它不仅标志着中国食疗药膳的成熟和高度发展水平，同时它还有两个突出的特点：一是主要反映北方地区的饮食习惯，比较符合北方居民的需要；二是为了满足当时统治阶级蒙古贵族的需要，民族特色十分突出。书中记载了很多民族食物，如果品中的八檐仁、必思答；料物有马思答吉、哈昔呢、回回青等。它基本上反映了当时我国食疗药膳总的水平。此外，还有吴瑞的《日用本草》、娄居中的《食治通说》等，都从不同侧面论述了食疗与药膳，并将其提升到相当的高度来对待。

明清时期是中医食疗药膳进入更加全面发展的阶段，几乎所有的本草著作都注意到中药与食疗学的密切关系。如明代伟大的医药学家李时珍的《本草纲目》，书中除数以百计的可供药用食物外，还有相当多的食疗药膳方。其中卷三、卷四“百病主治药”中，对一百几十门病证的治疗，提供了数百个药膳食疗方，诸如用酒煮食乌鸡治风虚，用木香、赤小豆、豆制品等十多种食物和猪脂为丸治疗劳倦，各种米粥治脾胃病症等，都是典型的药膳。明代还有一些特殊的本草著作，如朱棣的《救荒本草》，书中所载虽大多非日常的蔬菜水果，但可供荒年救饥拯灾之用，有很高的实用价值。这些都表明食疗营养学发展到了一个崭新的阶段。

对食疗药膳的制作，也有新的发展，如徐春甫《古今医统大全》100卷中，载有各类饮食如茶、酒、醋、酱油、酱、菜蔬、肉、鲜果、酪酥、蜜饯等的制作法，多符合营养学的要求。

明清时期对多疾病及年老者的食疗药膳尤为重视，其中较有名的高濂的《遵生八笺》，记载了适合老年人的饮食，极为详尽。清代曹庭栋的《老老恒言》尤其注意老年应用药膳防病养生，对老年人食粥论述最详，提出“粥能益人，老年尤宜”，并将药粥分为三品，上品“气味轻清，香美适口”，中品“少逊”，下品“重浊”，主张“老年有竟日食粥，不计顿，饥即食，亦能体强健，享大寿”。书中提出上品粥36种，如莲米粥、芡实粥、杏仁粥、胡桃粥、枸杞叶粥等；中品粥27种，如茯苓粥、赤小豆粥、大枣粥、龙眼粥；下品粥37种，如地黄粥、羊肝粥等。以上这些都是后世常用于老年滋补、健脾益肾及一般虚弱的常用药粥品。明代食疗药膳著作达30种以上，其中有的是重点论述本草的，如沈李龙《食物本草会纂》、卢和《食物本草》、宁原《食鉴本草》等；还有从饮食调理、药膳制作的观点出发撰成的食谱营养学专著，其中较为著名的如贾铭《饮食须知》、袁枚《随园食单》、王士雄《随息居饮食谱》等，有的至今在临证中仍有较大的实用价值，是中医宝贵遗产中的珍品。

此阶段的食疗学还有一个突出特点，就是提倡素食的思想得到进一步发展，受到重视。《黄帝内经》中载有：“膏粱之变，足生大疔。”人们早已注意到偏嗜偏食，尤其是偏食高脂食品的危害，过食油腻已经引起医家们的注意和关注，因而明清时期强调素食的著作相应增多。如卢和的《食物本草》指出“五谷乃天生养人之物”，“诸菜皆地产阴物，所以养阴，固宜食之……蔬有疏通之义焉，食之，则肠胃通畅无壅滞之患”。这些思想不仅使食疗学、营养学思想得到深化，也大大推进了养生学的发展。

二、中医药膳学现代研究

在中医药学漫长的发展历程中，中医药膳的理论和应用经验被不断地丰富，21世纪以来，中医药膳在科学日益发展、人们生活水平不断提高的今天，已成为人们高度关注并追捧的膳食品类，体现了人们对健康的期盼和对自然生态疗效性食物的追求。这一学科随着科学技术的进步亦得到长足发展，主要表现在以下几方面。

（一）药膳理论研究

中医药膳学能成为中医学的重要分支学科，具有它相对独立的理论特点。在中医学发展的进程中，它只是存在于中医学理论中，并未完全分化出来，也就是说，尚未形成较系统的药膳学理论体系。其原因，与药膳学和中医学的相互包涵有着极大的关系。从《黄帝内经》来看，在很大程度上，它是从药食两类疗法来探讨中医学理论的，也可以说，它也是药膳学的奠基理论。近些年来，人们对《黄帝内经》等中医典籍在药膳理论上的贡献进行了较广泛的研究，主要是根据《黄帝内经》《伤寒论》《备急千金要方》等到明清时期为止的大量药膳学著作，探讨了药膳理论的形成、发展和系统化历程，同时亦使药膳理论日臻完善。如彭铭泉的《中国药膳学》，刘昭纯、鲁明源、张令德的《实用药膳学》等，对中医药膳学理论进行了较系统的阐发，从理论的形成，中医阴阳五行、脏腑气血等理论在药膳学中的应用，药膳方的方剂学理论，药膳原料的药学理论等，都进行了较系统的讨论；王者悦《中国药膳大辞典》这一大型药膳工具书，则对药膳的理论与应用提供了较全面的资料。同时，中华民族的这种药膳文化也得到世界很多其他民族的认同，近些年就召开了数次药膳食疗的国际学术研讨会。北京中医药大学、湖南中医药大学、江西中医药大学等国家中医药高等院校已陆续开设了“中医药膳学”课程，为中医药膳学的理论与实践夯实了人才基础。

（二）药膳的实验与临床研究

药膳学经过几千年的发展，积累了数千种药物、食物的药用、食用知识，以及难以数计的药膳食疗效方。随着科学技术的日益发达，药膳食疗研究者对古代药膳方的探讨、新药膳方的开发、药膳食疗的机理研究、单味药物或食物的食疗原理等进行了广泛的实验和临床研究。如“参灵草口服液增强机体免疫力的临床研究影响”“中医药膳预防高校教师职业病的研究”“基于体质养生下的中医药膳研究与开发”“中医药膳干预乳腺囊性增生的机制研究”等课题从不同角度进行了实验和临床观察。对单味药膳原料葛根、生姜、蜂产品、灵芝等也进行了深入的研究，为进一步开发新品种奠定了基础。为了有组织、有计划地对药膳食疗进行研究，很多地方建立了专门的药膳食疗研究机构，使研究工作能够持续规范化地发展。

（三）药膳的应用研究

药膳从理论走向临床，从书本走向应用，近数十年来已日渐兴盛。一些传统药膳产品一直为人们所喜爱，如茯苓饼、山楂片（糕、饼）、陈皮糖、绿豆糕、猴菇饼干及各种药酒。新开发的药膳保健产品也如雨后春笋般涌现，常见的如蜂产品系列、葛根产品系列、人参产品系列，以及参灵草口服液等。

药膳应用的另一形式是药膳餐馆。一些传统的药膳名方成为各药膳餐厅的主流菜肴，并同时创出各自的名点名膳。如开创较早的成都同仁堂药膳餐厅，即有药膳食谱近百种，品种有冷盘、小吃、热菜、饮料、药酒五大类，并自创一批名牌药膳，如荷叶风脯、虫草汽锅鸡、参芪鸭条、杜仲腰花、六味牛肉脯、乾坤蒸狗等。目前，几乎全国各地均有各具特色的药膳餐厅。受此影响，中国台湾、中国香港，以及韩国、日本、马来西亚、新西兰、新加坡等世界其他地区和民族也极推崇中医药膳，均有各自名声不错的药膳饮食业。在欧美等发达国家，药膳也正在渗入。

药膳应用的普及与推广，众多的期刊更是功不可没。《药膳食疗》与《东方食疗与保健》杂志是药膳食疗专刊，以众多的栏目，从理论研究、实验研究及临床应用等各方面向人们传播了大量的药膳食疗信息。《中国烹饪》《中国食品》《东方美食》《中国食品报》《中医药报》等报刊开辟了药膳食疗专栏以介绍药膳知识，为增强人民体质、普及药膳食疗起到了非常重要的作用。

（四）药膳的现代开发研究

科学技术的飞速发展，也为药膳产品的现代开发研究带来了生机与商机。同时，也由于药膳食品能防病治病，增强体质，有利于健康，又能丰富饮食品种，为日常生活增加新的内容，因而受到人们的广泛喜爱，并对药膳产品的质量、品种有了更多的期求。这些社会需求不断促使药膳食疗研究者们采用新技术、新方法，改进产品质量，增加品种，尽可能地采用工业化生产。多种新技术的应用使药膳由传统的菜肴饮食类、面点类、酒类，发展为新型饮料类、冲服剂类、胶囊类、浓缩剂类、罐头类、蜜饯类等。

为了更有利于开发研究，各地均成立了药膳食疗的研究机构，对药膳的现代化展开了深入的、有组织的、多方合作的研究工作，而且有关这方面的工作也受到国外有识之士的高度重视。近些年来，药膳食疗的多次国际研讨会开展了广泛的国际间交流与合作。随着人们对药膳食疗的喜好和需求，药膳食疗业蓬勃兴起，特别在“回归自然”的强烈呼声中，作为生态疗法的中医药膳，已经展现出光明美好的发展前景。

第三节　中医药膳学基础理论

一、中医药膳

中医药膳是中医药学的一个重要组成部分，是中华民族在九州大地上，历经数千年不断探索、积累而成的应用科学技术，是中国特有的并具有养生保健、防病治病和延年益寿功能的药膳，是祖国宝贵文化遗产中的一颗灿烂的明珠。

中国药膳食疗的特点，是根据药食同源、养医同理的原则，充分发挥各类食物与药物的功效，达到防治疾病、养生康复、延长寿命的目的。

药膳学是在中医理论指导下，运用营养学、营养治疗学、营养卫生学和烹饪学等有关知识，研究中药和膳食结合，用于保健强身、防治疾病和延年益寿的一门临床应用医学学科。严格地说，药膳与食疗两者存在不同，单纯研究和应用饮食进行保健强身、防治疾病，称为食疗。实际上药膳学已包含了食疗的内容，仅在应用和制作上有所不同。

二、中医药膳养生治病的理论依据

药膳学中药物和食物的配伍组方与临床施膳，都是以中医药学的基本理论为指导，尤其是辨证论治理论的应用，突显出中医药学的特点。中医在认识和防治疾病过程中，讲究理、法、方、药，“组药有方，方必依法，定法有理，理性有据”，用药治疗如此，辨证施膳也是如此。在正确辨证的基础上，确立治则与治法，针对具体证型，依据药物和食物的性能进行选择，调配、组合成药膳方，运用药食之性能来矫正脏腑功能之偏，使之恢复正常，或增强机体免疫功能和抵抗力。如临床见到手足心热、心烦、口干、便秘，或失眠、盗汗、心悸、舌红、少苔、脉数等，根据辨证方法进行分析，可诊断为“阴虚之体”，表现为“心阴不足”，依据中医学论治的原则，确立“滋养心阴”“安神定志”之法。除选用相宜的药物外，另配“滋养阴液、安神宁心”作用的食品，如粮食中的小麦、小米、玉米、赤小豆；蔬菜中的白菜、菠菜、冬瓜、扁豆、黄瓜、银耳、紫菜等；水果可用梨、橘子、大枣、西瓜、百合、莲子；肉类可选鸭肉、鹅肉、鸡子黄、鲫鱼、黄花鱼、青鱼、甲鱼、蛤蚧等。再如《金匮要略》中的当归生姜羊肉汤，治疗血虚有寒之腹痛，方中以当归甘温补血止痛为主药，配以辛温的生姜温中散寒；因病属虚证，故重用羊肉温中补虚，则“食借药力，药助食威”，三者合用，共奏温中补血、祛寒止痛之功。药膳是按照中药的性味功能与相适宜的食物配伍，调配成为与人体脏腑阴阳、气血盛衰、寒热虚实相适应的多种类型的药膳，分别满足人们防治疾病、调补虚损、增强体质、缓减衰老和延年益寿的需要。由于药膳作为一种膳食，须精心制作，矫除某些药物或食物的不良气味，以使药膳气香、味美，增进食欲，促使消化吸收，使服用者感到适口、乐于接受。

（一）中医药学的整体观

中医认为人体是一个有机整体，构成人体的脏腑组织之间，在结构上不可分割，在功能上相互协调、相互作用，在病理上相互影响。并且机体的内在生理、病理变化与外在自然环境有着密切关系。机体自身的完整性与自然界的协调性和统一性，称之为整体观念。这一观念贯穿于中医的生理、病理、诊断、治疗及养生之中。中医非常重视人体自身完整性、统一性及其与自然界的协调性。中医药膳学亦将整体观念融合到自身的理论体系中，认识到膳食活动既可以影响整个机体的生理、病理，又可以协调机体与自然界的关系，并以这种观念来认识病证，组方施膳。

1. 以五脏为中心的机体完整性

人体是一个统一的有机整体，可从以下三个方面去理解：①脏腑与脏腑、脏腑与形体各组织器官之间，通过经络的作用相互联系，如脾和胃，主肌肉、四肢，开窍于口，其华在唇。②脏腑各司其职，相互协作，如对食物受纳、消化、吸收、运行和排泄的过程，是通过脾、胃和大小肠等脏腑协调，共同完成。③在病理上，如脏腑功能失调，可通过经络反应于体表；反之，形体组织器官有病，同样通过经络传到所属脏腑。在这个统一完整的有机体中，以五脏的生理病理变化为核心，故在诊治疾病时，可通过五官、形体、色脉等外在变化诊察脏腑的虚实、气血的盛衰、正邪的消长，以便做出正确的诊断和治疗。正如《医原》所说："人身之所守，莫重于五脏。"

2. 药膳协调机体的整体性及其与自然界的统一性的作用

药膳的精微物质通过消化吸收，化生为人体的气血津液，为人体各脏腑组织器官功能活动提供物质基础。药膳以自身的性味功效对人体脏腑组织器官产生的作用，是以五脏为中心的。《灵枢·五味》载有"五味各走其所喜，谷味酸，先走肝；谷味苦，先走心；谷味甘，先走脾；谷味辛，先走肺；谷味咸，先走肾"，说明了五味与五脏的关系。《灵枢·九针论》说"五走：酸走筋，辛走气，苦走血，咸走骨，甘走肉"，阐明了五味通过五脏，对其本脏所属的组织器官（五体）也产生相应的特殊的营养作用。但过食五味，又会损伤五脏之气与五体，如《素问·五脏生成》所说"是故多食咸，则脉凝泣而变色；多食苦，则皮槁而毛拔；多食辛，则筋急而爪枯；多食酸，则肉胝䐢而唇揭；多食甘，则骨痛而发落，此五味之所伤也"。反之，当五体有病时，又可通过五味对五脏的作用而加以节制，如《灵枢·九针论》说"病在筋，无食酸；病在气，无食辛；病在骨，无食咸；病在血，无食苦；病在肉，无食甘"，并进一步指出"口嗜而欲食之"亦"不可多矣，必自裁也"。综上可见，药膳对人体作用是以五脏为中心，并通过五脏影响全身组织器官。

其次，药膳是协调人体与自然界相统一的重要因素。中医学的整体观认为，人类生活于自然界，自然界是人类生存的条件，也是疾病发生的重要外在因素。人与自然界之间保持动态平衡，如果失衡就会发生疾病。自然界的变化，直接或间接地影响人体。四季气候的变化，机体的状态也会随着发生改变，《灵枢·五癃津液别》说："天暑衣厚则腠理开，故汗出……天寒则腠理闭，气湿不行，水下留于膀胱，则为溺与气。"《素问·六元正纪大论》根据四时气候的变化指出"用热远热""用温远温""用凉远凉""用寒远寒"的施膳原则，是说气候寒凉季节应避免食用寒凉的饮食，温热的季节避免食用温热的饮食，如冬季用附片羊肉汤，夏季用茉莉花茶，就是实例。《周礼》中的"食医"则根据四时机体所需五味的特点，主张饮食调味应"春多酸、夏多苦、秋多辛、冬多咸，调以滑甘"。人体适应自然环境的机能还表现在对地理环境、居住条件及昼夜晨昏变化等方面。为使人的机体适应自然界的变化，增强对外界环境的适应能力，以上述理论为依据，提出药膳配药中的四季五补，并且作为四季施膳的指导原则。

（二）以辨证施膳为原则

辨证论治是中医认识疾病和治疗疾病的基本原则。辨证是治疗的前提和依据，论治是治疗疾病的手段和方法。辨证施膳是辨证论治在药膳中的具体应用。当疾病的证候诊断明确之后，确立治则与治法，再选择相宜的药膳食品，给予针对性的治疗。辨证施膳过程，是理法方药在临床上的体现，是药膳治病、健身、延年的重要环节。在临床施膳过程中，不是着眼于症的异同，而是着眼于证的区别。如高血压、肺结核、尿路感染患者，经辨证均为阴虚火旺，病异而证同，都以滋阴降火为原则，可用雪羹汤、冰糖清炖银耳、梨浆粥等药膳治之。辨证施治也必须遵循“异病同治”“同病异治”的原则。

（三）以阴阳五行学说为理论基础

阴阳五行学说，是我国古代哲学理论，它对中国药膳理论体系的形成和发展具有较大的影响。

1. 以阴阳平衡为中心的生理观

中医认为，人体是一个有机的整体，其内部充满着阴阳对立、依存关系。人身之每一脏腑又可再分阴阳，人体的一切组织结构是相互对立、相互依存的统一体。只有保持阴阳动态平衡，则机体生生不息，即“阴平阳秘，精神乃治”。

2. 以阴阳失衡为核心的病理观

人体的病理变化是人体生理状态的阴阳动态的相对平衡遭到破坏，人体阴阳任何一方的偏盛偏衰都可导致机体发生病理变化。

3. 以调整阴阳为根本的药膳观

人体的正常生理活动，是处于阴阳相对平衡状态；而病理变化是阴阳失调。中医的药膳亦是以调整阴阳趋于动态平衡为目的。故《素问·至真要大论》提出“谨察阴阳所在而调之，以平为期”的原则。并有“寒者热之，热者寒之，微者逆之，甚者从之，坚者削之，客者除之，劳者温之，结者散之，留者攻之，燥者濡之，急者缓之，散者收之，损者益之”等一系列治则。所以对阴阳偏盛表现为邪气盛的实证，应泻其有余；对阴阳偏衰表现为正气不足的虚证，应补其不足。《素问·阴阳应象大论》有“阳病治阴，阴病治阳”的治疗原则，王冰所注“壮水之主，以制阳光”，“益火之源，以消阴翳”。如虚实夹杂，则应泻实补虚兼顾。

4. 以五行学说为指导的施膳观

中医的五行学说，用以说明人体组织系统的功能和属性；说明人体五种系统功能之间的协调关系；说明五脏系统的病理关系，并指导疾病的诊断和制订治疗原则。五行学说对中医药膳学也具有指导作用。临床上许多施膳原则，须以五行学说为指导，如肝有病易伤及脾胃（木克土），凡见肝病者，常宜治肝兼以补脾健胃的药膳，以防传变，旨在“先安未受邪之地”即“见肝之病，知肝传脾，当先实脾”(《金匮要略》)。若母子两脏同为虚证时，应以补母为原则（虚者补其母），如水不涵木的肝肾阴虚证，治法可用滋水涵木法，施以滋补肝肾的滋补药膳为佳。

（四）气血津液学说对药膳的指导作用

《素问·六节藏象论》说：“天食人以五气，地食人以五味……五味入口，藏于肠胃，味有所藏，以养五气，气和而生，津液相成，神乃自生。”阐明人体五脏之气、气血津液的生成，神气的健旺，全赖天地间五气、五味的供奉，而五气、五味皆来源于自然界的食物。气的生成与肺、脾、肾三脏功能有关。脾胃为后天之本，气血生化之源。所以在临床施膳，特别强调补脾胃的重要性。如《类证治裁》所说：“饮食，人所以卫生，而脾胃，实生之本也。”脾胃健旺，则元气充足而病不生；脾胃受损，则元气不足而易生疾患。

血和津液是人体的精微物质，提供人体所必需的营养物质，其来源为脾胃受纳水谷而化生的精微所成。气与血、津液三者可以相互滋生，功能上相互协调。在养生保健及治疗疾病时，依据“补气生血，气血双补”“有形之血不能速生，无形之气当能速补”作为施膳的原则加以运用。

三、中医药膳治病养生的基本特点

中医药膳，以中医基础理论为核心，在长期的实践中，坚持以自身的理论为指导，强调整体观念、辨证论治、药食同源、药食性味功能的统一；重视药与食的宜忌，保护脾胃之气，以增进药食的吸收和利用；吸取现代营养学观点，为机体提供比较全面的营养，逐渐完善并形成了当今之药膳学。毋庸置疑，中医药膳的治疗效果比单纯营养食疗更为优越，这从中医药膳学的特点中不难看出。其特点为：

（一）以中医理论为指导

中医学把人体看成是一个以脏腑、经络为核心的有机体，把机体的内环境与外环境（自然界与社会）视为阴阳对立统一的矛盾双方。并认为疾病的发生与发展，是整体阴阳失调和邪正相争的过程。因而对于局部疾病，在治疗时仍需从全身整体情况，考虑其具体措施。临床治疗如此，药膳食疗也应如此。例如产后无乳或乳少，首先考虑到产后这种具体状况，通常以肝气郁滞导致脉络受阻而致乳少为多见，但就产妇整体而言，又与产后气血虚损，乳汁生化之源不足密切相关。故以药膳治疗时，须以补益气血为先，在采用滋补性食品的同时，适当投以人参、黄芪以补气，以当归、芍药、熟地黄补血，均可收到预期疗效。只有对因肝气郁滞导致无乳或乳少者，才配合青皮、王不留行、路路通等类药物，以达到疏肝理气、活血通络的目的。当然也不排除两者并用的可能性，总之，要从患者的整体情况考虑提出食疗方案。

辨证论治是中医学的另一特点。辨证是得出证候概念，并依此决定治疗法则、处方，作为治疗的前提和依据；论治是治疗的手段和目的，是对辨证是否正确的临床验证。辨证论治的思想也同样适合于食疗的立法与处方。如对于肾炎的辨证，皆以水肿作为主症，并区别为阴水或阳水。阳水多实证，治疗应以祛邪为先，临床每用发汗、利尿、逐水法，但邪去后又必须扶正；阴水多属本虚标实，治宜扶正祛邪同时进行，常先从脾胃着眼。参考上述治则进行辨证施膳。对于证属风邪犯肺，肺失宣化的阳水，应投以有宣肺利尿或攻水作用的膳食，如葱白粥（《饮食辨录》）、五皮饮（《中藏经》）、牵牛子粥（《太平圣惠方》）等，中病即止，且应继而补益脾肾。如证属脾虚水泛，又当先治脾胃，当以用薏苡仁、山药、茯苓、大枣、黄芪为首选；如证属阴水伴有下元虚寒者，治当温阳利水，当用桂枝、附子、黑豆、黑芝麻等制成的膳食方，以鲤鱼汤或鲫鱼汤治之（《饮膳正要》）。在治疗水肿过程中，要严格控制食盐与水的摄入量，晋代医家葛洪在《肘后备急方》中说“瘥后节饮食及咸物”“节饮好自养”“勿食盐，常以小豆饭、小豆汁、鲤鱼肴”“瘥后食牛羊肉自补”“水饮小便去，即饮糜粥养之”等食治原则，既有辨证论治思想，又体现出中国古代医家对食疗的真知灼见。

特别强调的是，辨证配餐与临床用药，在治疗方面应保持和谐一致的原则，为此医师与营养师应紧密联系配合，共同掌握病情，及时调整膳食配方，从而达到“知常达变”的辨证施膳的目的。

（二）药、食的选择是以本草学为依据

在经过辨证论治全过程之后，随之而来的便是辨证配餐原则的确立，食与药的选择及其配伍。既往的实践经验证明了，药膳中食与药的选择以中药学基础理论为依据，即食与药的四气、五味、归经、升降浮沉等。这是根据药物对人体产生的不同作用所提出的理论。四气与五味，是中医临床用药一贯遵循的基本原则，同样适用于药膳的制方与配餐。任何一种药食，都有各自的性和味，而且在作用上是相互联系的，只有在性和味的作用相互结合时，才能确切地体现药与食在治疗上的全部功能，因为药食气味的不同，反映了药食治疗作用的多样性，只有在正确识辨药食性味的基础上，才能有效地运用药膳治则。如在治疗咳嗽的药膳方中，经常由山药、粟米、粳米、糯米、茯苓、麦冬、杏仁、梨、蜂蜜、贝母、百合等组成。由于它们的性、味相同或相近，在药性上多属温或凉，无大寒大热之异，在药味上多为甘或微苦，无涌泄或敛邪之弊，且均归于脾、肺、肾三脏，因此，才具有较好的临床疗效。在具备了以上共性的基础上，或侧重治肺或侧重治脾，或脾、肺、肾同治，再结合临床辨证，分别制成多种不同的膳食，起到祛痰、止咳、平喘、润肺等治疗作用。可以说药膳应用效果如何，关键取决于药食性味与临床辨证的和谐一致。

药物的归经是以脏腑、经络学说为理论基础，说明了药物对机体的选择性，对临床用药有指导意义。由于脏腑病变的传变和相互影响的结果，治疗时常需多经组方的原则，才能与临床实际相适应。这种多经用药组方原则，同样适用于药膳。如治疗老年人习惯性便秘常用的郁李仁粥（《太平圣惠方》），由郁李仁、粳米、蜂蜜三味组成，它们的共性是味甘平，分别归经于脾、胃、肺经或大小肠经，食后常取得满意的效果。同样，由桑椹、糯米、冰糖所制成的桑仁粥（《粥谱》），对头晕、目眩、失眠、健忘等症的治疗有一定的效果。桑椹入肝肾二经，糯米入脾经，通过滋补肝肾及补中益气等多经用药而生效。药物的归经理论，也是药膳食疗所遵循的。

药物的升降沉浮，表明了药物治疗作用的倾向性。升浮的药物主向上、向外，有发散解表、散寒祛邪、升阳催吐等作用；沉降的药物主向下、向内，有降气、潜阳、敛汗、泻下、止呕等作用。这些理论虽然没有药物的性味与归经那样重要和具有普遍意义，但对于气虚所致的“气陷证”，如脱肛、胃下垂、子宫脱垂等，也常在药膳方中加以人参、黄芪与升麻等升阳益气的药物。同理，在治疗一些下焦病时，也常以沉降的药物进行组方。总之，药食的四气、五味、归经、升降沉浮的理论，是历代医家在临床实践中总结出来的，对药膳食疗有指导意义，应予以重视。然而任何事物的发展均须以“两分法”的观点看待。临证制方时，既要依据上述理论，也不应被传统理论所束缚。因为有相当数量的膳食方属临床经验，有较好的疗效，但未必全能从本草理论中找到依据。应不断发展提高，开发新的药膳食方，不断创新。

（三）强调脾胃为先天之本

中医学认为脾胃是人体脏腑中的重要器官，为机体提供必要的营养，故有“胃纳脾运”之说，两者具有不可分割的协同作用。脾的另一个特点是“胃降脾升”，是指脾胃的“分清别浊”和“主升主清”两种作用的矛盾统一。《中藏经》关于“胃气壮，五脏六腑皆壮”的论述，充分体现对胃气的重视与胃气对其他脏腑的重要意义。所以，在运用药膳食疗的过程中，如何保护胃气，提高“胃纳脾运”的效率，最大限度地为机体提供必要的营养，是成败关键，也是古今中外营养学家共同关注的问题。至于如何保护胃气，古代医家积累了一些经验，认为只有“胃纳”正常，才能为脾的运化提供物质基础；反之，只有“脾运”功能旺盛，才有可能藏精而“不泻”。《脾胃论》的“胃中元气盛，则能食而不伤，过食而不饥；脾胃俱旺，则能食而肥”等论述，阐明了脾胃之气盛衰与营养状况之间的因果关系。所以，在食疗中必须注意“四时皆以胃气为本”。为了减少药物可能对脾胃产生的损害，提倡治病先用饮食方法，“食疗不愈，然后命药”，这是保护脾胃的充分体现。

在具体运用时，主张顺应四季的寒热温凉，进软熟食物，忌食黏硬生冷、“食不欲杂”“频频少量”，令“谷气长存”，切忌“顿饱”及“暴饮暴食”，这些观点在今天看来不失其科学价值。常用调护脾胃的方法，是在膳食中加用具有消导、温中、理气、芳香化浊作用的药物。《饮膳正要》所记载的食疗方，几乎普遍用草果、官桂、生姜、回回豆、陈皮、胡椒、缩砂、荜拨、栀子一类药物，显然是立足于增进食纳，提高运化功能。芳香药物虽有醒脾胃之效，用量恰当，有益无损，若多用则有耗热、助火之弊，故体虚者慎用。其次，合理的膳食剂型及良好的色、香、味，不仅使患者乐于接受和增进食欲，同样也起到调护脾胃功能作用。药膳的剂型，应切合病情，做到干稀调剂，软硬适当，并及时调整膳食种类，避免贫乏或简单化。作为提高脾胃功能的第二个措施，是在升阳益胃的同时，温补命门之火。尤其对于慢性虚损及某些老年病的治疗，在保护脾胃之气的基础上，还应提高调护肾气与肺气的意识，这是基于脾、肾、肺三脏是维持人体生命的三大要素理论提出的。根据这种理论制订的膳食方屡见不鲜，如山萸肉粥、菟丝子粥（《粥谱》）、枸杞羊肾粥（《饮膳正要》）、天门冬粥（《饮食辨录》）等，均是治疗老年虚损病的典型方剂。

（四）提倡营养均衡

中医食疗主张广泛摄取营养。“五谷为养，五果为助，五畜为益，五菜为充”，这是中医食疗全面摄取膳食营养的最早记载。人类脱离了茹毛饮血的原始生活方式之后，谷物等成为人类赖以生存的主要食物，且种类繁多，《周礼》中有五谷、六谷、九谷，《诗经》有八谷、百谷的记载。以各种谷物制成膳食方，在历代食疗文献中占重要地位，其粥食方更具临床意义。因粥食具有“养脾胃、生津液、利小便、消胀满、调中健脾、除烦止渴、推陈致新”等作用，适应证广，疗效亦佳。故《本草纲目》有“每早食粥，胃中空无他物杂物，谷气先入，所补不细；又极柔腻，与肠胃相得，最为饮食妙品”的论断。《粥谱》所载的大量食疗方，蕴藏了历代食疗家运用谷物膳食的宝贵经验，至今仍颇有参考价值。由于中国地域广阔，气候、水质、土壤不同，谷物的成熟期不一，同类谷物，其性味也不尽相同，各地人民食性、风俗习惯也各不同，所以在谷物的选择上，宜因地、因时、因人化裁，不必拘泥于成方成法。同样，在传统食疗中对肉食的摄入也持有类似的观点。虽然释道养生家及少数流派曾提倡以“素食”为主的食疗思想，然而这不能代表中国古代食疗的全部。《备急千金要方·食治》收有50多个五畜类的膳食方，《寿亲养老新书》和《饮膳正要》中五畜类食疗方尤多。后者以牛乳、马乳及多种野生动物的肉食品居多，集中反映了中国元代少数民族的膳食特点。由于肉类中含有大量脂肪及胆固醇类，对某些疾病治疗无益，故在药膳配餐时应加以适当处理或控制摄入量。值得提出的是，在应用动物脏器疗法时，如用动物胰腺治疗糖尿病或以动物外肾治疗性功能病时，往往有一定疗效，但要严格掌握适应证，应“中病即止”，以防止因用量大、时间久可能引起的器官功能的衰退。果蔬类食品也被古今食疗学家视为药膳食疗中不可缺少的重要组成部分。早在《周礼》中就有“职方氏辨五地所宜之果”的记载，《礼记·内则》也把楂、梨、枣、栗、瓜、桃等列为生活中所必需的食品。果蔬种类繁多，营养丰富。选用果蔬时既要以本草学理论为依据，又应参考现代营养学对果蔬类成分的分析与研究，借鉴现代营养学的应用经验，这样更有针对性。如本草学认为橘、柑、柚三者相类而实不同，认为三者皆有生津止渴、醒酒利尿、祛痰开胃的作用，药膳适应证亦大同小异。然而营养学研究表明，三者之间差异明显，认为柚的成分较橘、柑多而复杂，食疗范围超出橘、柑。柚具有抗感染、解痉作用，个别报道以其含有胰岛素样成分，认为它可以降血糖。说明仅以果蔬的性味来决定治疗范围，似有缺陷，很有必要广泛借鉴现代科学知识，以充实本学科的内容。

（五）践行饮食宜忌

中医传统食疗所论的饮食宜忌，包括范围甚广，既有通常所说的病中“忌口”，也有食物与食物或食物与药物的配伍禁忌，以及中药配伍中的“十八反与十九畏”。如《黄帝内经》中五味各走其所喜（谷味酸，先走肝；谷味苦，先走心；谷味甘，先走脾；谷味辛，先走肺；谷味咸，先走肾），五脏病各有所宜（脾病者，宜食糠米饭、牛肉、枣、葵；心病者，宜食麦、羊肉、杏、薤；肾病者，宜食大豆黄卷、猪肉、栗、藿；肝病者，宜食麻、犬肉、李、韭；肺病者，宜食黄黍、鸡肉、桃、葱），以及五脏病各有所忌（肝病禁辛，心病禁咸，脾病禁酸，肾病禁甘，肺病禁苦）等学说，均是饮食宜忌的基本思想，是古代医家根据当时的哲学思想结合临床实践所总结的一般性知识，至今仍有参考价值。另有些理论认为，营养固属重要，若摄入不当或过多，非但不能取得预期效果，甚而还会出现病态反应，故文献中有“辛走气，多食之，令人洞心；苦走骨，多食之，令人变呕；甘走肉，多食之，令人悗心”等记载。尽管某些论点可能是“偶然性”的经验总结，但在未得到科学实验证明其是否有误以前，似乎不该轻易加以否定。我们对历代本草学所载的各种“禁忌”，最好持谨慎与进一步研究的态度。

在临床应用药膳时，应注意食物与食物或食物与药物间的饮食禁忌，如猪肝忌与荞麦、豆酱同食，否则令人发瘤疾；蜂蜜不宜与生葱、豆腐同食，否则易引起腹泻；仙茅不宜与牛肉、牛奶同用；等等，这些禁忌是否完全正确，历代医家认识也不一致，以至存有争议。我们在应用时，不妨加以参考，从而减少不良反应发生。清代医家王士雄著的《随息居饮食谱》所持的观点是可取的，他认为食物对患者是否禁忌，应从食后有无异常反应来判断，他提出“凡证见阴虚内热，痰火内盛，津液耗伤的患者，忌食姜、椒、羊肉一类温燥发热的饮食；凡属湿热内盛之人，当忌食饴、蜜、猪肉、糖、酪酥等助湿生热之饮食；凡中寒脾虚、大病、产后之人，西瓜、李、田螺、蟹、蚌等积冷损中之饮食当忌之；凡诸失血、痔疾、孕妇等，应忌食山慈菇、胡椒等动血之饮食”等，对今天的药膳食疗配餐，仍有指导意义，需要我们在实践中进一步探索。

通常所谓病中“忌口”，是指在疾病过程中，不吃可能由此而产生不良反应的某些食物。在病中忌口的群体中，由于个体差异，即使同是一种疾病，但所禁忌的药食却有不同，有时又随着病情的变化而变更。此禁忌的释义，也不是以本草学为依据的。与此相反，药膳的食物禁忌，则是以本草学理论为准绳的，凡是与四气、五味、归经、五味各有所喜、五味各有所忌等理论相抵触的药食配伍，皆属禁忌之例。因此，把辨证论治原则与本草学理论有机结合起来，充分掌握本草学的药食配伍禁忌，是非常重要的。此外，在疾病的恢复期，仍然要注意忌口。疾病康复期的膳食原则，应与临床用药的治则保持协调，使两者的治则更趋同步，即“所食之味，与病相宜”，禁止食用“与身为害”的一切药食，故宜慎之。

药膳不同于服药治病，应尽量保持膳品的色、味、鲜的美食特点，减少恶人的药味。同时尽量选择药性温和、药食两用的药品、食品为原料。不用药性猛烈、大寒大热的药物，保证安全，适用于广大人群。

第四节　中医药膳的分类

人类的食物主要是植物和动物，而且需要加工处理。由于人们的饮食习惯与爱好及特殊需要，经过不同的配制和加工，可制成形态、风格、营养价值不同、花色繁多的加工品。经过加工制作的食物统称为食品，食品又可分为传统加工食品和现代加工食品。传统加工食品是以中医辨证论治理论为指导，将中药与食物相配伍，经过加工，制成色、香、味、形、意、器、效俱佳的具有保健和治疗作用的食品，称为药膳食品。古代医家经常应用药膳食品进行营养保健和防病治病。

在历代中医著作中，对于宫廷与民间的“食谱”“菜谱”“粥谱”“茶谱”中记载各种类型的药膳食品甚多。远在公元前22世纪，就发明了曲果酿酒，并于公元前577年应用曲治胃病。实为曲制剂之始而今仍在沿用。商汤时代伊尹首创汤剂，在《黄帝内经》中有“汤液醪醴论”专篇，并载有食疗如半夏秫米汤、鸡矢酸等，可谓食疗方剂之祖。随着中医药学的发展和不断总结各地食品风味、加工方法，药膳食品种类逐渐增多，类型日趋完备。如唐代《食医心鉴》中药膳方剂类型有粥、羹、菜肴、酒、浸酒、茶方、汤、乳方、素饼、丸烩、汁、散等，宋代《太平圣惠方》《圣济总录》中记载药膳的剂型品种更加丰富多彩。除上述种类外，还有服方、毕锣方、子方、酥煎方、醍醐方等。明清时代，药膳食品的分类更加详细。如明朝《本草纲目》中对“饭”的品种记载就有新炊饭、寒食饭、祀灶饭等；对“糕”的记载，有集、饵之分：单以糯米粉，或黍、糯米、粳米粉蒸成者为集，米粉合豆末、糖、蜜蒸成者为饵。到了现代，药膳食品种类更加繁多，为便于掌握和运用，我们结合历代医籍中的分类方法和现代分类思想，按药膳食品的治疗作用、制作方法和应用及药膳食品原料等方面进行如下分类。

一、按药膳食品的医疗作用分类

古代许多医书，按药膳食品的医疗作用对其进行分类。如《食医心鉴》中是以食治方为主，按病分为 15 类，每类中均有粥、羹、菜肴、酒等类型;《太平圣惠方》食治论中，按病分为 13 类，共载 160 首食疗方，每类中均有粥、羹、饼、酒等剂型;《圣济总录》食治门中，按病分为 29 类，每类各有饭、粥、酒、饮、煎、蜜膏等剂型。现按药膳食品的医疗作用归纳为以下几类：

（一）养生保健、美容类药膳

本类药膳主要是供给无病但体质偏弱的人，或是为了以强身、健美、益寿等为目的的健康人食用。

常见的类型有：

1. 塑身减肥药膳

如荷叶鸡丝蒸冬瓜、盐渍三皮、减肥酒酿。

2. 润肤养颜药膳

如补血红枣酿、玉竹烩三丝、得月八宝鸭、当归烧公鸡、鲍汁菜胆。

3. 益智健脑药膳

如健脑粥、增智果脯、山药乌鱼卷、菖蒲鹿角菜、砂蔻猪手。

4. 增力耐劳药膳

如补益鱿鱼卷、白术羊排、豆豉酿千层肉、健脾牛肋。

5. 清肝明目药膳

如黄连羊肝汤、决明子菊花饮、菊花肉片、天麻鱼唇。

6. 补肾聪耳药膳

如葛粉荚肉烩腰花、海马牛子、腐竹炒苋菜、杜仲腰花、参芪鱼头。

7. 美发乌发药膳

如核桃花枝片、三豆乌发米糕、养血健发果脯、首乌胡萝卜。

8. 延年益寿药膳

如仙人粥、杜仲鹿筋、茯苓豆腐、红花翅、十全大补酒、醒酒葛羹。

（二）治疗与辅助治疗类药膳

本类药膳主要是针对病情，采用相应药膳进行治疗，尤其对慢性病最为适宜。既有疗效，又免遭服药之苦。

1. 解表药膳

具有发汗、解肌透邪的作用，以解除表证。如姜糖饮、葱豉黄酒汤、罗汉果烧兔肉、桑菊薄竹饮、薄荷京酱肉丝、牛蒡鸡丝等。

2. 祛痰止咳平喘药膳

具有润肺平喘、止咳降气化痰的作用。如止咳梨膏糖、芦果海参、鸡蛋炸萝卜、白果虾仁、瓜蒌饼、糖橘饼等。

3. 消食化积药膳

具有开胃健脾、消积化滞的作用。如消食茶膏糖、山楂肉干、砂蔻蒸鱼、芸豆卷、五香槟榔、荷香鸭等。

4. 清热药膳

具有清热解毒、止渴生津作用。如银花露、西瓜番茄汁、五汁饮、七鲜汤等。

5. 祛寒药膳

具有振奋阳气、温散寒邪作用。如附子羊肉汤、归姜羊肉汤、荔枝八宝粥等。

6. 祛湿药膳

具有燥湿化浊、清热利湿、温阳化水的作用。如豆蔻馒头、茯苓包子、薏仁红枣粥、蚕豆糕、薏仁稀饭等。

7. 泻下药膳

具有通便消积、逐水活血的作用。如蜂蜜香油汤、土豆蜜膏、银杏炖雪梨等。

8. 补益药膳

具有滋补强壮作用。如田七蒸鸡、归参炖母鸡、冬虫夏草炖鸭等。

9. 理气药膳

具有行气理气止痛作用。如陈皮鸡、丁香鸭、佛手酒、香砂糖等。

10. 理血药膳

具有养血理血、活血化瘀作用。如活血鱼尾、当归鸡、血藤鸭掌、红花翅等。

11. 息风药膳

具有息风镇惊、养血镇静作用。如菊花肉片、天麻鱼头、洋参蛇排等。

12. 安神药膳

具有养心安神、养血镇静作用。如枣仁粥、玉竹心子、葱枣汤等。

（三）康复类药膳

本类药膳主要针对疾病和损伤所造成的功能障碍，通过药膳调摄，使之尽可能地恢复正常或接近正常水平。在疾病恢复过程中，由于脏腑功能衰退的气虚证，常用的药膳食品如参芪粥、归参山药糊等。由于疾病或损伤，造成阴血不足、脏腑失于濡养而致血虚证，可选用玫瑰花烤羊心、糖渍鲜龙眼等。由于疾病所致阴阳亏损而阴不制阳，临床表现为阴虚阳亢证候，可选用冰糖黄精汤、饴糖精等。由于阴阳亏损，导致阳不制阴的证候，可选用归地烧羊肉、良姜炖鸡块等。如津液不足所致津亏，可选用甜酒红枣、桂圆参蜜膏等。由于病后失于调理，或情志刺激，或劳倦过度，饮食不节，房事所伤，导致阴阳、气血、脏腑虚损，应采用补益办法，以达补而不燥、滋而不腻的目的，常见的有黑豆膏、醋制杏仁、八宝米饭等。

二、按药膳食品的工艺特点分类

历代医药书中的药膳食品，按工艺特点进行分类的很多。如北宋《养老奉亲书》所载的食疗方，按其制法特点分为四类：软食类有粥、羹、馄饨等；硬食类有素饼；饮料类有汤、饮、酒、乳、茶、浆；菜肴类有烩、腌、炙、煎等。明朝《遵生八笺》中将药膳食品分为花泉类、汤品类、熟水类、果实粉面类、粥糜类、法制药品类等十余类。现代出版的《实用中医营养学》中的药膳食品，基本上也是按工艺特点分类的，有粥饭类、饼面粉糕类、羹汤类、饮汁类、膏煎类、酒类等。近年出版的《药膳食谱集锦》将药膳分为 12 种类型，较为完善、全面。总之，按工艺特点分类的药膳食品可归纳为以下几类：

1. 鲜汁

鲜汁是由新鲜并含有汁液丰富的植物果实、茎叶和块根，经捣烂、压榨后所取得的汁液。一般为单饮，也可调加适量的水或酒，饮用量可根据病情增减。古代常用鲜汁，有治疗热病烦渴的西瓜汁、雪梨汁、番茄汁；治疗血热出血的鲜荷叶汁、鲜藕汁；消导化痰的白萝卜汁；等等。

2. 茶饮

茶饮是由含茶或不含茶的药物或食物作为原料，经粉碎加工制成的粗制品。茶饮制作特点是不用煎煮，饮用时以沸水冲泡或温浸即可，这是我国古代剂型之一。《圣济总录》中用以治疗急性胃肠病的姜茶饮，《本草汇言》中用以治疗风寒感冒的姜糖饮、姜糖苏叶饮属此种类型。

3. 汤液

汤液系将药物或食物用煎煮或浸泡去渣取汁的方法制成的液体剂型。它是我国应用最早最广泛的一种剂型。食用汤液多是一煎而成，将不能吃的药料除去后，其余的可喝汤和吃所煮的食料。有些名贵的药、食原料制作汤液时，也可取蒸、炖等加热方法。如《备急千金要方》中可治神经衰弱、病后体虚的葱枣汤，《仁斋直指方》中可治疗泌尿系统感染的莲子六一汤，《太平圣惠方》中治疗消化道出血的双荷汤，等等。

4. 速溶饮

速溶饮是用药料和食料的干品经煎煮、去渣取汁或用其鲜品液汁，再加浓缩，加入干燥糖粉或适宜的黏合剂，制成颗粒，最后干燥而成颗粒状制品，同时沸水冲化。如治疗各种出血症的大、小蓟速溶饮和治疗咽炎、喉炎的柑橘速溶饮等。

5. 药酒

药酒从成分来讲，有酒、醴、醪之分。酒剂是用白酒浸泡药物而制得的澄明液体，如枸杞酒、木瓜酒等。醴是以酒浸制原料，并添加糖而制成的液体成品，如可预防中暑的杨梅醴、可强健筋骨的五加皮醴等。醪则是除含有普通药材成分和糖以外，尚含有酿酒所产生的酒渣成分，即醪糟，如健脾、祛湿、美容的薏苡仁醪，可治疗肝热型高血压眩晕的菊花醪。

6. 露

露也称芳香水，是芳香性植物药材或食料，经水蒸气蒸馏法制得的一种含有挥发油的水溶液。自元代起，才出现大量露的饮料。清代《本草纲目拾遗》记载有玫瑰露、茉莉花露等十多种饮露。常见的饮露有止咳润肺的枇杷露、平喘的杏仁露、清热的银花露等。

7. 蜜膏

蜜膏又称膏滋，是由药材和食物加水煎煮，去渣，浓缩后加糖或炼蜜制成的半流体状的稠膏。具有滋补、润燥功效，适于久病体虚者长期调制服用。如治肺热型咳嗽的秋梨膏、用于治疗须发早白或脱发的《积善堂经验方》中的乌发蜜膏等。

8. 粥

粥是以大米、小米、秫米、大麦、小麦等富含淀粉的粮食，经煮熬而成半液体的食品，添加一些具有保健和医疗作用的食物或药材的煎汁。中医主张年老体弱、病后、产后之人都要“糜粥浆养”。如《补缺肘后方》中治疗水肿的茅根赤豆粥，《圣济总录》中治疗老年腰膝酸痛、足跟痛的枸杞羊肾粥，等等。

9. 糊

糊是由富含淀粉的食料细粉，经炒、炙、蒸、煮等处理水解加工后，制成的干燥品。内含糊精和糖类成分较多，开水冲调成糊状而食用。如藕粉、菱角粉、酥油茶、杏仁粉之类。

10. 羹

羹是以肉、蛋、奶、海味等为主体原料制成较稠厚的汤液。药膳羹是在一般羹的基础上加入适量味淡的药料而成的。古代流传至今的有增加气力、补益气血的归参鳝鱼羹、治疗产后乳少的猪蹄通乳羹、补虚劳体弱的山药奶肉羹等。

11. 糖果

糖果是以糖为原料，加水熬成的固态或半固态食品。保健医疗糖果，多以药材粗粉、药汁等混入熬好的糖料中即成。如《随息居饮食谱》中用于治疗肺热燥咳、咽干的柿霜糖，民间流传的助消化的消食茶膏糖，治肺热型外感的止咳梨膏糖，等等。

12. 蜜饯和糖渍小食品

蜜饯和糖渍小食品是将新鲜的果料，经过蜜或糖加工处理而成的食品。具有保健医疗作用的蜜饯和糖渍食品，是选取有一定作用的果料，经过药液、糖、蜜的煎煮和腌制而成。如蜜饯山楂、蜜饯桃脯、糖渍青梅、糖渍陈皮等。

13. 米面食品

米面食品是以稻米、糯米、小麦面粉等为基本材料制成的米饭和面食类食品。分为米饭、饼、糕、卷等种类，按制作方法一般可分为蒸食、煮食、烙食、烤食、凉食等。具有保健医疗作用的米面食品，是在上述食品中加入较多具有补益且性味平和的药物，如茯苓饼、八珍糕、芸豆卷、参枣米饭等。

14. 菜肴

菜肴是指包括生熟蔬菜、肉、蛋、水产品、乳等，经烹调加工，制成色香味美的食品。保健医疗的菜肴，必须选择具有保健医疗作用的食料，配加些中药或药汁制成色、香、味、形俱全的菜肴。目前保健医疗的菜肴种类繁多，如香椿鱼、黄芪鸡、冬虫草鸭、姜葱鲤鱼等。

15. 其他

凡不属上述 14 类的食品皆属此类，如芝麻盐粉、五香槟榔、药制黑豆等，也具有一定的医疗保健作用。

三、按药膳食品原料属性分类

按药膳食品原料属性，可分为谷类、蔬菜类、果类、畜禽肉类、水产类、蛋类、乳类等。清代《饮食辨录》总类中，其代茶部分，收集了一些植物的根茎花叶或果实的汁，如萝卜汁、冬瓜汁、梅汁等；谷类部分记载粥谱 53 种、酒 32 种。

传统药膳食品类型的发展过程，也是不断改进和创新的过程。一般常用的汤液、粥、羹，虽有疗效，但尚需煎煮过程，不能应急使用，也不能远途携带和长时间保存。随着科学与现代生产技术的发展，出现了一些采用现代加工技术的新的药膳食品，如饮料、方便型食品。当今，我国传统药膳食品类型大部分仍在保留使用中，但还应根据临床食疗与生产的需要，不断地提高和改进，创造出更新类型的药膳。

第五节　中医药膳的应用范围

药膳的应用范围甚为广泛，可概括为医疗、保健和丰富人民生活三个方面。

一、药膳在医疗方面的应用

远在史前时代，人类已学会应用食物或食物与药物同用治疗疾病。药膳是药食结合的特殊食品，历代记载应用药膳治疗疾病的文献和著作甚多。著名的如汉代《伤寒论》中所载的治疗虚热咽痛的猪肤汤，治疗血虚阴亏、产后腹痛的当归羊肉汤，唐代《备急千金要方》中治疗妊娠腹大、胎间有水气的鲤鱼汤，等等，均是药膳疗疾的实例。在医疗方面应用药膳分为以下几种情况：

（一）以药膳食物为主治疗疾病

并非所有疾病或疾病发展全过程都可用药膳或食物来治疗，而是某些疾病或疾病中的某个阶段可以以药膳或食物为主加以治疗。例如，桂枝汤就是食疗方，其中五味药都是调味品，性温散寒，可解肌发表，调和营卫，是治疗外感风寒、营卫不和的主方。又如被誉为天然白虎汤的西瓜汁具有生津止渴、清热祛暑作用，是用于热证、暑证的重要清热剂。再如海带、紫菜治疗瘿瘤，山楂、麦芽、神曲治疗食积，南瓜子治疗涤虫。此外，《卫生宝鉴》中的人参蛤蚧散有补气清肺作用，用于止咳平喘;《济生方》的人参胡桃汤治疗胸满喘急、不能睡卧;《金匮要略》中的甘麦大枣汤以治妇人脏躁；等等，都是以食疗方为主治病的实例。

（二）药食结合以药膳或食物作辅助治疗，或为综合治疗中的组成部分

《黄帝内经》提出:“药以祛之，食以随之。”食物疗法是综合疗法的一种重要的必不可少的内容。古代医家在肯定医药治疗为主的基础上，充分强调了食养、食治的重要性。对于疾病的治疗，中医学一贯主张不能单纯依靠药物，只是在病邪炽盛阶段用药，作为顿挫病势的一种手段，一旦病邪已衰，即适可而止。在用药治疗的同时，饮食营养亦须及时与保证，以恢复正气，增强其抗病能力。金元四大家之一的张从正主张“攻邪居先，食养善后”，这是典型的药食结合，即以药为主，以食为辅，互相依存，不可偏废。他说:“余虽用补，未尝不用攻药居其先，何也？盖邪未去，不可言补，补之则适足资寇，故病蠲之后，莫若以五谷养之，五果助之，五畜益之，五菜充之。善用药者，使病者增进五谷者，真得补之道也。”《黄帝内经》中的“药膳方”乌贼骨丸治疗血枯证，以茜草、乌贼骨、麻雀卵共研为丸，用鲍鱼汁送服，其中雀卵与鲍鱼汁都有丰富的蛋白质和脂肪等营养素，它将中药与中餐有机结合起来，将药治与食治相结合，既可疗疾，又可使患者获得机体所需要的食养，所以药膳是医疗与食养结合的最佳形式。

（三）辨证施膳的应用

辨证施膳是从辨证论治发展而来的。它是根据食性理论，以食物的四气、五味、归经、阴阳属性等与人体的生理密切相关的理论和经验作为指导，针对患者的证候，

根据“五味相调，性味相连”的原则，以及“寒者热之，热者寒之，虚者补之，实者泻之”的法则，应用相关的食物和药膳治疗调养患者，以达到治病康复的目的。

辨证施膳的要点是：

1. 按辨证施膳的原则，结合患者生理、病理特点，以及所需的热能、营养素灵活配制食谱。

2. 患者的膳食基本上分成温补、清补、平补、专病食谱四大类。每类中皆包括普食、软食、羹食及汤食四种不同形式的膳食，根据病情由中医师（或药膳师）开医嘱供应。

3. 危重患者的饮食或专病食谱，应根据医嘱严格执行，认真配合，如“消渴病”“水肿病”等。

4. 四种不同食质膳食进餐次数为：普食每日 3 次，软食每日 3 次，羹食每日 4 次，汤食每日 6 次。凡患者在治疗期间，因诊断或治疗需要，禁忌某种食物时，可由主管医师向患者口头医嘱。

5. 各种膳食应符合治疗原则与卫生要求，按规定时间供应。争取做到食物品种多样化，色香味形俱佳，鲜美可口，营养丰富，易于消化，并在不妨碍食治原则的前提下，尽量照顾到患者的饮食习惯、民族习俗与地方风味。

二、药膳在保健方面的应用

药膳用于保健养身方面数量多、范围广。近代出现的健康食品和保健食品，是指以增进健康为目的的补养食品，非化学合成品，不能作为主副食品的食物。当今，我国市场上保健食品颇多。大体有下列数种：

（一）特制滋补食品

在中药药材中可供作为滋补品和食疗药膳的达 500 种之多，约为全部中药药材的 1/10，而我国政府卫生主管部门颁布的中药有 201 种。这些特制食疗药膳食品，多出自古代书籍记载或民间经验流传及近代加工改进的制品。其中最常用的药材和食物有：人参、冬虫夏草、黄芪、山药、白术、天麻、茯苓、甘草、当归、首乌、黄精、核桃、芝麻、大枣、燕窝、乌梢蛇、甲鱼、薏苡仁、莲子、蜂蜜、枸杞子、银耳、龙眼肉、蜂皇浆等。古代诸如《十药神书》中的大枣人参汤、《千金翼方》中的耆婆汤，都对体虚者或老年人具有益气补血、助阳润肠等作用。《食鉴本草》中的猪肾酒，可治肾虚腰痛。《备急千金要方》中的夏姬杏仁方，是应用杏仁、羊脂为原料制成的美容食品。《饮膳正要》的马思答吉汤，是用羊肉、官桂、回回豆、香粳米及马思答吉香料做成补益温中顺气的滋补药膳。《遵生八笺》中的黄精饼，是用黄精、黄豆加白糖制饼，是具有补肺清肺作用的食品。《随息居饮食谱》中的香橙饼，用香橙皮、乌梅、甘草、檀香等制成，具有生津、解郁、辟臭、解腥、化疾、调和脾胃等预防、保健作用；同一书中的玉灵膏用龙眼肉、西洋参经特殊加工制成，具有大补气血又不助火的良好作用。这些丰富多彩的特殊滋补食品和药膳是中国独有的特色食品。

（二）具有保健作用的肴馔

以食物和药物制成的具有多种保健作用的肴馔很多。如具有食疗保健作用的药膳菜肴、点心、小吃、糖果、蜜饯等，不胜枚举，其名称也五彩缤纷。食疗菜肴加工方法分为炙、蒸、煎、烩、炒、烧、煮、炸、炖、爆、熘、渍、腌等多种烹调法。米面食品有糕、饼、馒头、包子、馄饨、汤圆、面、粥等多种类型。如元代《饮膳正要》中“聚珍异馔”部分载有粉、面、馒头、包子、馄饨、子、饼、盏蒸、围像、水晶角儿、酥皮奄子等许多食治食养米面食品，又如元代《山家清供》中的蜜渍梅花、梅花脯、石榴粉灌藕（将糯米加药末灌入藕孔中封实并蒸熟食用的一种食疗保健食品）等。再如宋代《养老奉亲书》中燠梨方，是把梨打孔，并填入川椒，再以面裹之，放在炉灰中煨熟后服食。这些都是加工方法独特、别具一格的食疗保健食品。保健饮料有汤、饮、酒、浆、乳、茶、露、汁等。茶类多为单独的茶叶或与某些药物混合制成，如《饮膳正要》的枸杞茶、金宇茶、紫笋雀舌茶、川茶、藤茶、西番茶、燕尾茶等。乳类饮料则常用人乳、牛乳、羊乳、马乳及酥、酪制成各种饮料。露，是以谷、菜、果、瓜、草木花叶等含水分之物，皆新鲜时提取，依法入甑，蒸馏得水为露。《随息居饮食谱》中说：“诸露生津解热，诚为妙品。”如目前常用的金银花露、地骨皮露等属之。汁，是新鲜水果蔬菜或甘蔗、芦根等所榨取之汁，如五汁饮（甘蔗、鸭梨、鲜芦根、生荸荠、生藕等鲜汁混合而成）。还有许多补酒和健身药酒等也是食疗保健饮料之一，如参杞酒是人参、枸杞子浸泡而成；梅花酒、菊花酒、冬虫夏草酒分别以梅花、菊花、冬虫夏草加白酒浸泡而得；十全大补酒则是十全大补汤的配方浸成的酒。也有经过特殊加工酿制的酒，如玄驹液（由蚂蚁制成的酒），有很好的滋补健身作用。

三、药膳在丰富人民生活方面的应用

日常饮食中加入健身养生防病的食品和美味佳肴深受群众欢迎。由于药膳食疗制品具有东方特色，富有饮食文化艺术内涵，可在家居、休息、饮宴、娱乐交际、接待宾客、旅游、疗养活动中、丰富饮食保健内容、改进烹调技术、美化人民生活、弘扬中国饮食文化等诸多方面产生良好而深远的影响。

1. 现代食疗保健宴席

由于传统药膳功效卓著，深得群众欢迎。但有的药膳方用药较多，偏重疗效，使正常人们的服食受到限制。为改变这种状况，近年来，出现了一些以传统食疗理论和经验为基础，结合现代营养学新的研究成果制作的保健宴席或套餐，深受国内外宾客的青睐。通常是根据“食饮有节，五味调和”“辨证和辨体施膳”的基本原则，并结合不同对象的保健和营养需要加以配制，因此是一种合理的膳食，即或经常食用，也不会影响健康，并具有一定的保健防病的功效。这种保健宴席无药味，效用专一，有色香味形俱全、东方饮食文化色彩浓郁等综合特色。

2. 食疗药膳食品现代化与工业化生产

随着广大群众对药膳食品的质量和数量的要求不断提高，摆脱过去手工业作坊化的方式，代之以现代化的工业生产成为一个趋势，这一过程艰巨而复杂。要求对基础理论（食性理论、药食结合、辨证配餐等）做深入细致的研究。在改变剂型、改进加工方法、组织规模生产的过程中，注重研究药效和食品营养价值的保持和对人体的作用及影响等，使新的药膳食品既符合中医理论，又能从科学上说明其效果与机制。其主要内容如下：

（1）药膳食疗食品的包装：延长食品的尝味期与保质期，并不受季节限制，方便携带和食用而不受地域和路途遥远所限，有利于推广和运输。近年来包装技术不断改进和更新，使其应用范围和方便应用程度更为增加，各种软包装的出现，如复合蒸煮袋、真空抽气包装、易拉罐等新技术，有利于药膳食疗食品新技术扩大和推广其应用。

（2）各种糖果、糕饼的生产：以药膳定型配方制成各种糖果、糕饼，有较长的保质期和较好的风味，并易于大规模生产和供应。

（3）各种饮料生产：以药膳定型配方制成各种饮料，如糖浆、固体饮料、充气饮料、果汁饮料及各种乳类、植物乳类（如豆乳等）及酒料，不但口味、风味独特，还具有各种保健和医疗作用。

随着研究的深入和科学技术的发展，药膳食品将会在今后有广泛的应用领域和美好的远景。

第六节 中医药膳的宜忌

中医药学很重视药物的宜忌和饮食的宜忌，同样药膳也有宜忌。《素问·宣明五气》载有“五味所禁”，《素问·五脏生成》载有“五味之所伤”，是对饮食宜忌的最早论述。汉代《金匮要略·禽兽鱼虫禁忌并治》中说：“所食之味，有与病相宜，有与身为害，若得宜则补体，害则成疾。”故用相宜食物以养身治病，谓之食养与食疗，而不相宜食品则禁之，这就是食忌与食禁，俗称“忌口”或“禁口”。元代《饮食须知》提出：“饮食借以养生，而不知物性有相宜相忌，纵然杂进，轻则五内不和，重则立兴祸患。”几千年来经过不断实践，中医在防治疾病中提出许多饮食宜忌的理论。总之，正确运用食物的四气五味，可调整人体的阴阳盛衰和脏腑的功能，以达到保健强身和治疗疾病的目的。同时也注意不要过分强调忌口，否则会引起营养不良。金代医家张从正在《儒门事亲》中记载一例久泻患者，他认为患者高度消瘦与病情迁延难愈是“忌口太过之罪也”。明代医家陈实功说：“饮食何须戒口，冷硬腻物休餐。”清代叶桂也说过：“食人自适者，即胃喜为补。”

中医学的饮食宜忌有广狭之分，广义的饮食宜忌概念涉及食物与体质、地域、季节、年龄、病证，以及饮食调配、用法、用量等方面。狭义仅指饮食与具体病情方面的禁忌。

一、患病期间饮食宜忌

患病治疗期间的饮食宜忌，是根据寒热虚实、阴阳盛衰，结合食物的四气、五味、升降浮沉与归经等特性来加以确定的。远在秦汉时期就有《神农黄帝食禁》《老子禁食经》等著作面世，可惜原著佚失。《黄帝内经》也对各种疾病的饮食禁忌进行了阐述，除饮食禁忌、五味过偏外，《素问·热论》还指出：“病热少愈，食肉则复，多食则遗（腹泻），此其禁也。”汉代《五十二病方》《武威医简》都有服药饮食宜忌的记载，唐代《备急千金要方》指出：“凡诸恶疮瘥后，皆百日慎口，不尔，即疮发也。”

中医药膳学对患者的饮食禁忌既有系统的理论指导，又积累了很多经验。饮食禁忌可概括为以下几类：

1. 生冷

冷饮、冷食、大量的生蔬菜和水果等，为脾胃虚寒、腹泻患者所忌。

2. 黏滑

糯米、大麦、小麦等制作的米面食品等，为脾虚纳呆、外感初起者所忌。

3. 油腻

肥肉、荤油、油煎炸食品、乳制品，为脾虚或痰湿患者所忌。

4. 腥膻

海鱼、无鳞肉（平鱼、鲅鱼、带鱼、比目鱼肉等）、虾、蟹、海味（干贝、淡菜、鲍鱼等）、羊肉、狗肉、鹿肉等，为风热证、痰热证、斑疹疮疡患者所忌。

5. 辛辣

葱、姜、蒜、辣椒、花椒、韭菜、酒等，为内热证患者所忌。

6. 发物

指能引起旧疾复发、新病加重的食物。除上述腥、膻、辛辣食物外，尚有一些特殊的食品，如荞麦、豆芽、鹅肉、鸡头、鸭头、猪头肉、驴头肉等，为哮喘、动风、皮肤病患者所忌。

但个别疾患如麻疹初起，可适量食用发物，如豆芽、芫荽等，以利透发，此属例外。

对于临床常见的寒、热、虚、实的饮食宜忌如下：

（1）寒证：宜食温热性食物，忌用寒凉、生冷食物。

（2）热证：宜食寒凉平性食物，忌食温燥伤阴食物。

（3）虚证：一般虚证患者多脾胃功能减退，难于消化吸收，忌吃肥腻、油煎、质粗坚硬难化的食物。阳虚者宜温补，忌用寒凉，不宜过食生冷瓜果、冷性与性偏寒凉的菜肴食物；阴虚者宜滋补清淡，不宜吃一切辛辣刺激性食物，如葱、蒜、辣椒、生姜之类。

（4）实证：热证、寒证中都有实证，虚证中也有正虚邪实的。应根据证，抓住主要矛盾配合药治而获良效。常见实证如水肿忌盐、消渴忌糖等。

二、服药期间的饮食禁忌

患者在服药期间，有些食物对所服之药有不良影响，则应忌服。《伤寒论》《金匮要略》中指出服药禁忌生冷、黏腻、肉、面、五辛、酒、酪等。此外，在古代文献载有甘草、黄连、桔梗、乌梅忌猪肉，薄荷忌鳖肉，茯苓忌醋，鳖鱼忌苋菜，蜜忌葱，天门冬忌鲤鱼，白术忌蒜、桃、李，人参忌萝卜，土茯苓忌茶，等等。但是，对饮食宜忌不能绝对化，应针对辨证具体分析。如水肿不重的患者不宜绝对忌盐，因为水肿病长期忌盐会引起低钠症而致体倦，使正气虚损而病情难以好转。

三、孕、产期等特殊阶段宜忌

古代对孕、产期的饮食甚为重视。妊娠期，母体之血注于冲任经脉，以养胎元。此期母体多表现为阴虚阳亢状态，故应避免食用辛辣腥膻之品，以免耗伤阴血而影响胎元，宜进食甘平、甘凉补益之品。对妊娠恶阻者应避免进食油腻之品，可食用健脾、和胃、理气之类食物。妊娠后期，由于胎儿逐渐长大，影响母体气机升降，易产生气滞现象，因此应少食胀气和涩肠类食物，如荞麦、高粱、番薯、芋头等。

产妇产后阴血亏虚或瘀血内停，同时还要以乳汁喂养婴儿。因此，产后饮食应以平补阴阳气血，尤以滋阴养血为主，以进食甘平类粮食、肉蛋类食品，忌食辛燥伤阴、发物、寒性生冷食物。正如《饮膳正要》所说："母勿太寒乳之，母勿太热乳之……乳母忌食寒凉发病之物。"《保婴家秘》说："乳子之母当节饮食，慎七情，调元气，养太和。益母强则子强，母病则子病，故保婴者必先保母，一切酒、面、肥甘、热物、瓜果、生冷寒物皆当禁之。"

四、药膳的配伍禁忌

药膳的配伍禁忌，古代与现在都是十分严格的。根据历代医药学家的用药经验，将中药与食物的配伍禁忌、服药期间的饮食禁忌、食物忌食、食物相反等部分介绍如下：

1. 中药与食物的配伍禁忌

猪肉：反乌梅、桔梗、黄连；合苍术食，令人动风；合荞麦食，令人落毛发，患风病；合鸽肉、鲫鱼、黄豆食，令人滞气。

猪血：忌地黄、何首乌；合黄豆食，令人气滞。

猪心：忌吴茱萸。

猪肝：同荞麦、豆酱食，令人发痼疾；合鱼肉食，令人生痈疽。

羊肉：反半夏、菖蒲；忌铜、丹砂和醋。

狗肉：反商陆；忌杏仁。

鲫鱼：反厚朴；忌麦门冬、芥菜、猪肝。

鲤鱼：忌朱砂、狗肉。

龟肉：忌酒、苋菜。

鳝鱼：忌狗肉、狗血。

雀肉：忌白术、李子、猪肝。

鸭蛋：忌李子、桑椹子。

鳖肉：忌兔肉、鸭肉、芫荽、鸡蛋。

以上是古人的经验，在烹调药膳时，应予以重视。至于中药与饮食的配伍禁忌的道理，有待进一步研究。

2. 服药期间的饮食禁忌

服药食忌，也是根据古代医药学家的经验记载的。元代饮膳太医忽思慧说："但服药，不可多食生芫荽及蒜，杂生菜、诸滑物、肥猪肉、犬肉、油腻物、鱼脍腥膻等物。"服药食忌如下：

有白术勿食桃、李、雀肉、芫荽、蒜、青鱼等物；有藜芦勿食腥肉；有巴豆勿食芦笋、野猪肉；有黄连、桔梗勿食猪肉；有地黄勿食芜荑；有半夏、菖蒲勿食饴糖、羊肉；有细辛勿食生菜；有甘草勿食菘菜、海藻；有牡丹勿食生芫荽；有商陆勿食犬肉；有常山勿食生葱、生菜；有空青、朱砂勿食血（凡服药通忌食血）；有茯苓勿食醋；有鳖甲勿食苋菜；有天门冬勿食鲤鱼。

3. 食物忌食

面有臭气不可食；生料色臭不可食；煮肉不变色不可食；诸肉非宰杀者勿食；诸

肉臭败者不可食；猪羊疫死者不可食；羊肝有孔者不可食；诸鸟自闭口者勿食；虾不可多食，无须及腹下丹，煮之白者皆不可食；诸肝青者不可食；九月勿食犬肉，伤神；诸果落地者不可食；诸果虫伤者不可食；莲子、白果不去心不可食；蘑菇勿多食，发病；榆仁不可多食，令人瞑；樱桃勿多食，令人发风；葱不可多食，令人虚；芫荽勿多食，令人多忘；竹笋勿多食，令人发病；木耳赤色者不可食。

4. 食物相反

《饮膳正要》中说："盖食不欲杂，杂则或有所犯，知者分而避之。"说明食物的相反。马肉不可与仓米同食；马肉不可与苍耳、姜同食；羊肝不可与椒同食，伤心；兔肉不可与姜同食；牛肉不可与栗子同食；羊肚不可与小豆、梅子同食，伤人；羊肉不可与鱼脍、酪同食；马奶子不可与鱼脍同食，生癥瘕；鹿肉不可与鱼同食；麋肉不可与虾同食；麋肉脂不可与梅、李同食；牛肝不可与鲇鱼同食，生风；牛肠不可与犬肉同食；鹌鹑肉不可与猪肉同食，面生黑；鹌鹑肉不可与菌子同食，发痔；野鸡不可与荞面同食，生虫；野鸡不可与胡桃、蘑菇同食；野鸡蛋不可与葱同食，生虫；雀肉不可与李同食；野鸡不可与鲫鱼同食；鸭肉不可与鳖肉同食；野鸡不可与猪肝同食；鲤鱼不可与犬肉同食；野鸡不可与鲇鱼同食，食之令人生癞疾；黄鱼不可与荞面同食；黍米不可与葵菜同食，发病；杨梅不可与生葱同食；柿、梨不可与蟹同食；李子、菱角不可与糖同食；葵菜不可与蜜同食；莴苣不可与酪同食；蓼不可与鱼脍同食；苋菜不可与鳖肉同食；芥菜不可与兔肉同食，生疮。

以上食物相反，是古代医药家的经验，其科学道理，仍需进一步研究。

第七节　中医药膳的应用原则

中医药膳的应用原则，主要有辨证施膳、三因施膳、以脏补脏、应用药食性能等。

一、辨证施膳

不同人的体质、病证各有差异，在保健强身、防治疾病而应用药膳时，强调辨证施膳，以和为贵，过犹不及。

1. 根据疾病的性质施膳

病证有寒热之分，食物同样也有寒热之分。如食物中的面粉、姜、葱、蒜、羊肉、犬肉、牛肉属温性；而小米、绿豆、白菜、西瓜、甲鱼属寒性。寒证应予以热性饮食，忌食生冷咸寒；外感风寒证可选食适量的生姜、葱、蒜等辛散之品；热感伤津，可选食西瓜、绿豆、梨等寒凉滋阴之品，即"寒者热之，热者寒之"。

2. 根据病变的脏腑、部位施膳

古人根据五行学说，把饮食分为五味。五味入胃后，各归所喜脏腑和部位，分别滋养。五味对人体既可单独发挥滋补作用，又可有相互共济作用。对于不同部位和脏腑之病，也要根据所喜所克的规律调节饮食。《灵枢》说："病在筋，无食酸；病在气，无食辛；病在骨，无食咸；病在血，无食苦；病在肉，无食甘。"故对于不同的病证，运用药膳就应遵循彼此相互资生、相互制约、补偏救弊的原则，达到治疗目的。

3. 根据正气损耗情况施膳

病证本质皆属邪正相争，无论病中或病后，正气必然遭到不同程度的损耗。本着"虚则补之"的原则，采用药膳补法时，以"五谷为养，五果为助，五畜为益，五菜为充"来补益精气，比单独用药治疗效果更佳。所以有"药补不如食补"之说，如当归生姜羊肉汤、人参汤等，均选用羊肉或人乳等补益气血、益精生髓，与药膳中的药物发挥协同作用。

4. 病后饮食调剂

病后康复期，除要顾护正气外，还应注意由于饮食不当而疾病复发或遗留后遗症。所以此时调剂好饮食或药膳非常重要，既要考虑饮食或药膳的营养价值，又须顾及已衰的脾胃功能，给予营养丰富又易消化的饮食或药膳，并要少吃多餐为宜，避免由于饮食不当而使病复犯。

二、三因施膳

中医在治疗疾病时，强调因时、因地、因人制宜，在辨证施膳时亦需注意三因制宜。

1. 因时施膳

中医认为人与天地相应，人与自然界密切相关，四时气候变化对人体的生理、病理变化都有一定的影响，因此在组方施膳时必须考虑，采用相适宜的方法和药膳，以减少外界的变化对人体的影响。如长夏阳热下降，水汽上腾，湿气充斥，故在此季节感受湿邪者较多。湿为阴邪，其性趋下，重浊黏滞，容易阻遏气机，损伤阳气，药膳宜用解暑汤。冬天气温较低或气温骤降，容易感受寒邪，阴寒偏盛损伤阳气，或失去正常的温煦气化作用，所以出现一系列机能减退的证候，如恶寒、肢体不温、脘腹冷痛等；寒邪收引凝滞，侵袭人体易使气机收敛牵引作痛；寒邪侵入经络关节，经脉拘急，气血凝滞阻闭，故出现肢体屈伸不利，或厥冷不仁等。《素问·举痛论》说"寒则气收"，"痛者寒气多也，有寒故痛"。运用药膳要以"寒则温之"的治则，可选食羊腿等。

2. 因地施膳

我国地域广阔，不同的地区，由于气候条件及生活习惯的差异，人的生理活动和病理变化也不尽相同，所以施膳亦应有差别。东南潮湿炎热，病多湿热，宜选清化之品；西北地高气寒，时多燥寒，宜用辛润之品。同样采用温里回阳药膳，在西北严寒地区，药量宜重，而在东南温热地带，其药量宜轻。

3. 因人施膳

由于人的性别、年龄、体质、生活习惯的不同，组方施膳时应有区别。如胖人多痰湿，宜清淡化痰，当忌肥甘滋腻；瘦人多阴亏津少，应滋阴生津，不宜辛温燥热之品；妇女在经期、妊娠、产后，常以八珍汤、四物汤等配膳；老年人气虚血衰，生理机能减退，多患虚证，宜平补，多用十全大补汤、复元汤等组方配膳；小儿脏腑娇嫩，气血未充，脾常不足，但生机旺盛，应以调养后天为主，促进生长发育，常用药膳如八珍糕等。

三、以脏补脏

用动物的脏器来补养或治疗人体相应的脏腑器官，谓之“以脏补脏”，又称“以脏治脏”“以形补形”。如以猪心来补养心血、安神定志，以肝来补肝明目，以猪肾来补肾益肾，以鹿筋来强筋壮骨，以鹿鞭来补肾壮阳，等等。

以脏补脏的理论是先人在长期的保健医疗实践中，根据许多动物的脏器不仅在解剖形态上与人体相应的脏器相似，而且在功能上也相近，通过反复临床观察与验证而总结出来的。如汉代名医张仲景《伤寒杂病论》中就提出可用獭肝、羊胆等治疗急性热病，猪脚汤治下利，白通汤加猪胆汁急救下利脉微重病；孙思邈用独肾汤治疗产后虚；朱丹溪创大补阴丸选用猪脊髓，治虚损病；等等，就是这一理论的具体运用。

近代研究证明了动物脏器在生化特性和成分构成上也有许多与人体相似之处，为以脏补脏理论提供了科学依据。并且在各种动物脏器中提取各种有效成分的基础上，进一步制成生物制品已达数百种之多，使传统的脏器治疗得到进一步发展。

动物脏器属于血肉有情之品，其以脏补脏的作用均在草木之品以上，因此在药膳中应用广泛。值得注意的是，各种动物脏器对人体的作用各有其偏重，如有的偏重于补气、补血，有的偏重于补阴、补阳，因此要区别选用。特别需要指出，一些动物的腺体和淋巴组织，如猪的肾上腺（俗称小腰子）、甲状腺（俗称栗子肉）等，对人体有明显的损害作用，均不作为食物使用。如食用不当，极易引起中毒，严重者可危及生命，尤当慎重。

四、应用药食性能

药物的性味归经，已在中药学中阐述。食物也有性味归经，是先人在长期保健医疗实践中对各种食物的保健作用，运用中医理论加以总结，逐渐形成系统的理论。由于各种食物所含成分与含量的不同，因此对人体的作用也不同。运用中药学的四气、五味、升降沉浮、归经等学说来分析食物，这也是中医药膳学的特点之一。

1. 药物、食物的四气与五味

四气又称四性，指药物或食物具有寒、热、温、凉四种不同的性质。寒和凉为同一性质，仅是程度上的不同，凉次于寒；温和热为同一性质，也是程度上的差异，温次于热。药物的寒凉与温热性是指药物或食物作用于机体所发生的反应，并经过反复验证归纳出来，是与人体或疾病的寒热性质相对而言的。凡属寒凉性的药物或食物，具有滋阴、清热、泻火、解毒的作用，能够纠正热性本质，保护人体的阴液，减轻或消除热性病证，主要用于热性体质和热性病证。凡属温热性的药物或食物，多具有助阳、温里、散寒等作用，能扶助人体的阳气，纠正寒性体质，减轻或消除寒性病证，主要用于寒性体质或寒性病证。此外，还有一类药物和食物，在四气上介于寒凉与温热之间，即寒热之性不甚明显，则称之为“平性”，其性质平和，在养生方面与药膳方面广泛应用。平性仍归属于四性。

五味，是指药物或食物所具有的辛、甘、酸、苦、咸五种不同的味道。不同味的药物或食物具有不同的作用，味相同的药物或食物，其作用相近似或有共同之处。它是观察药物或食物作用于人体所发生的反应，并经反复验证归纳出来的。辛味药物和食物具有发散、行气、行血、健胃的作用，多用于表证（如生姜、芫荽等），或用于气血运行不畅（如陈皮等）。甘味药物和食物具有滋养、补脾、缓急、润燥等作用，多用于机体虚弱或虚证（如山药、大枣等），或用于脾胃虚弱（如粳米、鸡肉等），或用于拘急腹痛（如饴糖、甘草等）。酸味药物和食物具有收敛、固涩、止泻的作用，多用于虚汗、久泻、遗精等精不内藏的病证，如乌梅酸敛固涩用以涩肠止泻。苦味药物和食物具有清热、泻降、燥湿、健胃等作用，多用于热性体质或热证，如苦瓜用于壅塞气逆的病证，黄疸用于湿热的病证。咸味药物和食物具有软坚、润下、补肾、养血等作用，多用于瘰疬、痰核、痞块等病证（如海带等），或用于大便燥结（如海蜇、淡盐水）、补肾（如淡菜、鸭肉）、养血（如乌贼鱼、猪蹄等）。此外，还有淡味和涩味。淡味药物和食物具有渗湿、利尿的作用，多用于水肿、小便不利等病证，如茯苓、薏苡仁、冬瓜等。涩味药物或食物具有收敛固涩的作用，与酸味作用近似。

各种药物或食物所具有的味，可以是一种，也可能兼有几种。在药膳应用上，一般以甘味药物或食物最多，咸味和酸味药物或食物次之，辛味药物或食物再次，苦味药物或食物最少。

2. 药物、食物的升降浮沉

在正常情况下，人体的功能活动有升有降，有浮有沉。能够改善、消除升降浮沉失调病证的药物或食物，相对地分别具有升、降、浮、沉的作用。升与降、浮与沉的相互协调平衡构成了机体的生理过程，反之就会导致机体的病理变化。如当升不升，则表现为泻痢、脱肛与下陷的病证；当降不降，则表现为呕吐、喘咳之症；当浮不浮，则表现为肌闭无汗等向内的病证；当沉不沉，则可表现为多汗等向外的病证。药物或食物的升降浮沉作用与其自身的性和味有密切的关系。凡具有升浮作用的药物或食物，大多性属温热，味属辛甘，如葱、姜、花椒等；凡具有沉降作用的药物或食物，大多性属寒凉，味属涩或酸苦，如杏子、莲子、冬瓜等。李时珍指出："酸咸无升，辛甘无降，寒无浮，热无沉。"药物和食物的升降浮沉是相对的两种作用，其中升指上升或升提，上升多用于病邪在上的病证，如涌吐以祛邪外出；升提多用于病势下陷的病证，如补气升阳以止泻痢、补气升提以治内脏下垂等。降是指下降或降逆，多用于病势上逆的病证，如降逆止呕。浮是指外浮或发散，多用于外闭在表的病证，如发汗以解表。沉是指收敛或泻痢，收敛多用于外脱的病证，如补气固表以止虚汗；泻痢多用于内积不泻的病证，如泻痢以祛里邪。升降浮沉的作用不是所有的药物或食物都具有。多数药物或食物具有双向作用，如生姜既能发汗以解表，又能降逆以止呕。此外，药物或食物的升降浮沉与炮制和烹调有关，如酒炒则升、姜炒则散、醋炒则收敛、盐炙则下行等。充分说明，药物或食物的升降浮沉作用在一定条件下是可能转变的，应在配膳时加以注意和运用。

3. 药物、食物的归经

药物或食物对人体脏腑经络的作用是有一定范围或选择性的，如同是寒性药物或食物，虽都具有清热作用，但其作用范围不同，有的偏于清肺热，有的偏于清肝热，有的偏于清心火。同属补益类药物或食物，也有补肺、补肾、补脾之不同。所以把各种药物或食物对机体作用的范围或选择性加以概括和归纳，使之系统化即归经理论，以明确药物或食物对某一脏腑、某一经络所起的作用。如梨能止咳，故归肺经；山药能止泻，故归脾经。所以药物或食物的归经理论，是具体指出药物、食物对人体的效用所在，是人们对药物或食物选择性作用的认识。

药物或食物的归经，还与前述的五味有关，其中辛入肺、甘入脾、酸入肝、苦入心、咸入肾。如使用生姜、芫荽等辛味食物治疗肺气不宣的咳喘；使用苦瓜、绿茶等苦味食物治疗心火上炎或移热小肠证。药物或食物的归经理论，加强了对药物或食物选择的针对性，使药物或食物的性能理论更加完善，对施膳具有一定的指导意义。

第八节 中医药膳的治法

在应用药膳时，针对体质类型和具体病证所确立的治疗方法，称之为药膳治法，它是中医理论与临床药膳实践相结合的产物。早在《黄帝内经》就有“其在皮者，汗而发之；其高者，因而越之；其下者，引而竭之”“虚者补之，实者泻之”“热者寒之，寒者热之”等论述，后世医家相继提出了各种分类原则与治法，对后世影响较大的是“八法”。根据药膳的特点、使用范围，药膳常用的治法有汗法、下法、温法、消食法、补法、理气法、祛湿法、清法等，其中以补法用之最广。

一、汗法药膳

具有疏散外邪、解除表证作用的一类药膳，又称解表药膳。主要用于外感初起，如恶寒发热、头痛项强、肢体疼痛、无汗或有汗等表证。根据表寒证、表热证分别选用辛温解表药膳和辛凉解表药膳。辛温解表药膳，如姜糖饮，以生姜、红糖煎汤热服取汗。辛凉解表药膳，以桑叶、菊花、竹叶、白茅根、薄荷、白糖，用沸水浸泡煎2分钟即可。

二、下法药膳

指具有通下大便，以排除肠内积滞、荡涤实热等作用的一类药膳。药膳所用下法多用润下法。由于阴液亏耗过度，引起内热，津枯肠燥，大便艰难。常用桑椹糖、白糖用文火熬至较稠时，加桑椹碎末调匀，熬至以铲挑起，成丝状而不黏手时，倒入涂香油盘中，冷后切割成条即可食用。有补肝肾、滋阴液之功，治疗阴血亏虚便秘。

三、温法药膳

指具有温中祛寒作用的一类药膳。用于脾胃虚寒证，常用砂仁牛肉。由砂仁、牛肉、陈皮、生姜、胡椒、葱等同煮，先用武火烧开，改用文火慢煮，牛肉熟后切片食用。

四、消食法药膳

指具有消除食滞作用的一类药膳，用于饮食太过，以致脾胃失运和消化呆滞引起的嗳腐吞酸、胀满恶食。常用三消饮、麦芽、谷芽、焦山楂、白糖，上药食同煮，过滤取汁，趁热服用。

五、补法药膳

指具有增强体质、改善机体虚弱状态作用的一类药膳，适用于一切虚证。在辨清证候的性质后，可分别采用补阴、补阳、补气、补血等。补法药膳因其性平和，可长期服用。因其扶正治虚，补益强身，男女老少皆宜，故临床应用范围较广，应用最多。

1. 补阴药膳

即有滋补阴液作用的药膳，适用于阴虚证，如枸杞肉丝药膳。

2. 补阳药膳

指具有温补阳气作用的药膳，适用于阳虚证，尤其是肾阳虚证，如双鞭壮阳汤等。

3. 补气药膳

具有补益气机作用的药膳，适用于气虚证，如人参乌鸡汤、黄芪大枣炖猪心等。

4. 补血药膳

具有补血作用的药膳，适用于血虚证，如大枣田七鸡等。

5. 气血双补药膳

具有气血双补作用的药膳，如八宝鸡汤等。

6. 抗衰老药膳

人到老年，气血虚衰，抗病力弱，常常产生多种疾病，且易传变恶化，故当未病先防。衰老易患疾病，疾病促进衰老，而虚是导致衰老和疾病的因素。因此抗衰老药膳不仅限于疾病和防治，更重要的是立足于补虚。《中藏经》说：“其本实者，得宣通之性，必延其寿；其本虚者，得补益之精，必长其年。”说明培本固元、调和气血也是抗衰老的又一原则。衰老的原因以脾肾虚衰为主，在医籍中所载健身延年的方药虽数以千计，但主要是健脾、补肾为主，如山药粥、延年益寿丹等。抗衰老药膳，药食性味平和，易于消化，不过于偏寒偏热，属于平补，且图以缓功。老年人用膳仍须根据具体情况加以选择。

六、理气法药膳

指具有疏畅、调理气机作用的一类药膳，适用于气机阻滞或气机逆乱的证候。人体之气源出于中焦，为肺所主，外护于表，内行于里，升降出入，周流全身。一旦运行失常，就会产生各种疾病。气机失调包括气滞、气逆、气虚、气陷等几种情况。常见气滞、气逆者居多。

1. 行气药膳

具有疏通气机作用的药膳，适用于气机郁滞证，如陈皮鸡块等。

2. 降气药膳

具有收降气机作用的药膳，适用于气逆所致的呃逆、呕吐、喘急等症。胃气上逆者宜和胃降逆，如五香槟榔等；肺气不降，气逆作喘，宜用降气平喘法，如杏仁粥等。

七、祛湿法药膳

指具有祛除湿邪作用的一类药膳。临床上有外湿、内湿之分。外湿多因淋雨涉水，或久居潮湿之地，以致机体感受湿邪；内湿多因长期嗜酒好茶，或过食生冷以致中阳不振所致。药膳常用燥湿化浊、清热除湿、利水渗湿法。

1. 燥湿化浊药膳

适用于湿滞中焦，胸脘痞闷，食欲不振之症，常用陈皮鸡块等。

2. 清热除湿药膳

适用于湿热两盛，或湿从热化，以及湿热下注所引起的病证，常用薏苡茯苓粥等。

3. 利水渗湿药膳

用于水湿壅盛、小便不利，或水肿胀满等症，常用薏苡仁粥等。

八、清法药膳

清法药膳是清除热邪的方法。

1. 清气分热法

主要治疗热在气分的病证，常用西瓜汁。将西瓜去瓤去子，用洁净纱布挤绞汁液，或以榨汁机榨汁饮用。用于高热、口渴、烦躁、神昏、尿少等。

2. 清营凉血法

用于温热病，病邪深入营血的证候。常用甘寒清热法，如西瓜汁、番茄汁，两者均挤绞汁液，代茶饮用。治发热、口渴、烦躁、小便赤热等。

3. 清脏腑热

用于热邪盛于某一脏腑，如清膀胱热用冬瓜薏米汤，治小便黄少、热痛、口干、烦渴。

第九节　中医药膳原材料的炮制

炮制，是指对药膳原材料的加工准备，需要采用一些较为特殊的制备工艺。具体地说，是结合了中药的炮制工艺和食物的准备过程，但与中药加工亦有不同。

一、炮制目的

药膳所用药物和食物在制作及烹调前，必须对所用原料进行加工炮制，使其符合食用、防病治病及烹调、制作的需要。

1. 除去杂质和异物，保证药膳的卫生纯净

未经炮制的原料多带有一定的泥水杂质、皮筋、毛根等非食用部分，制作药膳前必须经过严格的分离、清洗，达到洁净的要求。

2. 矫味矫臭，增强药膳的美味

某些原料有特殊的不良气味，为人所厌，如羊肉的膻味，紫河车之血腥，狗肾的腥臭，鲜笋的苦涩，必须经过炮制以消除，方能制作出美味药膳。

3. 选取效能部位，发挥更好的疗效

很多原料的不同部分具有不同作用，如莲肉补脾止泻、莲心清心之热邪、莲房用之止血等。选取与药膳功效最相宜的部分，减少“药”对食物的影响，更好地发挥药膳的功效。

4. 增强原料功能，提高药膳的效果

未经炮制的某些原料作用不强，须经炮制以增强作用。如茯苓经乳制后可增强滋补和生血的作用，香附醋制后易引药入肝散邪，雪梨去皮用白矾水浸制能保持色鲜、增强祛痰作用。

5. 减轻原料毒性，保证食用安全

为防止毒性影响，必须对有毒原料进行炮制加工以消除或减轻毒性。如生半夏有小毒，能使人呕吐、咽喉肿痛，炮制后可消除这些毒副作用。

6. 改变原料性能，有选择性地发挥作用

如生地黄性寒，善于清热凉血、养阴生津；炮制成熟地黄后则性温，长于补血滋阴。生花生性平，炒熟后则性温。

7. 保持原料有效成分，利于工业化生产

为了避免某些原料的有效成分损失，或适应工业化生产的需要，对某些原料采用科学技术提取有效成分，以保持食品含量、质量稳定，或便于批量制作，如由金银花制取金银花露、参灵草口服液、葛根饮料等。

二、炮制方法

（一）净选

选取原料的应用部分，除去杂质与非药用部分，以适应药膳的要求，常根据不同原料选用下述方法。

1. 筛选

挑拣或筛除泥沙杂质，除去虫蛀、霉变部分。

2. 刮

刮去原料表面的附生物与粗皮。如将杜仲、肉桂去粗皮，将鱼去鳞。

3. 火燎

在急火上快速烧燎，除去原料表面绒毛或须根，但不能使原料内质受损。如将狗脊、鹿茸燎后，刮去茸毛，将禽肉燎去细毛。

4. 去壳

硬壳果类原料须除去硬壳，便于准确投料与食用，如白果、核桃、板栗等。动物类原料去蹄爪或去皮。

5. 碾

除去原料表面非食用部分，如将刺蒺藜、苍耳碾去刺，或将原料碾细备用。

（二）浸润

用水对原料进行加工处理，但有些原料的有效成分溶于水，处理不当则容易丢失，故应根据原料的不同特性选用相应的处理方法。

1. 洗

用水除去原料表面的泥沙、异物。绝大多数原料都必须清洗。

2. 泡

质地坚硬的原料经浸泡后能软化，便于进一步加工。蔬菜类经浸泡可除去残留农药、泥沙。

3. 润

不宜水泡的原料需用液体浸润，使其软化而又不至于丢失有效成分。浸润常有下列各种方法：

（1）水润：如清水润燕窝、贝母、冬虫夏草、银耳、蘑菇等。

（2）奶汁润：多用牛乳、羊乳，如润茯苓、人参等。

（3）米泔水润：常用于消除原料的燥性，如润苍术、天麻等。

（4）药汁润：常用于使原料具有某些药性，如山楂汁浸牛肉干、吴茱萸汁浸黄连等。

（5）碱水润：常使用5%碳酸钠溶液或石灰水，软化鱿鱼、海参、鹿筋、鹿鞭等。

（三）漂制

为减低某些原料的毒性和异味，常采用在水中较长时间和多次换水的漂洗法，如漂半夏。漂洗时间长短和换水次数需根据原料性质、季节气候的不同来决定。冬季每日换1次水，夏季则宜换2～3次，一般漂3～10天。

（四）烩制

用沸水对原料进行处理。除去种皮，将原料微煮，易搓去皮，去杏仁、扁豆等皮常用；除去血水，使食品味鲜汤清，去鸡、鸭等肉类血水常用；除腥膻味，熊掌、牛鞭等多加葱叶、生姜、料酒同煮。

（五）切制

对干品原料经净选、软化后，或新鲜原料经洗净后，根据性质的不同、膳肴的差异，切制成一定规格的片、块、丁、节、丝等不同形状，以备制膳需要。切制要注意刀工技巧，其厚薄、大小、长短、粗细等都尽量均匀，方能保证良好美观的膳形。

药膳原料经过上述各种准备过程后，尚须按要求进行炮炙，以获药膳良好的味与效。

（六）炒制

将原料在热锅内翻动加热，炒至所需要的程度。一般有下列方法：

1. 清炒法

不加任何辅料，将原料炒至黄、香、焦的方法。

2. 炒黄

将原料在锅内文火加热，不断翻动，炒至表面呈淡黄色，使原料松脆，便于粉碎或煎出药效，并可矫正异味。如将鸡内金炒至酥脆卷曲，使腥气溢出。

3. 炒焦

将原料在锅内翻动，炒至外黑存性为度，如焦山楂。

4. 炒香

将原料在锅内文火炒出香气，如炒芝麻、花生、黄豆等。

5. 麸炒法

先将麦麸在锅内翻炒至微微冒烟，再加入药物或食物，炒至表面微黄或较原色深为度，筛去麸后冷却保存。此法可健脾益胃，减去原料中油脂，如炒川芎、白术等。

6. 米炒法

将大米或糯米与原料在锅内同炒，使均匀受热，以米炒至黄色为度。主要为增强健脾和胃功效，如米炒党参。

7. 盐炒或砂炒法

先将油制过的盐或砂在锅内炒热，加入原料，炒至表面酥脆为度，筛去盐、砂即成。本法能使骨质、甲壳、蹄筋、干肉或质地坚硬的原料去腥、松酥，易于烹调，如盐酥蹄筋、砂酥鱼皮。

（七）煮制

清除原料的毒性、刺激性或涩味，减少其不良反应。根据不同性质，将原料与辅料置锅内加水过药面共煮。煮制时限应据原料情况定，一般煮至无白色或刚透心为度。如加工鱼翅、鱼皮。

（八）蒸制

将原料置适当容器内蒸至透心或特殊程度。如熊掌经漂刮后加酒、葱、姜蒸 2 小时后进一步加工。

（九）炙制

将原料与液体辅料如蜂蜜或酒，或盐水、药汁、醋等共同加热翻炒，使辅料渗进原料内部。用蜜炒为蜜炙，可增加润肺作用，如蜜炙黄芪、甘草；酒与原料同炒为酒炙，如酒炒白芍；原料与盐水拌过，晾微干后炒为盐炙，如盐炒杜仲；原料与植物油同炒为油炙；加醋炒为醋炙，如醋炒元胡。

三、药液制备法

药液是指烹制药膳所用的特殊液体类原料。通过一定的提取方法，把原料中的有效成分析出备用。原则是使用不同溶剂将所需成分尽可能提出，不提或少提其他成分。要求溶剂有良好的稳定性，不与原料起化学变化，对人体无毒无害。常用溶剂有水、乙醇、苯、氯、乙醚等。水最常用，提取率高，但选择性不强。乙醇是常用有机溶液，选择性好，易回收，防腐作用强，但成本较高，易燃。苯、氯、乙醚等选择性强，不易提出亲水性杂质，但挥发性大，一般有毒，价格高，提取时间较长。

（一）提取

1. 煎煮法

多用水作溶剂，煮沸提出有效成分提取率高，多数有效成分可提出。

2. 渗漉法

采用溶剂通过渗漉筒浸出原料的有效成分。常用乙醇、酸性或碱性溶液。

3. 蒸馏法

利用水蒸气加热原料，使所含有效成分随水蒸气蒸馏出来。常用于挥发油的提取和芳香水的制备。

4. 回流法

采用有机溶剂进行加热，提取原料中的有效成分，防止溶剂挥发。如提取川贝母、冬虫夏草的有效成分。

（二）过滤

滤除沉淀，获取澄明药液的方法，主要有如下几种：

1. 常压过滤法

多用于原料提取液，首次过滤，滤过层多用纱布，滤器常用漏斗。

2. 减压过滤法

减小滤液下面的压力，以增加滤液上下之间的压力差，使过滤速度加快。可用抽气机或其他抽气装置。

3. 瓷质漏斗抽滤法

将瓷质漏斗与抽滤瓶连接，塞紧橡皮塞；以2至3层滤纸平铺于漏斗内，加入少量去离子水，抽紧滤纸，加入适量药液，即可开始抽滤。

4. 自然减压法

增加漏斗体长度，加长漏斗出口管，并于漏斗下盘绕一圈，使液体在整个过滤过程中充满出口管，以增加滤器上下压力差，提高滤速。

5. 助滤法

药液不易过滤澄清，或滤速过慢时，加助滤剂助滤的过滤方法。常用助滤剂有滑石粉、纸浆。用去离子水将助滤剂调成糊状，安装好抽滤装置，助滤剂加入瓷质漏斗内，加离子水抽滤，至洗出液澄明，不含助滤剂后，再正式过滤药液。

（三）浓缩

从原料中提取的溶液，一般单位容积内有效成分含量低，需提高浓度，以便精制。常用浓缩方法有蒸发浓缩和蒸馏浓缩。

1. 蒸发浓缩法

通过加热使溶液水分挥发的方法。适用于有效成分不挥发、加热不被破坏的提取液。有直火蒸发与水浴蒸发。直火蒸发是将提取液先用武火煮沸，后改文火保持沸腾，不断搅拌，浓缩到一定量和稠度。此法温度高，蒸发快，但锅底易发生焦糊与炭化。水浴蒸发是间接加热，将装提取液的小容器置于装水的大容器内，加热大容器，使提取液浓缩。此法克服了直火蒸发时的焦糊与炭化，但速度慢。故可先用直火蒸发，后改水浴蒸发。

2. 蒸馏浓缩法

将原料液在蒸馏器内加热到汽化，通过冷凝回收剂回收溶剂，同时浓缩原料液。常用于有机溶剂溶液，以便回收溶剂，降低成本。其中常压蒸馏在正常气压下进行，适用于有效成分受热不易被破坏的提取液。减压蒸馏在降低蒸馏器内液面压力下浓缩。压力降低，沸点也降低，蒸发速度加快，故溶液受热温度低，受热时间短，效率高。适用于沸点较高，有效成分遇高温易破坏的提取液。

第二章　中医药膳中常用的中药材

第一节　补气类

一、人参

人参别名山参、园参、高丽参（朝鲜半岛出产），为五加科植物人参的根，主产于东北、朝鲜等地，通常在每年 10～11 月采收。根据不同加工方法，而成“红参”“生晒参”“糖参”“参须”“大力参”等。

【性味】其性温，味甘、微苦。

【功能】大补元气，补脾益肺，安神益智，生津止渴。主治劳伤虚损、食少、倦怠、便溏、短气喘促、胸闷、心悸怔忡、阳痿、尿频、消渴等。

【成分】含多种人参皂苷、挥发油、人参多糖、低分子酯、氨基酸、人参酸、胆碱、维生素 B_1、维生素 B_2、烟酸（又称维生素 B_3，下同）等。

【适用人群】现代研究证实，本品能加强大脑皮质的兴奋过程，提高人体应激能力，具有抗衰老、抗疲劳、抗休克、强心、增强免疫力等作用。此外尚有抗炎、抗过敏、抗肿瘤、降血糖等作用。临床上主要用于治疗休克、肺心病、糖尿病、白血病化疗后、性功能障碍、病毒性心肌炎、肿瘤、神经衰弱等疾病。

【注意事项】实证、热证忌服。不宜与萝卜同服；反藜芦，畏五灵脂。长期服用可有不良反应，甚至出现出血等急性中毒状。

【用法用量】煎服，3～9 克；大剂量可达 30 克。酒浸适量；研末吞服 2 克。

【应用】人参为治虚劳内伤第一要药。在药膳保健食品中应用甚广，在制作时可选用炒、炸、烧、焯、炖、煮、蒸、酒浸等烹饪技法。

二、党参

党参别名黄参、辽参，为桔梗科植物党参、素花党参或川党参的根。主产于东北、陕西、山西、甘肃等地。通常在秋季采挖，晒干。

【性味】其性平，味甘。

【功能】补中，益气，生津，养血。主治脾肺气虚之体虚倦怠、食少便溏、咳嗽气促、面色苍白、头晕、心悸、口渴等。

【成分】含皂苷、微量生物碱、蔗糖、葡萄糖、菊糖、淀粉、黏液、挥发油等。

【适用人群】现代研究证实，本品可升高血细胞含量，升高血糖，调节胃肠运动，具有抗衰老、抗缺氧、抗辐射等作用。临床上主要用于治疗冠心病、高脂血症、白细胞减少症、高山反应等疾病。

【注意事项】内有实邪、热邪者忌服，不宜与藜芦同用。

【用法用量】煎服，9～15克。大剂量可达30～60克。服用时间不宜过长。

【应用】研究表明，党参切片比党参段煎出的有效成分多1倍，故在食用时以切片为宜。在药膳、保健食品制作时，可选用炒、煮、炖、蒸、烧等烹饪技法。

三、太子参

太子参别名孩儿参、童参，为石竹科植物，异叶假繁缕的块根。主产于江苏、安徽、山东等地。通常在夏季采挖，沸水略烫后，晒干，生用。

【性味】其性微温，味甘、苦。

【功能】补气健脾，润肺生津。主治气阴两虚之肺虚咳嗽、脾胃虚弱、食欲不振、倦怠、口干舌燥、自汗气短等。

【成分】含果糖、淀粉、皂苷、氨基酸、甾醇等。

【适用人群】现代研究证实，本品可明显刺激淋巴细胞的生成。临床上主要用于治疗胃炎、消化不良、胃及十二指肠溃疡、神经衰弱、心悸、失眠、小儿夏季热等。

【注意事项】内有实火者慎服。

【用法用量】煎服，10～15克。

【应用】在药膳、保健食品制作时，可选用炒、烧、煮、炖、蒸等烹饪技法。

四、黄芪

黄芪别名黄耆、绵芪，为豆科植物蒙古黄芪或膜荚黄芪的根。主产于山西、内蒙古、甘肃、陕西等地。通常在春秋两季采挖，晒干，生用或蜜炙用。

【性味】其性微温，味甘。

【功能】补中健脾，益气固表，利尿消肿，托毒生肌。主治脾气虚弱之倦怠乏力、食少便溏、自汗、浮肿尿少、久泻脱肛、内脏下垂、久咳气短，疮疡难溃或溃久难敛等。

【成分】含蔗糖、葡萄糖醛酸、黏液质、多种氨基酸、苦味素、胆碱、甜菜碱、叶酸、熊竹素等。

【适用人群】现代研究证实，本品具有明显的利尿和增强机体免疫功能，并可调节血糖、抗疲劳、抗细胞衰老，有保护心脏、降血压、降血脂等作用。临床上主要用于治疗冠心病、慢性肾炎、过敏性鼻炎、小儿哮喘、贫血、胃下垂、子宫脱垂等疾病。

【注意事项】实证及阴虚阳盛者忌服。

【用法用量】煎服，9～15 克。

【应用】黄芪有补肺健脾之功效，上中二焦兼治，治盗汗与自汗，是皮毛之药；又治吐血，调脾胃，是补中焦之药；又可补下焦肾脏元气，又为里药，总之是上、中、下三焦与内外之药，故药用广泛。在药膳中使用也颇多。在药膳、保健食品制作时，可选用炒、焖、煮、炖、蒸、烧、卤等烹饪技法。

五、白术

白术别名於术、冬白术，为菊科植物白术的根茎。主产于浙江、安徽、湖北、湖南等地。通常在霜降至立冬采收，晒干或烘干。

【性味】其性温，味甘、苦。

【功能】健脾益气，燥湿和中，利尿安胎。主治脾虚便溏、泄泻、水肿、气虚自汗、痰饮、小便不利、头晕、胎动不安等。

【成分】含挥发油（苍术醇、苍术酮、姜黄烯、芹子烯等）、糖类、氨基酸等。

【适用人群】现代研究证实，本品对肠道活动有兴奋和抑制的双向调节作用，并具有抗胃溃疡、强壮、保肝、利胆、降血压、降血糖、抗凝、抗肿瘤、提高免疫功能等作用。临床上主要治疗肝硬化腹水、迁延性肝炎、耳源性眩晕、急性肠炎、白细胞减少症等疾病。

【注意事项】热病伤津、阴虚燥渴、气滞胀满者忌服。

【用法用量】煎服，6～12 克。

【应用】在药膳、保健食品制作时，可选用煮、炖、蒸等烹饪技法。

六、山药

山药别名山薯、怀山药，为薯蓣科植物薯蓣的根茎。主产于河南、湖北、湖南、河北、山西、陕西等地，河南所产者品质最佳，故习称“怀山药”。通常在冬季霜降后采挖，刮去粗皮，晒干或烘干，或直接食用。

【性味】其性平，味甘。

【功能】补脾益胃，益肺生津，固肾益精。主治脾虚泄泻、久利、肺虚咳喘、肾虚遗尿、小便频数、遗精、带下、消渴等。

【成分】主要含薯蓣皂苷元、胆碱、自由氨基酸、维生素 C、多酚氧化酶等。

【适用人群】本品对肠道运动具有双向调节作用，帮助消化。对免疫功能和体液免疫有较强的促进作用。此外还有降血糖、抗氧化等作用。临床上还用于治疗消化不良、小儿秋季腹泻、溃疡性口腔炎、湿疹、糖尿病等疾病。

【注意事项】有实邪积滞者忌服。

【用法用量】煎服，一次常用量 15～30 克。

【应用】在药膳、保健食品制作时，可选用煮、炖、蒸、炒、炸等烹制方法。

七、大枣

大枣别名红枣，为鼠李科植物枣的成熟果实。主产于河北、河南、山东等地。通常在秋季果实成熟时采收，晒干。

【性味】其性温，味甘。

【功能】补脾和胃，益气生津，养血安神，缓和药性。主治脾胃虚弱之食少、便溏、心悸怔忡、虚烦失眠等。

【成分】含蛋白质、糖类、有机酸、黏液质、维生素类、微量元素等。

【适用人群】本品具有增加胃肠黏液、保护肝脏、增加体重的作用。可抑制癌细胞增殖、抗突变，并具有镇静、催眠、镇痛、镇咳、祛痰等作用。临床上还用于治疗再生障碍性贫血、白细胞减少症、过敏性紫癜、慢性萎缩性胃炎、小儿哮喘等疾病。

【注意事项】湿盛、积滞、齿病、虫积、痰浊者慎服。

【用法用量】煎服，一次常用量 6～15 克。

【应用】在药膳、保健食品制作时，可选用煮、炖、蒸、焖、熬、烧、卤等烹制方法。

八、黑枣

黑枣，为鼠李科植物枣的成熟果实。主产于河北、河南、山东等地。通常在秋季果实成熟时采收，用开水稍烫，置特别熏房内熏制，即成。

【性味】其性温，味甘。

【功能】补脾和胃，益气生津，养血安神。主治脾胃虚弱之食少、便溏、心悸怔忡、虚烦失眠等。

【成分】含蛋白质、糖类、有机酸、黏液质、维生素类、微量元素等。

【适用人群】基本上同大枣。

【注意事项】湿盛、积滞、齿病、虫积、痰浊者慎服。

【用法用量】煎服，一次常用量 9～15 克。

【应用】黑枣果实较大，皮薄肉厚，黏液多，其温性较红枣为少。在药膳、保健食品制作时，可选用煮、炖、蒸、焖、烧、卤等烹制方法。

九、五味子

五味子别名五梅子，为木兰科植物五味子或华中五味子的成熟种子。主产于东北、四川、湖北、陕西等地。通常在秋季成熟时采收，晒干。

【性味】其性温，味甘、酸。

【功能】滋阴敛肺，生津固涩，宁心。主治久咳虚喘、自汗、盗汗、遗精、滑精、久泻不止、津伤口渴、心悸失眠多梦等。

【成分】主要含挥发油（柠檬醛、枸橼醛等）、有机酸（柠檬酸、苹果酸、酒石酸等）、五味子素、树脂等。

【适用人群】现代研究证实，本品对中枢神经系统、呼吸系统有兴奋作用，具有镇咳祛痰、利胆、保肝、降压、抗氧化、抗衰老、抗菌、提高免疫功能等作用。临床上主要用于治疗哮喘、肝炎、冠心病、神经官能症等疾病。

【注意事项】外有表邪，内有实热，或咳嗽初起，麻疹初起者忌服。

【用法用量】煎服，3～6克。

【应用】在药膳、保健食品制作时，可选用煮、炖、蒸、炒、烧等烹饪技法与酒浸。

十、绞股蓝

绞股蓝别名七叶胆、小苦药，为葫芦科植物绞股蓝的根茎或全草。主产于广西、云南、四川等地。通常在秋季采收，晒干。

【性味】其性寒，味甘、苦。

【功能】健脾益气，化痰止咳，清热解毒。主治脾虚乏力、纳食不佳、口渴咽干、燥热咳嗽等。

【成分】含绞股蓝皂苷、黄酮类、氨基酸、微量元素、糖类等。

【适用人群】现代研究证实，本品具有抗衰老、抗疲劳、降低胆固醇、降血糖、提高免疫功能、保护心肌、保肝、抗癌、镇静、镇痛等作用。临床上主要用于治疗高脂血症、慢性萎缩性胃炎、慢性支气管炎、各种癌症、偏头痛等疾病。

【用法用量】煎服，10～15克。或泡茶。

【应用】绞股蓝是20世纪80年代研究开发的一种天然药物，内含多种人参皂苷，含量是人参的3倍，还有人体必需的氨基酸与微量元素，具有降血脂、降血压、抗衰老、抗疲劳、抗癌、增强免疫功能等作用，是治疗动脉硬化、心脑血管疾病的药物。在食用方面，如绞股蓝茶、保健饮料已出现在市场上，尚待大力开发。在药膳、保健食品制作时，可选用炖、炒、烧、蒸等烹饪技法。

十一、红景天

红景天别名高山红景天，为景天科植物红景天或大花红景天的根茎。主产于西藏、四川、吉林等地。通常在 7～9 月采挖，晒干。

【性味】其性寒，味甘。

【功能】健脾益气，清肺止咳，活血化瘀。主治脾虚、倦怠乏力、失眠健忘、咳嗽痰黏、咯血等。

【成分】含红景天苷、红景天苷元、黄酮类化合物、氨基酸、微量元素等。

【适用人群】现代研究证实，本品具有抗疲劳、抗缺氧、抗寒、抗辐射、提高大脑工作效率等作用。临床上主要治疗糖尿病、肺炎、运动性疲劳恢复等疾病。

【用法用量】煎服，3～10 克。

【应用】对红景天的认识较其他中药为晚，在药用方面较多，在食用方面应用很少，尚待开发。

十二、刺五加

刺五加别名刺木棒，为五加科植物刺五加的根及根茎。主产于东北、河北、山西等地。通常在春秋两季采挖，晒干。

【性味】其性温，味甘、微苦。

【功能】健脾益气，补肾安神，化痰平喘。主治体倦乏力、食欲不振、久咳虚喘、腰膝酸痛、失眠健忘等。

【成分】含刺五加苷、挥发油等。

【适用人群】现代研究证实，本品具有明显的抗衰老、抗辐射、抗应激、解毒、抗氧化等作用，并有抗癌、增强免疫、改善心血管系统功能。临床上主要治疗冠心病、糖尿病、高脂血症、神经衰弱、脑梗死、急性高原反应等疾病。

【注意事项】阴虚内热者慎服。

【用法用量】煎服，9～20 克；入片剂、口服液、注射液使用。

【应用】刺五加善补肾强腰，是治肾虚体弱之要药。在药膳、保健食品制作时，可选用煮、炖、蒸、烧等烹饪技法与酒浸。

十三、牛蒡根

牛蒡根别名鼠黏根、牛菜，为菊科植物牛蒡的根。通常在 10 月采挖，晒干或鲜用。

【性味】其性寒，味苦。

【功能】祛风热，消肿毒。主治风热感冒、风毒面肿、咽喉肿痛、咳嗽、消渴、痈疮疔疥等。

【成分】含蛋白质、糖分、无机盐、淀粉、多酚物质、牛蒡酸等。

【适用人群】临床上主要用于治疗风热感冒、头痛、咳嗽、咽喉肿痛、口腔溃疡、痔疮、痈疖恶疮等疾病。

【用法用量】煎服，6～9克。鲜品，10～30克。

【应用】牛蒡根不仅入药，现已栽培，也是一种蔬菜。在药膳、保健食品制作时，可选用炒、烧、炖、煮、蒸等烹饪技法。

十四、甘草

甘草别名蜜甘、粉草、甜草、甜根子，为豆科植物甘草、胀果甘草或光果甘草的根及根茎。主产于内蒙古、甘肃、陕西、新疆等地。通常在秋季采挖，洗净，晒干。

【性味】其性平，味甘。

【功能】补脾益气，和中缓急，止痛，润肺，解毒，调和诸药。主治脾胃虚弱、食少、腹痛、便溏、肺痰咳喘、心悸气短、四肢拘急疼痛、痈肿疮毒、药食中毒等。

【成分】含甘草酸、黄酮类、多糖类、胶质、生物碱等。

【适用人群】本品具有肾上腺皮质激素样作用，可抗感染、抗变态反应，并有抗心律失常、抗溃疡的作用。此外，具有镇咳、镇痛、解毒、降血脂、保肝的作用。临床上还用于治疗消化性溃疡、急性乳腺炎、慢性咽炎、抑郁症、食物中毒、尿崩症、皮肤病、手足癣等疾病。

【注意事项】大剂量久服可导致水钠潴留，引起浮肿；不宜与大戟、芫花、甘遂、海藻同用；实证中满腹胀、水肿者忌服。

【用法用量】煎服，一次常用量1.5～10克。

【应用】甘草药用很广，用量很大，成为紧俏的药材，而且也是食品工业的原料。在药膳、保健食品制作时，可选用煮、炖、熬、蒸、炒等烹制方法。

十五、灵芝

灵芝为多孔菌科真菌赤芝或紫芝的干燥子实体。主产于华东、西南及吉林、河北、山西、江西、两广等地。除野生外，现多为人工培育品种，全年可采收，除去杂质，剪除附有朽木、泥沙或培养基的下端菌柄，阴干或烘干。

【性味】其性平，味甘。

【功能】益气血，安心肺，健脾胃。主治心神不宁、失眠、惊悸多梦、健忘、体倦神疲、食少或久咳、痰多气喘或虚劳短气、冠心病、矽肺、肿瘤等。

【成分】本品含多糖、核苷类、呋喃类、菌醇类、生物碱、三萜类、油脂类、多种氨基酸、酶类、多种微量元素等。

【适用人群】现代研究证实，灵芝多糖具有免疫调节、降血糖、降血脂、抗氧化、抗衰老及抗肿瘤作用。灵芝多种制剂分别具有镇静、抗惊厥、强心、抗心律失常、降压、镇咳平喘、抗凝血及抗过敏等作用。

【注意事项】实证者慎服。

【用法用量】煎服 1～15 克；研末 2～6 克。

【应用】在药膳、保健食品的制作过程中，可选用煮、炖、酒浸等烹制方法。

第二节　养血类

一、当归

当归别名干归，为伞形科植物当归的根。主产于甘肃、陕西、云南、四川等地。通常在秋末采挖，微火熏干。

【性味】其性温，味甘、辛。

【功能】补血活血，调经止痛，润肠通便。主治血虚萎黄、心悸失眠、月经不调、经闭、痛经、腹痛、崩漏、跌打损伤、痈疽疮疡、肠燥便秘等。

【成分】含挥发油、多量蔗糖、有机酸、氨基酸、维生素 B_{12} 等。

【适用人群】现代研究证实，本品能兴奋子宫，扩张冠状动脉，保护心肌，具有抗心律失常、抗血栓、降血压、提高机体防御能力等作用。临床上主要治疗月经不调、痛经、缺血性中风、血栓闭塞性脉管炎、高血压病、慢性气管炎等疾病。

【注意事项】湿盛中满、大便泄泻者忌服。

【用法用量】煎服，5～15 克。

【应用】当归为妇科调经理血之专药。在药膳、保健食品制作时，可选用炒、煨、烧、蒸、煮、炖等烹饪技法及酒浸。

二、熟地黄

熟地黄别名熟地，为玄参科植物地黄的块根。将生地黄佐以辅料经反复蒸晒，至内外色黑油润即成。

【性味】其性微温，味甘。

【功能】补血滋阴，填精益髓。主治血虚萎黄、眩晕心悸、失眠、月经不调、崩漏下血、腰膝酸软、遗精盗汗、耳鸣耳聋、消渴等。

【成分】含地黄素 A、地黄素 B、焦地黄素、焦地黄内酯、甘露醇、梓醇等。

【适用人群】现代研究证实，本品能促进肾上腺皮质激素合成，具有降血压、降血脂、抗癌等作用。临床上主要用于治疗高血压病、男性不育症、更年期综合征等疾病。

【注意事项】气滞痰多、脘腹胀满、食少便溏者忌服。

【用法用量】煎服，10～30 克。浸酒，适量。

【应用】熟地黄是补血滋阴、益肾填精之药，在药膳中广为使用，可选用炒、煮、炖、蒸、烧、焖等烹饪技法与酒浸。

三、阿胶

阿胶别名驴皮胶，为马科动物驴的皮，去毛后熬制而成的胶块。主产于山东、浙江、江苏等地，以山东东阿县生产者质佳。任何时间将驴皮剥离，置水中漂泡，再熬制成胶块，用时烊化。

【性味】其性平，味甘。

【功能】滋阴补血，润肺止血。主治血虚、肺阴虚燥咳、吐血、鼻出血、便血、咯血、崩漏下血、热病伤阴之心烦失眠、阴虚风动等。

【成分】多由骨胶原及其部分水解产物组成。基本上是蛋白质水解后产生多种氨基酸等。

【适用人群】本品具有明显的补血作用，疗效优于铁剂；可增加血钙浓度，改变慢性肾炎引起的负氮平衡而成正氮平衡。临床上还用于治疗失血性贫血、因化疗放疗引起的白细胞减少症、因膀胱癌而引起的恶性尿血等疾病。

【注意事项】本品黏腻，有碍消化，脾胃虚弱者慎服。

【用法用量】黄酒或开水烊化，一次常用量 5～15 克。

【应用】在药膳、保健食品制作时，可选用煮、炖等烹制方法。

四、生何首乌

生何首乌别名首乌、地精，为蓼科植物何首乌的块根，全国大部分地区均产。通常在春秋两季采挖，晒干或烘干。

【性味】其性微温，味苦、甘、涩。

【功能】补肝肾，益精血，解毒截疟。主治精血亏虚、头晕眼花、须发早白、腰膝酸软、痈疮、瘰病、久疟、肠燥便秘等。

【成分】含蒽醌类（大黄酚、大黄素、大黄酸、大黄酚蒽酮等）、淀粉、脂肪、卵磷脂等。

【适用人群】现代研究证实，本品能显著增加肝、脑中蛋白质含量，提高机体免疫功能，并有降血脂作用。临床上主要治疗高脂血症、百日咳、疟疾、疖肿等疾病。

【注意事项】大便溏泻及有湿痰者忌服。

【用法用量】煎服，10～15克。

【应用】在药膳、保健食品制作时，可选用煮、炖、蒸等烹饪技法及酒浸。

五、桑椹

桑椹别名桑实、桑枣、桑果，为桑科植物桑的果穗。主产于江苏、浙江、湖南、四川等地。通常在4～6月果实呈紫红色时采收，晒干或鲜用。

【性味】其性寒，味甘、酸。

【功能】滋补肝肾，生津润燥。主治肝肾阴虚、津伤口渴、消渴、肠燥便秘等。

【成分】含糖、苹果酸、B族维生素、维生素C、胡萝卜素等。

【适用人群】本品具有促进细胞免疫和体液免疫功能的作用。临床上还用于治疗便秘，体质虚弱者可使用。

【注意事项】脾胃虚寒泄泻者慎服。

【用法用量】煎服，一次常用量9～15克；熬膏，可大剂量30～50克。

【应用】在药膳、保健食品制作时，可选用炒、煮、炖、蒸等烹制方法。

六、龙眼肉

龙眼肉别名桂圆，为无患子科植物龙眼的假种皮。主产于两广、福建、中国台湾等地。通常在夏秋季果实成熟时采摘，烘干或晒干。

【性味】其性温，味甘。

【功能】补益心脾，养血安神。主治虚劳体弱、失眠、健忘、惊悸、怔忡等。

【成分】含可溶性物质、葡萄糖、蔗糖、蛋白质、脂肪、维生素B_1、维生素B_2、维生素C等。

【适用人群】本品可促进生长，增强体质，对小芽孢癣菌有抑制作用。临床上还用于治疗冠心病、心绞痛、年老体弱、产后、大病后康复等。

【注意事项】内有痰火及湿盛中满者忌服。

【用法用量】煎服，一次常用量10～25克。

【应用】在药膳、保健食品制作时，可选用煮、炖、蒸、烧、炒、炸等烹制方法。

七、枸杞子

枸杞子别名枸杞果、枸杞，为茄科植物宁夏枸杞的成熟果实。主产于宁夏、甘肃等地。通常在夏秋季果实成熟呈橙红色时采收，先晾后晒。

【性味】其性平，味甘。

【功能】滋阴补肾，补肝明目，益精。主治肝肾阴虚、精血不足之视力减退、头晕目眩、腰膝酸软、遗精、消渴、失眠等。

【成分】含甜菜碱、硫胺素（又称维生素 B_1，下同）、核黄素（又称维生素 B_2，下同）、抗坏血酸（又称维生素 C，下同）、胡萝卜素、β– 谷甾醇等。

【适用人群】本品具有抗脂肪肝、降血糖、降血压、抗衰老、抗肿瘤等作用，同时具有免疫调节功能，对造血功能亦有促进作用。临床上还用于治疗慢性萎缩性胃炎、高脂血症、慢性肝炎、肥胖病等疾病。

【注意事项】外邪实热、脾虚有湿及便溏者忌服。

【用法用量】煎服，一次常用量 6 ~ 12 克。

【应用】枸杞子为肝肾亏虚之要药，可久服。在药膳、保健食品制作时，可选用炒、煮、炖、蒸、烧、焖、煨、卤等烹制方法。

第三节　养阴类

一、西洋参

西洋参为五加科植物西洋参的根，主产于美国、加拿大，我国北京、吉林、辽宁、西安、江西等地栽培。近年产量、质量均有大幅度增长，行销全国。每年 9 月份采挖生长 3 ~ 6 年的根，切片生用。

【性味】其性凉，味甘、微苦。

【功能】补气养阴，清火生津。主治气虚阴亏火旺、咳喘痰血、虚热烦倦、内热消渴、口燥咽干。

【成分】本品含多种人参皂苷、多种挥发性成分、树脂、糖类及氨基酸、无机盐等。

【适用人群】现代研究证实，本品具有抗休克、镇静作用，还有抗缺氧、抗心肌缺血、增加心肌收缩力、抗疲劳、抗惊厥、降血糖、止血等作用。临床上适用于热病或大汗、大泻、大失血、耗伤元气及阴津所致神疲乏力、气短息促、自汗热黏、心烦口渴、尿短赤涩、便秘等。

【注意事项】本品不宜与藜芦同用。

【用法用量】另煎兑服，一次常用量 3 ~ 6 克。

【应用】在药膳、保健食品的制作过程中，可选用煮、炖、蒸等烹制方法。

二、沙棘

沙棘别名醋柳果、酸刺果，为胡颓子科植物沙棘的成熟果实。主产于华北、西北、西南等地。通常在秋冬两季果实成熟时或天冷冻硬时采收，晒干或鲜用。

【性味】其性温，味甘、酸、涩。

【功能】补脾消食，止咳化痰，活血祛瘀。主治脾虚食少、纳差、咳嗽痰多、胸痹心痛、跌打损伤、月经不调等。

【成分】果实中含多种维生素及叶酸、黄酮类；干种子含油，主要为饱和脂肪酸、油酸，并含有维生素 E 等。

【适用人群】本品能改善心肌功能，具有抗疲劳、降血脂、抗辐射、抗溃疡、保肝及增强免疫等功能。临床上还用于治疗支气管炎、肠炎、痢疾、跌打损伤等疾病，预防和治疗铅、苯中毒。

【注意事项】本品应用时基本上无禁忌。

【用法用量】煎服，一次常用量 3～9 克。

【应用】沙棘可鲜干两用。在药膳、保健食品制作时，可选用炖、煮、蒸、烧、炸等烹制方法。

三、玉竹

玉竹别名葳蕤、玉术，为百合科植物玉竹的根茎。主产于河南、江苏、湖南、广东、浙江等地。通常在春秋两季采挖，洗净，晒干。

【性味】其性微寒，味甘。

【功能】养阴润燥，生津止渴。主治热病伤阴、阴虚肺燥之咳嗽烦渴、虚劳发热、消谷易饥、口舌干燥等。

【成分】含铃兰苦苷、铃兰苷、维生素 A 等。

【适用人群】本品具有降血压、降血糖、降血脂作用，并有一定的强心、抗氧化、抗衰老作用。此外尚可抑制结核杆菌生长。临床上还用于治疗心力衰竭、高脂血症、高血压病、萎缩性胃炎等疾病。

【注意事项】胃有痰湿、气滞者忌服。

【用法用量】煎服，一次常用量 6～12 克。

【应用】在药膳、保健食品制作时，可选用煮、炖、蒸、焖、炒、烧、炸等烹制方法。

四、枳椇子

枳椇子别名树蜜、鸡爪果，为鼠李科植物北枳椇带有肉质果实的种子。主产于陕西、广东、湖北、浙江、江苏、福建等地。通常在 10 ~ 11 月果实成熟时采收、晒干，取出种子，晒干。

【性味】其性平，味甘、酸。

【功能】利水消肿，止渴除烦，解酒毒。主治水肿、烦渴、二便不利、醉酒等。

【成分】含黑麦草碱、枳椇苷、葡萄糖、苹果酸钾、硝酸钾等。

【适用人群】本品具有显著的利尿作用，并具有降血压、抗氧化作用。临床上还用于治疗水肿、解酒醉后各种症状等。

【注意事项】脾胃虚寒者忌服。

【用法用量】煎服，一次常用量 10 ~ 15 克。

【应用】在药膳、保健食品制作时，可选用煮、炖等烹制方法。

五、黄精

黄精别名黄鸡菜、鸡头参、山姜，为百合莲科植物，黄精、滇黄精或多花黄精的根茎。主产于河北、内蒙古、陕西、云南、贵州等地。通常在春秋两季采挖，蒸后晒干。

【性味】其性平，味甘。

【功能】健脾益肾，补气养阴，润肺。主治阴虚肺燥、干咳少痰、肺肾阴虚、劳嗽久咳、脾胃气虚、食欲不振、乏力、精亏、内热消渴等。

【成分】含黏液质、淀粉、糖分、多种氨基酸和多种蒽醌类化合物等。

【适用人群】本品具有抗菌、抗真菌、降血压、降血糖作用，并能提高机体免疫功能，具有抗衰老作用。临床上还用于治疗慢性胃炎、冠心病、糖尿病、高脂血症、肺结核等疾病。

【注意事项】中寒泄泻、痰湿痞满气滞者忌服。

【用法用量】煎服，一次常用量 9 ~ 15 克。

【应用】在药膳、保健食品制作时，可选用炒、煮、蒸、烧、炖等烹制方法。

六、槐米

槐米别名槐蕊，为豆科植物槐的干燥花蕾。全国大部分地区均产。通常在夏季花未开放时采收，干燥。

【性味】其性微寒，味苦。

【功能】清热泻火，凉血止血，清肝明目。主治便血、尿血、血淋、吐血、鼻出血、崩漏、目赤头痛、眩晕等。

【成分】含芦丁、三萜皂苷、槐花米甲素、鞣质等。

【适用人群】本品具有抗炎、解痉、抗溃疡等作用；可减少心肌耗氧量，保护心肌；

另外对某些细菌、病毒、真菌有一定的抑制作用。临床上还用于治疗急性乳腺炎、高脂血症、高血压病、毛细血管出血性疾病等。

【注意事项】脾胃虚寒及阴虚发热而无实火者慎服。

【用法用量】煎服，一次常用量 6～15 克。

【应用】在药膳、保健食品制作时，可选用煮法。

七、蜂胶

蜂胶为蜜蜂科昆虫中华蜜蜂所分泌的黄褐色或黑褐色的黏性物质，全国各地均产。刮取后紧捏成球形，包一层蜡纸，放入塑料袋中，置凉爽处。

【性味】其性温，味辛。

【功能】杀菌，生肌，软化角质。

【成分】含树脂、蜂蜡、芳香挥发油、黄酮类化合物、维生素、微量元素、树胶等。

【适用人群】临床上主要用于治疗鸡眼、寻常疣、足癣、甲癣、皮肤溃疡、皲裂等疾病。

【用法用量】口服时，多配以主食（面食）。外用，适量。

【应用】蜂胶含黄酮类物质、多种氨基酸、脂肪酸、酶类、维生素及多种微量元素，药用价值很高。在食用方面仅为口服。

八、黑芝麻

黑芝麻别名黑脂麻、胡麻，为胡麻科植物芝麻的成熟种子。主产于河南、山东、山西、四川、安徽、河北等地。通常在秋季果实成熟时采收种子，晒干。

【性味】其性平，味甘。

【功能】补肝肾，润肠燥。主治精血亏虚、头晕眼花、须发早白、肠燥便秘等。

【成分】含脂肪油、植物甾醇、维生素 E、卵磷脂、钙等。

【适用人群】本品可防止动脉硬化、降低血糖，具有抗衰老作用，还能润肠通便。临床上用于治疗便秘。

【注意事项】脾虚便溏者勿服。

【用法用量】煎服，一次常用量 9～15 克。

【应用】在药膳、保健食品制作时，可选用炒、焯、炖、烧、蒸、煮等烹制方法。

九、石斛

石斛别名金钗石斛，为兰科植物金钗石斛或其多种同属植物的茎。主产于四川、贵州、云南、广西等地。全年均可采收，以秋季为佳，烘干或晒干。

【性味】其性微寒，味甘、淡。

【功能】益胃生津，清热养阴。主治热病伤津、烦渴、胃脘痛、口舌生疮、食少干呕、骨蒸虚热、目暗不明等。

【成分】含石斛碱、石斛次碱、石斛素、石斛醚碱、黏液质、淀粉等。

【适用人群】现代研究证实，本品能促进消化功能，具有解热镇痛、提高免疫功能等作用。临床上主要治疗慢性咽炎、血栓闭塞性脉管炎、关节炎、白内障等疾病。

【注意事项】脾胃虚寒、温病初起津液未伤者忌服。

【用法用量】煎服，6～12 克。鲜品 15～30 克。

【应用】在药膳、保健食品制作时，可选用煮、炖、炒等烹饪技法与酒浸。

十、墨旱莲

墨旱莲别名旱莲草、墨汁草，为菊科植物鳢肠的全草。主产于江苏、江西、浙江、湖北等地。通常在夏秋季采割，晒干。

【性味】其性寒，味甘、酸。

【功能】滋补肝肾，凉血止血。主治肝肾阴虚之头晕目眩、失眠多梦、腰膝酸软、遗精耳鸣、吐血、咯血、衄血、便血、尿血、崩漏等。

【成分】含皂苷、烟碱、多种噻吩类化合物、鞣质、鳢肠素、维生素 A 等。

【适用人群】现代研究证实，本品具有抗氧化、增强免疫功能、保肝、镇痛、止血、抗菌等作用。临床上主要用于治疗血小板减少症、白喉、痢疾、肺结核咯血等疾病。

【注意事项】脾胃虚寒者忌服。

【用法用量】煎服，10～30 克。

【应用】在药膳、保健食品制作时，可选用煮、炖、蒸、烧等烹饪技法。

十一、龟甲

龟甲别名龟板，为龟科动物乌龟的腹甲及背甲。主产于浙江、湖北、湖南、安徽等地。全年均可捕捉，剥取甲壳，晒干。

【性味】其性微寒，味甘、咸。

【功能】滋阴潜阳，补肾健骨，补心养血。主治阴虚阳亢之眩晕、骨蒸潮热、盗汗、遗精、虚风内动、筋骨痿软、囟门不合、惊悸失眠、多梦健忘等。

【成分】含骨胶原、氨基酸、角蛋白、脂肪、钙盐及微量元素等。

【适用人群】现代研究证实，本品能增强免疫功能，有解热、镇静、补血、抗凝血等作用。临床上主要治疗慢性肾炎蛋白尿、小儿消化不良、皮肤瘙痒症等疾病。

【注意事项】胃有寒湿及孕妇忌服。

【用法用量】煎服，9～24 克，宜先煎。

【应用】龟甲经熬制成龟板胶，其功用与龟甲相同，可同用。在药膳、保健食品制作时，可选用煮、炖、蒸、酒浸等烹饪技法。

十二、山茱萸

山茱萸别名枣皮、山萸肉，为山茱萸科植物山茱萸的成熟果肉。主产于浙江、河南、安徽、陕西等地。通常在 10～11 月果实成熟变红后采摘，取果肉，晒干或烘干。

【性味】其性微温，味酸、涩。

【功能】滋补肝肾，收敛固涩。主治腰膝酸软、头晕耳鸣、阳痿、遗精、滑精、遗尿、尿频、崩漏、月经量多、大汗不止等。

【成分】内含山茱萸苷、莫诺苷、皂苷、鞣质、熊果酸、没食子酸、苹果酸、酒石酸、维生素 A、脂肪油等。

【适用人群】现代研究证实，本品具有抗菌、强心、升压、抗血栓、降血糖、抗氧化、利尿等作用。此外，还能提高机体免疫功能、升高白细胞、抗肝损害等。临床上主要用于治疗糖尿病、内耳眩晕、单纯性口腔溃疡等疾病。

【注意事项】湿热而致小便淋涩者忌服。

【用法用量】煎服，6～9 克。

【应用】在药膳、保健食品制作时，可选用煮、蒸、烧等烹饪技法及酒浸。

十三、怀牛膝

怀牛膝别名牛膝、淮牛膝，为苋科植物怀牛膝的根。主产于河南、山东等地。通常在冬季采挖，晒干。

【性味】其性平，味甘、苦、酸。

【功能】补肝肾，强筋骨，散瘀血。主治腰膝酸软、骨痛、四肢痿软、经闭、痛经、经行腹痛、跌打损伤、痈肿等。

【成分】含三萜、蜕皮甾酮、牛膝甾酮、氨基酸等。

【适用人群】现代研究证实，本品具有抗生育、抗早孕、降压、抗凝、止痛等作用。临床上主要治疗功能性子宫出血、乳糜尿、急性鼻出血等疾病。

【注意事项】孕妇及月经过多者忌服。中气下陷、脾虚泄泻、多梦遗精者慎服。

【用法用量】煎服或浸酒，9～15 克。

【应用】在药膳、保健食品的制作时，可选用煮、烧、炖等烹饪技法。

十四、制何首乌

制何首乌为蓼科植物何首乌的块根经炮制而成。将生何首乌以黑豆煮汁伴蒸，晒后变黑色即成。

【性味】其性微温，味苦、甘、涩。

【功能】补肝肾，益精血。主治精血亏虚、头晕眼花、须发早白、腰膝酸软等。

【成分】同生何首乌。

【适用人群】现代研究证实，本品有增强免疫功能、降血脂、抗衰老等作用。临床上主要治疗高脂血症、高血压病、头发早白等疾病。

【注意事项】大便溏泻及湿痰重者忌服。

【用法用量】煎服，10～20 克。

【应用】在药膳、保健食品制作时，可选用炒、烧、煮、炖、蒸等烹饪技法。

十五、天门冬

天门冬别名天冬，为百合科植物天冬的块根。主产于贵州、四川、广西等地。通常在秋冬二季采挖，洗净，蒸或煮去外皮，干燥。

【性味】其性寒，味甘、苦。

【功能】滋阴润燥，清肺生津。主治干咳少痰、咯血、音哑、眩晕耳鸣、腰膝酸软、口渴、便秘等。

【成分】含天门冬素、黏液质、β–谷甾醇、甾体皂苷、氨基酸等。

【适用人群】现代研究证实，本品具有平喘镇咳祛痰、抗菌、降血压、强心、提高免疫功能等作用。临床上主要用于治疗乳腺增生、功能性子宫出血、心律失常、病毒性肝炎等疾病。

【注意事项】脾虚泄泻、痰湿内盛者忌服。

【用法用量】煎服，6～12 克。

【应用】在药膳、保健食品制作时，可选用炒、炖、烩、蒸等烹饪技法。

十六、麦门冬

麦门冬别名麦冬，为百合科植物麦冬的块根。主产于四川、浙江、江苏、云南等地。通常在夏季采收，反复暴晒，堆置七八成干，干燥。

【性味】其性寒，味甘、微苦。

【功能】养阴润肺，清心除烦，益胃生津。主治肺燥干咳少痰、咯血、咽痛、虚烦失眠、心悸怔忡、胃脘疼痛、呃逆、大便干结等。

【成分】含麦冬皂苷、β–谷甾醇、豆甾醇、糖类、微量元素、氨基酸、黏液质等。

【适用人群】现代研究证实，本品具有增强机体免疫功能、保护心肌、抗心律失常及镇静、抗菌等作用。临床上主要治疗失眠、肺炎、慢性咽炎、心律失常等疾病。

【注意事项】脾胃虚寒泄泻、外感风寒咳嗽及胃有痰饮湿浊者忌服。

【用法用量】煎服，6～12克。

【应用】在药膳、保健食品制作时，可选用煮、炖、蒸、炒、烧等烹饪技法。

十七、北沙参

北沙参别名海沙参、辽沙参，为伞形科植物三户菜的根。主产于山东、河北、辽宁、江苏等地。通常在夏秋季采挖，沸水烫后去外皮，干燥。

【性味】其性凉，味甘、苦。

【功能】养阴清肺，益胃生津。主治肺燥干咳少痰、咯血、音哑、口干、干呕、胃胀、饥不欲食等。

【成分】含生物碱、淀粉、挥发油、香豆精类、豆甾醇等。

【适用人群】现代研究证实，本品具有降低体温、镇痛、加强心脏收缩、升压、提高免疫功能等作用。临床上主要用于治疗小儿迁延性肺炎、慢性支气管炎、胃炎、头痛等疾病。

【注意事项】风寒咳嗽、肺胃虚寒者慎服。不宜与藜芦同用。

【用法用量】煎服，6～15克。

【应用】在药膳、保健食品制作时，可选用炖、烧、蒸等烹饪技法。

十八、玄参

玄参别名元参，为玄参科植物玄参的根。主产于浙江、四川、湖北等地。通常在立冬前后采挖，晒干。

【性味】其性微寒，味甘、苦、咸。

【功能】凉血滋阴，清热解毒。主治热病烦渴、骨蒸潮热、咳嗽、津伤便秘、目赤肿痛、咽痛、白喉、瘰病、痈肿疮毒等。

【成分】含生物碱、糖类、甾醇、氨基酸、脂肪酸、挥发油，以及环烯醚萜类化合物等。

【适用人群】现代研究证实，本品具有降血压、保护心脏、抗菌、抗感染、镇痛、抗惊厥作用。临床上主要用于治疗慢性咽炎、习惯性便秘、小儿高热、慢性前列腺炎、乳腺增生等疾病。

【注意事项】脾胃虚寒、便溏者忌服。

【用法用量】煎服，9 ~ 15 克。

【应用】在药膳、保健食品制作中，可选用炖、煮、蒸等烹饪技法。

十九、女贞子

女贞子别名女贞实，为木犀科植物女贞的成熟果实。主产于浙江、江苏、湖南、福建等地。通常在秋季果实成熟时采收，晒干。

【性味】其性凉，味甘、苦。

【功能】补肝肾，强腰膝，乌须发，明目。主治肝肾阴虚之眩晕耳鸣、失眠多梦、目暗不明、须发早白、腰膝酸软等。

【成分】内含齐墩果酸、乙酰齐墩果酸、熊果酸、甘露醇、硬脂酸、油酸、棕榈酸等。

【适用人群】现代研究证实，本品具有强心利尿、抗衰老、降血脂、降血压、止咳等作用，并能提高人体免疫功能，升高白细胞。临床上主要用于治疗冠心病、高脂血症、慢性萎缩性胃炎、慢性支气管炎等疾病。

【注意事项】脾胃虚寒泄泻及阳虚者忌服。

【用法用量】煎服，9 ~ 15 克。

【应用】在药膳、保健食品制作时，可选用煮、炖、蒸等烹饪技法及酒浸。

二十、人参果

人参果别名蕨麻，为蔷薇科植物鹅绒委陵菜的块根。主要分布于甘肃、青海、西藏等地。通常在 6 ~ 9 月采挖，洗净，晒干，存放时置阴凉干燥处。

【性味】其性平，味甘、微苦。

【功能】健脾益胃，益气补血，生津止渴。主治脾虚腹泻、病后贫血、营养不良性水肿等疾病。

【成分】本品含糖类、蛋白质、鞣质、委陵菜苷、脂质（花生酸、豆蔻酸、油酸、亚麻酸）等。

【适用人群】现代研究证实，本品对平滑肌具有收缩和松弛的双相作用，并含有强心成分。临床上常用于治疗贫血、慢性胃肠炎、月经不调等疾病。

【注意事项】本品性质平和，应用时无禁忌。

【用法用量】煎服，15 ~ 30 克。

【应用】人参果为鹅绒委陵菜之根部入药。其主要成分为糖类与膳食纤维。在药膳、保健食品中制作时，可选用煮、炖、蒸、烙、烧、炸等烹饪技法。

二十一、生地黄

生地黄别名生地，为玄参科植物地黄的新鲜或干燥块根。主产于河南、河北、陕西、山西等地。通常在秋季采挖，鲜用或晒干。

【性味】其性寒，味甘、苦。

【功能】清热凉血，滋阴生津。主治温病壮热烦渴、血热吐衄、尿血、便血、阴虚内热、骨蒸劳热、烦渴多饮、肠燥便秘等。

【成分】含地黄素、生物碱、β–谷甾醇、甘露醇、桃叶珊瑚苷、梓醇、地黄苷、脂肪酸、葡萄糖、多种氨基酸等。

【适用人群】现代研究证实，本品有降血压、镇静、抗感染、抗过敏、强心、利尿作用，还可缩短凝血时间，提高机体免疫功能。临床上主要治疗原发性血小板减少性紫癜、功能性子宫出血、病毒性心肌炎等疾病。

【注意事项】脾虚泄泻、胃寒便溏者忌服。

【用法用量】煎服，9～15 克。鲜用 10～30 克。

【应用】在药膳、保健食品制作时，可选用煮、炖、烧等烹饪技法。

第四节　温阳类

一、鹿茸

鹿茸为鹿科动物马鹿或梅花鹿尚未骨化的幼角。通常在春秋两季雄鹿长出新角尚未骨化时，用锯锯下或用刀砍下幼角，燎去茸毛，阴干。

【性味】其性温，味甘、咸。

【功能】补肾阳，益精血，强筋骨。主治畏寒肢冷、头晕耳鸣、精神疲惫、腰膝酸痛、骨软骨痛、阳痿早泄、宫寒不孕、小便频数、崩漏带下、小儿发育迟缓等。

【成分】主要含激素类（雌二醇、雌酮、睾酮等）、氨基酸、糖类、无机盐、胶质等。

【适用人群】现代研究证实，本品是良好的全身强壮剂，不同剂量对心血管具有不同的调节作用。此外尚有抗氧化、抗疲劳、抗应激及类性激素作用。临床上主要用于治疗阳痿、运动性疲劳、血液病等疾病。

【注意事项】阴虚阳亢者忌服，量不宜过大。

【用法用量】研末吞服，常用量 0.5～1 克。

【应用】在药膳、保健食品的制作时，可选用炒、扒、炝、烧、蒸等烹饪技法及酒浸。

二、鹿胎

鹿胎，为鹿科动物马鹿的胎体及胎盘。主产于黑龙江、吉林、河北、青海等地。通常将妊娠母鹿剖腹，取出胎体及胎盘，阴干。

【性味】其性温，味甘、咸。

【功能】益肾壮阳，补虚生精。主治虚损劳伤、精血不足、崩漏带下等。

【成分】含多种氨基酸、无机盐、多种维生素、激素类及酶等物质。

【适用人群】临床上主要用于治疗小儿遗尿、更年期综合征、年老体虚等。

【注意事项】有痰热、胃火者忌服。

【用法用量】研末入丸，内服 6～15 克；鲜胎煎熬成膏。

【应用】由于鹿胎是将妊娠母鹿剖腹取出胎体，故药源稀少，且经济价值较高，药用方面是鹿胎膏的主要原料。在药膳使用甚少，只有将鹿胎预先加工后，才可制膳，仅用蒸、炖、炒等烹饪技法。

三、鹿鞭

为鹿科动物梅花鹿和马鹿的雄性外生殖器。主产于东北、西北、西南等地。

【性味】其性温，味甘、咸。

【功能】补肾，壮阳，益精，填髓。主治肾阳虚衰所致阳痿、早泄、腰膝酸软、耳鸣、妇女宫冷不孕等。

【成分】本品含有甘氨酸、苏氨酸、天冬氨酸、蛋氨酸等多种氨基酸和硬脂酸、亚油酸等脂肪酸，并含有睾酮、雌二醇、二氢睾酮等激素成分及钾、钠、锌等微量元素。

【适用人群】肾阳虚衰之面色㿠白、形寒肢冷、精神不振、腰膝酸冷、阳痿、妇女宫冷不孕；肾气不固之尿频、滑精、早泄、胎动易流产、乳汁不足等。

【注意事项】阴虚火旺、性功能亢进者忌服。

【用法用量】可制丸、散或酒浸。

【应用】在药膳、保健食品的制作过程中，可选用煮、炖。

四、杜仲

杜仲别名木棉、思仲、丝棉皮，为杜仲科植物杜仲的树皮。主产于四川、云南、贵州、湖北等地。通常在 4～10 月采收，剥下树皮，晒干。

【性味】其性温，味甘、微辛。

【功能】补肝肾，强筋骨，安胎。主治腰膝酸痛、阳痿、小便频数、足膝痿软、胎动不安等。

【成分】含杜仲胶、杜仲素、生物碱、树脂、果胶、脂肪、有机酸、维生素 C 等。

【适用人群】现代研究证实，本品具有催眠、降血压、升高血糖、提高免疫功能及抑制子宫收缩等作用。临床上主要治疗高血压、习惯性流产等疾病。

【注意事项】阴虚内热者慎服。

【用法用量】煎服，10～15 克。

【应用】在药膳、保健食品制作时，可选用煮、炖、蒸、炒、烧、爆等烹饪技法与酒浸。

五、补骨脂

补骨脂别名破故纸，为豆科植物补骨脂的成熟果实。主产于四川、陕西、河南、山西、江西、云南等地。通常在秋季果实成熟时采收，晒干。

【性味】其性温，味辛、苦。

【功能】补肾阳，温脾止泻，平喘。主治肾虚腰膝冷痛、阳痿、遗精、遗尿、尿频、五更泄泻、虚寒喘咳等。

【成分】含挥发油、香豆精类补骨脂素、黄酮类补骨脂酮、有机酸、树脂、脂肪油等。

【适用人群】现代研究证实，本品具有保护心肌、扩张气管、抗衰老的作用。临床上主要治疗外阴白斑、子宫出血、银屑病、白癜风等疾病。

【注意事项】阴虚内热及大便秘结者忌服。大剂量易引起肾脏病变。

【用法用量】煎服，5～10 克。

【应用】在药膳、保健食品制作时，可选用炒、煮、炖、烧等烹饪技法及酒浸。

六、沙苑子

沙苑子别名沙苑蒺藜，为豆科植物扁茎黄芪的成熟种子。主产于陕西、山西、河北、内蒙古等地。通常在秋末冬初果实成熟尚未开裂时采收，打下种子，晒干。

【性味】其性温，味甘。

【功能】补肾养肝，明目，固精。主治腰膝痿软、阳痿遗精、遗尿尿频、白带过多、目暗不明、头昏眼花等。

【成分】含三萜类化合物、甾醇、生物碱、黄酮类、氨基酸、蛋白质、鞣质等。

【适用人群】现代研究证实，本品具有抗疲劳、降血压、降血脂作用。临床上主要治疗小儿遗尿、遗精、白带、尿血等。

【注意事项】阴虚内热及小便不利者忌服。

【用法用量】煎服，9～15 克。

【应用】在药膳、保健食品制作时，可选用炖、煮、蒸、炒等烹饪技法与酒浸。

七、淫羊藿

淫羊藿别名仙灵脾，为小檗科植物淫羊藿、箭叶淫羊藿或柔毛淫羊藿的全草。主产于陕西、山西、辽宁、湖北等地。通常在夏季枝叶茂盛时采割，晒干。

【性味】其性温，味辛、甘。

【功能】补肾壮阳，祛风除湿。主治肾阳虚衰、阳痿尿频、遗精、腰膝酸软无力、风寒湿痹、筋骨不利、肢体麻木等。

【成分】含挥发油、脂肪油、鞣质、淫羊藿苷、植物甾醇等。

【适用人群】现代研究证实，本品能促进内分泌系统的分泌功能，具有催淫、强壮、镇咳、祛痰平喘作用。临床上主要用于治疗阳痿、神经衰弱、慢性气管炎、糖尿病等疾病。

【注意事项】阴虚内热者忌服。

【用法用量】煎服，3～9 克。

【应用】淫羊藿是叶入药，应除枝梗与杂质，洗净后作为食用。在药膳、保健食品制作时，可选用炒、煮、炖、蒸等烹饪技法与酒浸。

八、菟丝子

菟丝子别名龙须子、菟丝实，为旋花科植物菟丝子的成熟种子。我国大部分地区均产。通常在秋季果实成熟时采收，打下种子晒干。

【性味】其性平，味辛、甘。

【功能】补肝肾，益精髓，明目止泻，安胎。主治肾虚腰痛、阳痿遗精、尿频、宫寒不孕、目暗不明、便溏泄泻、胎动不安等。

【成分】含树脂苷、黄酮类、胡萝卜素等。

【适用人群】现代研究证实，本品具有强心、降血压、增强性欲等作用。临床上主要用于治疗男性不育症、不孕症、白癜风等疾病。

【注意事项】阴虚内热、阳强不痿、大便燥结者及孕妇忌服。

【用法用量】煎服，10～15 克。

【应用】菟丝子为种子，其子粒很小，用时应以水漂质去浮沫，取沉者为佳。在药膳、保健食品制作时，可选用炒、煨、烧、炸、炖、蒸等烹饪技法与酒浸。

九、韭菜子

韭菜子别名韭子、韭菜仁，为百合科植物韭菜的成熟种子。全国各地均产。通常在秋季采收，晒干，搓出种子。

【性味】其性温，味辛、甘。

【功能】补肝肾，强腰膝，壮阳固精。主治阳痿、遗精、腰膝酸软、屈伸不利、白带、尿频、尿浊等。

【成分】含生物碱、皂苷、硫化物、维生素 C 等。

【适用人群】现代研究证实，本品具有祛痰、抗菌等作用。临床上主要用于治疗肿瘤患者伴发呃逆、阳痿、遗精等。

【注意事项】阴虚内热者忌服。

【用法用量】煎服，3～9 克。

【应用】在药膳、保健食品制作时，可选用炒、烧、煮、炖、蒸等烹饪技法与酒浸。

十、巴戟天

巴戟天别名巴戟、兔子肠，为茜草科植物巴戟天的根。主产于两广、福建、江西等地。通常在冬春季采挖，晒干。

【性味】其性微温，味辛、甘。

【功能】补肾壮阳，强筋骨，祛风湿。主治阳痿不举、少腹冷痛、宫寒不孕、小便频数、腰膝酸软、风湿痹痛等。

【成分】含维生素 C、糖类、黄酮、氨基酸等。

【适用人群】现代研究证实，本品能升高白细胞、红细胞，提高免疫功能，尚有明显的促肾上腺皮质激素样作用。临床上主要用于治疗肾病综合征、特发性水肿等疾病。

【注意事项】阴虚内热及有湿热者忌服。

【用法用量】煎服，5～9 克。

【应用】在药膳、保健食品制作时，可选用炒、烧、炖、煮、蒸等烹饪技法。

十一、蛤蚧

蛤蚧别名蛤蟹、大壁虎，为壁虎科动物蛤蚧除去内脏的干燥体。主产于广西、广东、云南、贵州等地。全年均可捕捉。除去内脏，竹片撑开腹面，微火烘干。入药时应去头（有小毒）、足和鳞片。

【性味】其性平，味咸。

【功能】补肺益肾，平喘止咳。主治肺肾虚喘、久咳不消、肺痿、阳痿等。

【成分】含氨基酸、磷脂、脂肪酸、微量元素等。

【适用人群】现代研究证实，本品具有双向性激素作用，并能增强免疫功能、抗应激等。临床上主要用于治疗老年性喘息性支气管炎、宫颈糜烂等疾病。

【注意事项】外感风寒或实热咳喘者忌服。

【用法用量】煎服，3～6克。研末1～2克，每日3次。

【应用】蛤蚧头尾、四肢完整者佳，缺尾者不宜使用。在药膳、保健食品制作时，可选用煮、炖、蒸、烧等烹饪技法与酒浸。

十二、益智仁

益智仁别名益智子，为姜科植物益智的成熟果实。主产于两广、海南、云南、福建等地。通常在5～6月果实呈褐色时采收，晒干。

【性味】其性温，味辛。

【功能】暖肾温脾，缩尿固精。主治下焦虚寒、小便频数、遗精、遗尿、脾胃虚寒、腹痛、吐泻等。

【成分】含挥发油、多种氨基酸、脂肪酸等。

【适用人群】本品可明显增强心房收缩力，并对腹水型肉瘤细胞的增长有抑制作用。临床上主要治疗寒湿吐泻、遗尿、尿频等疾病。

【注意事项】阴虚血少者忌服。

【用法用量】煎服，一次常用量3～10克。

【应用】在药膳、保健食品制作时，可选用煮、炖等烹制方法。

十三、冬虫夏草

冬虫夏草为麦角菌科植物冬虫夏草菌，寄生在蝙蝠蛾科昆虫幼虫上的子座及幼虫的尸体的复合体。主产于四川、青海、云南、贵州、西藏、甘肃等地。夏至前后在积雪尚未融化时入山采集。挖出后，在虫体潮湿未干时，除去外层泥土及膜皮，晒干；或以黄酒喷使之软，整理平直，微火烘干。生用。

【性味】其性温，味甘。

【功能】保肺气，实腠理，补肾益精。主治肺虚咳喘、劳嗽痰血、自汗、盗汗、肾亏阳痿、遗精、腰膝酸痛。

【成分】本品含有多种氨基酸、糖类、维生素及磷、钠、钾、钙、镁、铝、锰、铁、铜、锌等元素。

【适用人群】现代研究证实，本品有镇静催眠、抗惊厥、降温、增强免疫功能和抗肿瘤等作用。临床治疗肺结核、老年虚喘、慢性肾衰竭、高血压病、肺癌等疾病。

【注意事项】有表邪者慎用。

【用法用量】煎汤 5～10 克，或入丸、散。

【应用】在药膳、保健食品制作过程中，可选用煮、炖、焯、酒浸等烹制方法。

十四、海马

海马为海龙科动物线纹海马、刺海马、大海马、三斑海马、小海马的干燥体。主产于广东沿海、烟台、青岛等地，以及辽宁、福建沿海等地，野生与养殖均有。夏秋季捕捞、洗净、晒干或除去内脏晒干。捣碎或研粉使用。

【性味】其性温，味甘。

【功能】补肾壮阳，调气活血，散结消肿。主治肾虚阳痿、宫冷不孕、遗尿、虚喘、癥瘕积聚、跌打损伤、痈肿疮疖。

【成分】本品含有多种氨基酸、大量的镁、钙，其次为锌、铁、银、锰及少量的钴、镍、镉。

【适用人群】现代研究证实，本品具有性激素作用，可延缓衰老，并有抗血栓形成及抗应激能力。本品适于阳痿不育、宫冷不孕、腰膝酸软、神疲乏力、老人夜尿频多、动则气喘、呼多吸少、肝脾肿大、甲状腺肿及其他有形肿块、跌打内伤瘀肿、产妇体虚或产程过长而致宫缩乏力之难产者。

【注意事项】阴虚阳亢者禁用。

【用法用量】内服煎汤 3～9 克；研末 1～1.5 克；外用适量调敷。

【应用】在药膳、保健食品制作过程中可选用煮、炖、煎、煨及酒浸等烹制方法。

第五节　发散风寒类

一、紫苏

紫苏别名苏叶、苏梗，为唇形科植物紫苏的茎叶。全国各地均产。通常在 9 月上旬花序将长出时采收，阴干。

【性味】其性温，味辛。

【功能】解表散寒，行气宽中，解蟹毒。主治风寒感冒、脾胃气滞之胸脘胀满、恶心呕吐、胎动不安等。

【成分】挥发油含紫苏醛、精氨酸、丁香油酚等成分。

【适用人群】本品有缓和的解热作用，缓解支气管痉挛、抑制细菌，并有使血糖上升等作用。临床上还用于治疗慢性支气管炎、小儿咳喘、功能性消化不良、慢性肾衰竭、发热等疾病。

【注意事项】温病及表虚、气虚者忌服。

【用法用量】煎服，一次常用量 6～9 克。不宜久煎。

【应用】紫苏亦是增香调料之一，可矫鱼蟹之腥味。在药膳、保健食品制作时，多用煮法。

二、生姜

生姜，为姜科植物姜的新鲜根茎。全国各地均产。通常在秋季采挖，除去茎叶、须根，洗净泥土，鲜用。

【性味】其性温，味辛。

【功能】解表散寒，止呕，化痰止咳。主治风寒感冒、胃寒呕吐、咳喘、胀满等。

【成分】含姜醇、姜烯、水芹烯、芳樟醇、龙脑、姜辣素及多种氨基酸等。

【适用人群】本品具有抗溃疡、保肝、利胆、抗感染、解热、镇痛、镇吐作用，可升高血压，对某些细菌、真菌有抑制作用。临床上还用于治疗胃、十二指肠溃疡及急性菌痢、蛔虫病、关节炎、急性睾丸炎等疾病。

【注意事项】热盛及阴虚内热者忌服。

【用法用量】水煎服，一次用量 2～5 克。

【应用】在药膳、保健食品制作时，可选用煮、炖、烧、焖等烹制方法。

三、白芷

白芷别名香白芷、芳香白芷，为伞形科植物白芷或杭白芷的干燥根。主产于河南（习称“禹白芷”）、四川（习称“川白芷”）、浙江（习称“杭白芷”）、云南（习称“滇白芷”）等地。通常在夏秋叶黄时采挖，洗净，晒干。

【性味】其性温，味辛。

【功能】解表散寒，祛风止痛，燥湿止带，通鼻窍，消肿排脓。主治风寒感冒、头痛、牙痛、风湿痹痛、鼻渊、带下、疮痈、皮肤瘙痒等。

【成分】主要含挥发油、白当归脑、白芷毒素、花椒毒素等。

【适用人群】本品对多数杆菌有一定的抑制作用，具有兴奋中枢神经、升高血压的作用，并能解热、抗感染、镇痛、解痉。临床上还用于治疗头痛、牙痛、三叉神经痛、慢性肠炎、带状疱疹、周围性面神经麻痹、白癜风等疾病。

【注意事项】阴虚血热者忌服。

【用法用量】煎服，一次常用量 3～6 克。

【应用】在药膳、保健食品制作时，可选用煮、炖、蒸等烹制方法。

四、香薷

香薷别名香茸、蜂蜜草，为唇形科植物江香薷的带花全草。主产于江西、河南、河北、安徽等地。通常在夏秋季茎叶茂盛、果实成熟时采收，晒干。

【性味】其性微温，味辛。

【功能】发汗解表，温胃和中，利尿。主治风寒感冒兼内有湿浊、水肿、脚气等。

【成分】含挥发油香薷二醇、百里香酚等。尚含有甾醇、酚性物质和黄酮苷等。

【适用人群】本品能发汗解热，促进胃肠蠕动。对多数细菌有较强的抑制作用，还有利尿作用。临床上还用于治疗夏季胃肠型感冒、急性细菌性痢疾等疾病。

【注意事项】宜凉饮；表虚有汗及暑热证者忌服。

【用法用量】煎服，一次常用量 3～10 克。

【应用】香薷为夏季解表之要药。在药膳、保健食品制作时，可选用煎、煮等烹制方法。

第六节　疏散风热类

一、薄荷

薄荷别名南薄荷、升阳菜，为唇形科植物薄荷的全草。全国大部分地区均产。通常在夏秋两季茎叶茂盛或花开至三轮时，采割，晒干。

【性味】其性凉，味辛。

【功能】疏风散热，清利头目，透疹。主治风热感冒、头痛、目赤、咽喉肿痛、麻疹不透、风疹瘙痒等。

【成分】含挥发油、薄荷醇、薄荷酮、树脂、薄荷糖苷等。

【适用人群】本品具有发汗解热、解痉、利胆、祛痰、止咳作用，对多数细菌有抑制作用。此外尚有消炎、止痛、止痒、局麻作用。临床上还用于治疗胃痛、牙痛、急性结膜炎、急性乳腺炎、荨麻疹等疾病。

【注意事项】阴虚阳亢、血燥及体虚多汗者忌服。

【用法用量】煎服，一次常用量 3～6 克。

【应用】薄荷含挥发油，在药膳、保健食品制作时，薄荷不宜长时间煎煮。

二、葛根

葛根别名干葛、粉葛、葛条根，为豆科植物野葛或甘葛藤的干燥根。全国各地均产。通常在春秋两季采挖，晒干或烘干。

【性味】其性凉，味甘、辛。

【功能】升阳解肌退热，透发麻疹，生津止渴，止泻。主治表证发热、头痛项强、口渴烦热、麻疹不透、泄泻、痢疾等。

【成分】含异黄酮成分葛根素、葛根素木糖苷等。

【适用人群】本品可扩张冠状动脉血管和脑血管，降低心肌耗氧量，扩张外周血管，降低血压，并能改善微循环。此外具有明显的解痉、解热、降血糖作用。临床上还用于治疗冠心病、心律失常、神经性耳聋、高血压病、血管神经性头痛等疾病。

【注意事项】胃寒者慎服。夏天表虚汗多者忌服。

【用法用量】煎服，一次常用量 9～15 克。

【应用】在药膳、保健食品制作时，可选用煮、炖、蒸、烧等烹制方法。

三、升麻

升麻别名绿升麻、周升麻、周麻，为毛茛科植物大三叶升麻、兴安升麻或升麻的根茎。主产于东北、河北、陕西、四川、山西等地。通常在秋季采挖，晒干。

【性味】其性凉，味辛、微甘。

【功能】升阳解表，透疹，清热解毒。主治风热感冒、头痛发热、麻疹不透、齿痛、口疮、咽喉肿痛、痈肿疮毒、脏器脱垂、久泻脱肛、崩漏下血等。

【成分】含升麻碱、水杨酸、阿魏酸、升麻素、异阿魏酸、糖类、鞣质、树脂等。

【适用人群】现代研究证实，本品具有解热、抗感染、镇痛、抗惊厥、升高白细胞、抗凝、降血压及抗菌等作用。临床上主要用于治疗化脓性感染、神经性皮炎、系统性红斑狼疮、副鼻窦炎等疾病。

【注意事项】阴虚内热、麻疹已透者忌服。

【用法用量】煎服，3～9 克。

【应用】在药膳、保健食品制作时，可选用煮、炖、蒸等烹饪技法。

四、牛蒡子

牛蒡子别名鼠黏子、大力子、大牛子，为菊科植物牛蒡的成熟果实。主产于东北、河北、浙江、湖北等地。通常在秋季果熟时采收果序，打出果实，晒干。

【性味】其性寒，味辛、苦。

【功能】疏散风热，祛痰利咽，透疹，解毒消肿。主治风热感冒、发热、咽喉肿痛、咳嗽、痰多不爽、麻疹不透、风疹痉痒、痈肿疮毒、丹毒痄腮、喉痹等。

【成分】含牛蒡子苷、脂肪油、牛蒡酚、生物碱、硫胺素等。

【适用人群】现代研究证实，本品具有抗菌、解热、利尿、降血糖、抗肿瘤等作用。临床上主要用于治疗慢性支气管炎发作、百日咳、急性肾小球肾炎、三叉神经痛、淋菌性尿道炎等疾病。

【注意事项】气虚便溏者慎服。

【用法用量】煎服，3～15克。

【应用】在药膳、保健食品制作时，可选用煮、蒸、炖等烹饪技法及酒浸。

五、淡豆豉

淡豆豉别名香豉、淡豉，为豆科植物大豆的成熟种子经发酵的加工品。全国各地均产。晒干。

【性味】其性凉，味苦、辛。

【功能】解表除烦，宣发郁热。主治风热感冒、寒热、头痛、烦躁、胸闷等。

【成分】含大量的蛋白质、脂肪、维生素、矿物质等。

【适用人群】本品有微弱的发汗作用，并有健胃、助消化作用。临床上还用于治疗流行性感冒、癌症发热、小儿腹泻等疾病。

【注意事项】脾胃虚寒者慎服。

【用法用量】煎服，一次常用量6～12克。

【应用】淡豆豉为解郁除烦之要药。在药膳、保健食品制作时，可选用炒、烧、煮、炖、蒸等烹制方法。

六、菊花

菊花别名甘菊、药菊，为菊科植物菊的干燥头状花序。主产于浙江、安徽、河南、河北等地。分为“杭菊”“贡菊”“亳菊”“滁菊”“怀菊”等。通常在霜降前花正盛时采收，阴干、烘干或熏蒸后晒干。

【性味】其性微寒，味辛、苦。

【功能】疏散风热，清肝明目，解毒。主治风热感冒之发热、头痛、咳嗽、眩晕、目赤昏花、疮痈肿毒等。

【成分】含挥发油、胆碱、菊苷、氨基酸、黄酮类及维生素等。

【适用人群】本品具有抗菌、降血压、解热、抗感染、镇痛等作用。临床上还用于治疗冠心病、高血压病、高脂血症、神经官能症等。

【注意事项】气虚胃寒、食少泄泻者慎服。

【用法用量】煎服，一次常用量 5 ~ 9 克；或泡茶，适量。

【应用】在药膳、保健食品制作时，可选用煮、炖、蒸、炒、烧等烹制方法。

七、桑叶

桑叶别名铁扇子，为桑科植物桑的叶。全国大部分地区均产。通常在初霜后采收，晒干。

【性味】其性寒，味甘、苦。

【功能】疏风清热，清肺润燥，清肝明目。主治风热感冒、温病初起之发热头痛、咽干、咳嗽、干咳少痰、目赤肿痛、眩晕、烦躁易怒等。

【成分】含芦丁、槲皮素、甾体及三萜类化合物、生物碱等。

【适用人群】本品对各种致病菌及钩端螺旋体有抑制作用，并具有降血糖、降血脂的作用。临床上还用于治疗肺脓肿、下肢象皮肿、水肿、脑萎缩等疾病。

【注意事项】外感风寒者慎用。

【用法用量】煎服，一次常用量 5 ~ 9 克。

【应用】在药膳、保健食品制作时，可选用煮、炖等烹制方法。

八、木贼草

木贼草又名节节草，为木贼科植物木贼的地上部分。主产于东北及陕西、湖北等地。通常在夏秋两季采割，阴干或晒干。

【性味】其性平，味甘、苦。

【功能】疏风散热，明目退翳。主治风热目赤肿痛、多泪、目生翳障、肠风下血、痔血等。

【成分】含挥发油、黄酮苷、有机酸、树脂、葡萄糖等。

【适用人群】现代研究证实，本品具有降血压、增加冠状动脉血流量、抗感染、利尿等作用。临床上主要用于治疗牛皮癣、扁平疣、矽肺等疾病。

【注意事项】气血虚者慎用。

【用法用量】煎服，3 ~ 9 克。

【应用】在药膳、保健食品制作时，可选用炖、煮、蒸等烹饪技法。

第七节　清热泻火类

一、鲜芦根

鲜芦根别名苇根、苇子根，为禾本科植物芦苇的新鲜根茎。全国大部分地区均产。通常在春夏秋季采集，水浸泡备用。

【性味】其性寒，味甘。

【功能】清热泻火，生津止渴，除烦止呕。主治热病烦渴、胃热呃逆、肺热咳嗽、肺痈吐脓、热淋等。

【成分】含天门冬酰胺、木聚糖、维生素 B_1、维生素 B_2、苜蓿素等。

【适用人群】本品具有解热、镇痛、镇静、降血压、降血脂、抗氧化及抑制细菌作用。临床上还用于治肺脓疡等。

【注意事项】脾胃虚寒者忌服。

【用法用量】煎服，鲜品一次常用量 30 ~ 60 克。

【应用】在药膳、保健食品制作时，可选用煮、炖、蒸等烹制方法与酒浸。

二、栀子

栀子别名山栀、黄栀子，为茜草科植物栀子的成熟果实。主产于长江以南各地。通常在 9 ~ 11 月果实成熟显红黄色时采收，晒干或烘干。

【性味】其性寒，味苦。

【功能】泻火除烦，清热利湿，凉血解毒。主治热病心烦、目赤肿痛、湿热黄疸、热淋、吐血、鼻出血、火毒疮疡等。

【成分】含栀子苷、栀子酮苷、黄酮类栀子酚等。

【适用人群】本品具有利胆、促进胆汁分泌、降低谷丙转氨酶的作用，并能抑制某些细菌及多种皮肤真菌。临床上还用于治疗胰腺炎、闭合性软组织损伤等疾病。

【注意事项】脾虚便溏者不宜服用。

【用法用量】煎服，一次常用量 5 ~ 10 克。

【应用】在药膳、保健食品制作时，可选用煮、炖、蒸、烧等烹制方法。

三、淡竹叶

淡竹叶别名竹叶麦冬、淡竹米，为禾本科植物芡淡竹叶的茎叶。主产于长江流域至华南等各地。通常在 5 ~ 6 月开花时采收，晒干。

【性味】其性寒，味甘、淡。

【功能】清心火，除烦热，利尿。主治热病口渴、心烦、口舌生疮、小便短涩、淋浊等。

【成分】含芦竹素、印白茅素、蒲公英赛醇、氨基酸、有机酸、糖类等。

【适用人群】本品具有解热、利尿、抑菌作用。此外，还可升高血糖。临床上还用于治疗病毒性心肌炎、顽固性呕吐、呃逆等疾病。

【注意事项】孕妇慎服；无实火、无湿热者慎服。

【用法用量】煎服，一次常用量 9～15 克。

【应用】在药膳、保健食品制作时，仅用煮、炖等烹制方法。

四、莲子心

为莲子中青嫩的胚根及幼叶。

【性味】其性寒，味苦。

【功能】清心火，平肝火，交通心肾，固精止血。主治心经火盛证、温热病热入心包、神昏谵语、心火妄动、心肾不交之心烦不眠、遗精、血热吐血等。

【成分】本品含莲心碱、异莲心碱、荷叶碱、棕榈酸等。

【适用人群】心烦、失眠、神昏谵语、吐血。近年治疗高血压病的头重、心烦等。

【注意事项】脾胃虚寒者禁服。

【用法用量】煎服 1.5～3 克，或入散剂。

【应用】在药膳、保健品制作过程中，可选用煮、炖、蒸等方法。

五、知母

知母别名芪母、提母、穿地龙，为百合科植物知母的根茎。主产于河北、山西、河南、山东等地。通常在春秋两季采挖，晒干。

【性味】其性寒，味苦。

【功能】清热泻火，润燥通便，生津止渴。主治热病烦渴、燥咳少痰、骨蒸潮热、盗汗、消渴、便秘等。

【成分】含多种知母皂苷、知母多糖、胆碱、黏液质、烟酸、脂肪油等。

【适用人群】现代研究证实，本品具有解热、抗多种细菌、降血糖作用。临床上主要用于治疗前列腺肥大、头皮毛囊炎、肾病综合征等疾病。

【注意事项】脾虚便溏者忌服。

【用法用量】煎服，6～12 克。

【应用】在药膳、保健食品制作时，可选用煮、炖、蒸、炒、烧等烹饪技法。

六、菊苣

菊苣别名苞菊，为菊科植物菊苣的全草。主产于东北、华北、新疆等地。通常在夏季采收，晒干。

【性味】其性寒，味苦。

【功能】清肝利胆，利尿消肿。主治黄疸湿热、脘腹胀闷、水肿等。

【成分】含马栗树皮素、马栗树皮苷、山莴苣素、野莴苣苷、菊苣酸等。

【适用人群】本品可兴奋中枢神经系统，并增强心脏活动，具有抗菌、收敛、改善消化功能等作用。临床上还用于治疗黄疸性肝炎、慢性肾炎等疾病。

【用法用量】煎服，一次常用量 3 ~ 9 克。

【应用】在我国将菊苣作为食用者不多，现已进行人工栽培，供蔬菜用。在西方欧美各国、日本栽培很多。

七、荷叶

荷叶，为睡莲科植物荷的叶。全国大部分地区均产。通常在 6 ~ 9 月采收，除叶柄，晒干或鲜用。

【性味】其性平，味苦、涩。

【功能】清暑利湿，升阳止血。主治暑热烦渴、暑湿泄泻、水肿及多种出血症等。

【成分】含莲碱、荷叶碱、亚美罂粟碱、槲皮素、酒石酸等。

【适用人群】本品具有降血压、扩血管、降血脂、消肿等作用。临床上还用于治疗暑天感冒、各种出血及减肥等。

【注意事项】气虚者忌服。

【用法用量】煎服，一次常用量 3 ~ 10 克；鲜用 15 ~ 30 克。

【应用】荷叶在食用时，多用鲜荷叶。在药膳、保健食品制作时，可选用煮、炖、蒸、炒、烧等烹制方法。

第八节　清热解毒类

一、野菊花

野菊花别名野菊、野山菊，为菊科植物野菊花头状花序。全国各地均有分布。通常在秋季花开时采摘，晒干。

【性味】其性微寒，味辛、苦。

【功能】清热解毒，疏风平肝。主治痈疽疖疮、咽喉肿痛、目赤肿痛、头痛眩晕等。

【成分】含挥发油、维生素 A、维生素 B_1、野菊花内酯、苦味素等。

【适用人群】现代研究证实，本品具有明显的抗菌、抗感染、降血压作用。临床上主要用于治疗慢性前列腺炎、呼吸道炎症、宫颈炎、高血压病等疾病。

【注意事项】脾胃虚寒者慎服。

【用法用量】煎服，10～15 克；鲜品可达 30～60 克。

【应用】野菊花是外科痈肿常用药，无故而饮，有损胃气，而甘菊花有益血脉和胃肠，这是两者不同之处。在药膳、保健食品制作时，可选用炒、煮、炖、蒸、烧等烹饪技法及酒浸。

二、金银花

金银花别名二花、银花、双花，为忍冬科植物忍冬、红腺忍冬、山银花或毛花柱忍冬的花蕾。我国南北各地均有分布。通常在 5～6 月采摘花蕾，阴干。

【性味】其性寒，味甘。

【功能】清热解毒，疏散风热。主治外感风热、温病发热、咽喉肿痛、热毒血痢、痈肿疔疮等。

【成分】含挥发油、木樨草素、黄酮类、绿原酸、皂苷等。

【适用人群】本品具有广谱的抗菌作用，并有明显的抗感染及解热作用。可降低胆固醇，对某些肿瘤细胞有明显的细胞毒作用，对胃溃疡亦有预防作用。临床上还用于治疗上呼吸道感染、肺炎、急慢性咽喉炎、急性菌痢、急性肠炎、慢性前列腺炎、阴道炎等疾病及各种癌症的辅助治疗等。

【注意事项】脾胃虚寒及气虚疮疡脓者忌服。

【用法用量】煎服，一次常用量 9～15 克。

【应用】在药膳、保健食品制作时，可选用炒、炖、烧等烹制方法。

三、蒲公英

蒲公英别名蒲公草、地丁、黄花地丁，为菊科植物蒲公英、碱地蒲公英或同属数种植物的带根全草。全国大部分地区均产。通常在春夏花初开时采收，晒干。

【性味】其性寒，味苦、甘。

【功能】清热解毒，散结消肿，利湿通淋。主治痈肿疔毒、乳痈、肺痈吐脓、热淋涩痛、湿热黄疸、目赤肿痛等。

【成分】含蒲公英甾醇、胆碱、菊糖、蒲公英醇、维生素类物质等。

【适用人群】本品对多数细菌均有一定的抑制作用，尚能抗内毒素、保肝、利胆、利尿及抗肿瘤作用。临床上还用于治疗急性乳腺炎、急性扁桃体炎、急性支气管炎、胃炎、肝炎、胆囊炎、尿路感染等疾病。

【注意事项】用量过大或脾胃虚寒者易致腹泻。

【用法用量】煎服，一次常用量 10～30 克。大剂量可达 60 克。

【应用】在药膳、保健食品制作时，可选用煮、炖、烧等烹制方法。

四、青果

青果别名橄榄，为橄榄科植物橄榄的成熟果实。主产于两广、福建、云南、四川等地。通常在秋季果实成熟时采摘，鲜用或晒干。

【性味】其性平，味甘、酸。

【功能】清肺利咽，生津，清热解毒。主治咽喉肿痛、咳嗽烦渴、解鱼蟹及酒毒等。

【成分】果实含蛋白质、脂肪、糖类、钙、磷、铁、抗坏血酸。

【适用人群】本品对肝细胞有保护作用，还能促进唾液分泌，有助消化作用。临床上还用于治疗急慢性咽喉炎、口疮、皮炎等疾病。

【注意事项】脾胃虚寒者慎服。

【用法用量】煎服，一次常用量 5～9 克；鲜品可用大剂量 30～50 克。

【应用】青果即橄榄，入口味苦涩而酸，久嚼却清甜生津、龈颊留香，可增进食欲，舒畅神志。民俗取其“苦尽甘来”的寓意，把它当作“吉祥如意”的象征。青果可制作成蜜饯、凉果。在药膳、保健食品制作时，可选用煮、炖等烹制方法。

五、鱼腥草

鱼腥草别名猪鼻孔、臭腥草，为三白草植物蕺菜的全草。主产于长江流域以南地区。通常在夏秋季采收，将全草连根拔起，洗净，晒干。

【性味】其性寒，味辛。

【功能】清热解毒，消痈排脓，利尿消肿。主治肺痈吐脓咳嗽、热毒疮痈、湿热泻痢、淋病、疥癣等。

【成分】含挥发油、鱼腥草毒、月桂烯、月桂醛、氯化钾、蕺菜碱等。

【适用人群】本品对多种革兰阳性及革兰阴性细菌有不同程度的抑制作用，还有抗病毒作用，可提高机体免疫力，具有利尿、抗感染、镇痛、止血、促进伤口愈合及镇咳作用。临床上还用于治疗各种呼吸道感染、五官科化脓性炎症、皮肤感染性炎症、淋菌性尿道炎、肛周脓肿、带状疱疹等疾病。

【注意事项】虚寒证及阴证疮疡者忌服。不宜久煎。

【用法用量】煎服，一次常用量 10 ~ 15 克；鲜品 30 ~ 50 克。

【应用】在药膳、保健食品制作时，可选用炒、炖、蒸、烧等烹制方法，还可凉拌。

六、马齿苋

马齿苋别名马齿菜、长寿菜、安乐菜，为马齿苋科植物马齿苋的地上部分。全国各地均产。通常在夏秋两季茎叶茂盛时采收，洗净，鲜用或晒干。

【性味】其性寒，味苦、酸。

【功能】清热解毒，凉血止血，止利。主治热利脓血、热淋、便血、崩漏、痈肿疮疡、丹毒肿痛等。

【成分】内含大量去甲肾上腺素、三萜醇类、氨基酸、核黄毒等。

【适用人群】本品对痢疾杆菌、大肠杆菌、伤寒杆菌、金黄色葡萄球菌等细菌有抑制作用。具有较明显的抗氧化、延缓衰老和润肤美容功效。此外，尚能兴奋子宫平滑肌。临床上还用于治疗细菌性痢疾、急性胃肠炎、腹泻、子宫功能性出血，并治疗化脓性皮肤病和外科感染等疾病。

【注意事项】本品性寒，不宜久食。脾胃虚寒、肠滑作泻者忌服。

【用法用量】煎服，一次常用量 9 ~ 15 克。

【应用】马齿苋为地上部分入药，多干用或鲜用，鲜用最佳（可做馅，或凉拌），用量加大。在药膳、保健食品制作时，可选用煮、蒸、炒等烹制方法。

七、金荞麦

金荞麦别名野荞麦根，为蓼科植物苦荞麦的根茎。主产于陕西、江苏、浙江、江西、两广等地。通常在冬季采挖，晒干。

【性味】其性凉，味微辛、涩。

【功能】清热解毒，排脓消痈。主治肺痈、肺热咳嗽、咽喉肿痛、疮痈疖肿、毒蛇咬伤等。

【成分】含香豆酸、海柯皂苷元、β– 谷甾醇、鞣质、阿魏酸等。

【适用人群】现代研究证实，本品具有解热、抗感染、祛痰、抗肿瘤、抑菌等作用。临床上主要用于治疗肺炎、支气管炎、肺脓肿、疖肿、急性乳腺炎等。

【用法用量】煎服，15 ~ 30 克。

【应用】在药膳、保健食品制作时，可选用煮、炖、蒸等烹制技法与酒浸。

第九节　清热利湿类

一、积雪草

积雪草别名马蹄草、大叶金钱草，为伞形科植物积雪草的全草。主产于两广、江苏、浙江、四川等地。通常在夏秋季采收，晒干或鲜用。

【性味】其性寒，味辛、苦。

【功能】清热利湿，消肿解毒。主治暑泻、痢疾、湿热黄疸、血淋、吐血、衄血、咯血、目赤、疮痈肿毒、跌打损伤等。

【成分】含三萜类成分，主要含积雪草苷、参枯尼苷、玻热模苷等。尚含有积雪草糖、叶绿素、山柰酚、槲皮素、葡萄糖等。

【适用人群】现代研究证实，本品具有镇静安定、抗皮肤溃疡、抗菌等作用。临床上主要用于止痛、传染性肝炎、皮肤病等疾病。

【注意事项】有虚寒者忌服。

【用法用量】煎服，10～15克；鲜品15～30克。

【应用】积雪草卷曲团状，茎黄棕色，叶灰绿色。在药膳、保健食品制作时，可选用煮、炖、蒸等烹饪技法。

二、土茯苓

土茯苓别名禹余粮，为百合科植物光叶菝葜的块茎。主产于长江流域及南方各省。通常在夏秋两季采挖，晒干。

【性味】其性平，味甘、淡。

【功能】解毒除湿，利关节。主治杨梅毒疮、淋浊带下、湿疹瘙痒、痈肿疮毒等。

【成分】含皂苷、鞣质、树脂、挥发油、脂肪酸等。

【适用人群】现代研究证实，本品具有利尿、镇痛、抗菌、抑制肿瘤生长的作用。此外，尚能解汞中毒。临床上主要用于治疗梅毒、淋病、丹毒、痛风、肾盂肾炎、乙肝等疾病。

【注意事项】肝肾阴亏者慎服，不宜与茶同服。

【用法用量】煎服，15～30克。

【应用】在药膳、保健食品制作时，可选用煮、炖等烹饪技法。

三、越橘

越橘别名越橘果，为杜鹃花科植物越橘的成熟果实。主产于吉林、黑龙江、内蒙古等地。通常在秋季果实成熟时采收，晒干。

【性味】其性平，味酸、甘。

【功能】止泻止痛。主治肠炎、痢疾等。

【成分】含糖类、脂肪、多种氨基酸等。

【适用人群】临床上主要用于治疗痢疾、慢性结肠炎等疾病。

【用法用量】煎服，3～9克。

【应用】越橘用于食用方面不多，仅作为保健饮品。在药膳、保健食品制作时，可选用煮、炖、蒸等烹饪技法及酒浸。

四、赤小豆

赤小豆别名红豆、红小豆，为豆科植物赤小豆或赤豆的成熟种子。全国各地均产。通常在夏秋季分批采收成熟荚果，取种子，晒干。

【性味】其性平，味甘、酸。

【功能】利水除湿，排脓解毒，消肿。主治水肿、脚气、黄疸、便血、泻痢、痈肿等。

【成分】含蛋白质、脂肪、糖类、粗纤维、钙、磷、铁、硫胺素等。

【适用人群】临床上用于治疗流行性腮腺炎、肝硬化腹水、急性肾盂肾炎等疾病。

【注意事项】虚热津伤者慎服。

【用法用量】煎服，一次常用量9～30克。

【应用】在药膳、保健食品制作时，可选用煮、炖、蒸、烧等烹制方法。

五、车前草

车前草别名白贯草、牛舌草，为车前科植物车前或平车前的全草。通常在夏季采收，晒干或鲜用。

【性味】其性寒，味甘。

【功能】利尿通淋，渗湿止泻，清热解毒。主治小便不利、淋浊带下、水肿、热利、吐血、衄血、尿血、痈肿疮毒等。

【成分】含月桃叶珊瑚苷、车前苷、熊果酸、β–谷甾醇、维生素B_1、维生素C等。

【适用人群】现代研究证实，本品具有抗菌、镇咳平喘、祛痰及促进肠道、子宫运动、利尿排石等功能。临床上主要用于治疗慢性气管炎、急慢性细菌性痢疾、胃及十二指肠溃疡、肾炎、肾结石等疾病。

【注意事项】气虚精气不固而滑泄者忌服。

【用法用量】煎服，10～20 克。

【应用】车前草鲜品与干品均可用于药膳、保健食品，可选用炖、煮等烹饪技法及酒浸。

第十节 利尿渗湿类

一、茯苓

茯苓别名云苓，为多孔菌科植物茯苓的干燥菌核。主产于云南、安徽、湖北、河南、四川等地。通常在 7～9 月采挖，反复“发汗”，阴干，再稍蒸，晒干，或鲜茯苓阴干。

【性味】其性平，味甘、淡。

【功能】渗湿利水，健脾消肿，宁心安神。主治水肿、小便不利、痰饮、泄泻、心悸、失眠等。

【成分】茯苓含茯苓多糖、葡萄糖、氨基酸、有机酸、脂肪、卵磷脂、腺嘌呤、胆碱、麦角甾醇、多种酶和钾盐。

【适用人群】本品具有增强机体免疫功能，显著抑制癌细胞的作用，还有强心、利尿、镇静、保肝等作用。临床上还用于治疗产后尿潴留及肝炎、癌症的辅助治疗，以及治疗小儿秋季腹泻等疾病。

【注意事项】虚寒精滑或气虚下陷者忌服。

【用法用量】煎服，一次常用量 9～15 克。

【应用】茯苓为利水渗湿而消水肿之要药。在药膳、保健食品制作时，可选用炒、煮、炖、蒸、烧、炸等烹制方法。

二、泽泻

泽泻别名水泽、泽芝，为泽泻科植物泽泻的干燥根茎。主产于福建、四川、江西等地。通常在冬季采挖，晒干或烘干。

【性味】其性寒，味甘。

【功能】利水渗湿，泄热。主治水肿胀满、小便不利、泄泻不止、湿热淋症、遗精等。

【成分】含三萜类化合物（泽泻醇、乙酸泽泻醇、表泽泻醇等）、挥发油、脂肪酸、树脂、蛋白质等。

【适用人群】现代研究证实，本品具有利尿、降血压、降血糖、抗脂肪肝及抗菌作用。临床上主要用于治疗高脂血症、内耳眩晕、复发性丹毒等疾病。

【注意事项】肾虚精滑者忌服。

【用法用量】煎服，6～10 克。

【应用】在药膳、保健食品制作时，可选用煮、烧、炖等烹饪技法。

三、薏苡仁

薏苡仁别名薏米、苡仁、薏仁，为禾本科植物薏苡的成熟种子。全国大部分地区均产。通常在秋季果实成熟后采收，打下果实，收集种仁，晒干。

【性味】其性凉，味甘、淡。

【功能】健脾渗湿，利水消肿，清热除痹。主治脾虚泄泻、水肿、小便不利、脚气、湿痹、肺痈、肠痈等。

【成分】含糖类、维生素 B_1、氨基酸等。

【适用人群】本品具有降血糖、解热、镇静、镇痛及抑制癌细胞生长的作用。临床上还用于治疗消化道癌症、扁平疣等疾病。

【注意事项】津液不足、大便秘结者及孕妇慎服。

【用法用量】煎服，一次常用量 9～30 克。

【应用】在药膳、保健食品制作时，可选用煮、蒸、炖等烹制方法。

四、车前子

车前子别名车前实，为车前科植物车前或平车前的成熟种子。全国大部分地区均产。通常在秋季果实成熟时采收果穗，搓出种仁，晒干。

【性味】其性寒，味甘。

【功能】利水通淋，渗湿止泻，明目祛痰。主治小便淋沥、水肿、泄泻、目赤肿痛、翳障、痰热咳嗽等。

【成分】含多量黏液、琥珀酸、腺嘌呤、胆碱、脂肪酸等。

【适用人群】现代研究证实，本品具有显著的利尿作用，并有祛痰、抑菌、预防肾结石作用。临床上主要用于治疗术后尿潴留、高血压病、消化性溃疡、胃炎等疾病。

【注意事项】肾虚精滑而无湿热者忌服。

【用法用量】煎服，6～15 克。

【应用】在药膳、保健食品制作时，可选用炖、煮等烹饪技法。

五、白扁豆

白扁豆别名扁豆、茶豆、小刀豆，为豆科植物扁豆的成熟种子。全国大部分地区均产。通常在秋季果实成熟时采收，晒干或鲜用。

【性味】其性微温，味甘。

【功能】补脾和中，化湿。主治脾虚食少、久泻、暑湿吐泻、赤白带下、小儿疳积等。

【成分】含蛋白质、脂肪、糖类、微量元素、胰蛋白酶抑制物、血清凝集素 A、血清凝集素 B 等。

【适用人群】本品可抑制痢疾杆菌生长，对食物引起的呕吐、急性胃炎等有解毒作用，所含血清凝集素可抗胰蛋白酶活性。临床上还用于治疗急性胃肠炎、食物中毒等疾病。

【注意事项】不宜多食；食用时烹制温度要高，时间要长。

【用法用量】煎服，一次常用量 10～15 克。

【应用】在药膳、保健食品制作时，可选用煮、炖、熬、蒸、焖等烹制方法。

第十一节　清退虚热类

一、地骨皮

地骨皮别名杞根、枸杞根，为茄科植物枸杞或宁夏枸杞的根皮。全国大部分地区均产。通常在初春或秋后采挖，剥取根皮，晒干。

【性味】其性寒，味甘。

【功能】凉血除蒸，清肺降火。主治阴虚发汗、骨蒸盗汗、肺热咳嗽、吐血、衄血、尿血等。

【成分】含桂皮酸、多量酚类物质、甜菜碱、苦可胺、枸杞酰胺、β–谷甾醇、亚油酸等。

【适用人群】现代研究证实，本品具有较强的解热作用，还有降血糖、降血脂、降血压、抗菌等作用。临床上主要治疗化脓性溃疡、高血压病、荨麻疹、皮炎、扁平疣等疾病。

【注意事项】外感风寒发热及脾胃虚寒者忌服。

【用法用量】煎服，9～15 克。

【应用】在药膳、保健食品制作时，可选用煮、炒、炖、烧等烹饪技法与酒浸。

二、银柴胡

银柴胡为石竹科植物银柴胡的干燥根，产于我国西北部及内蒙古等地。

【性味】其性微寒，味甘。

【功能】清虚热，除疳热。主治阴虚发热、骨蒸劳热、潮热盗汗、小儿食滞所致的疳积发热、外感发热与寒热往来。

【成分】本品含有甾体类、黄酮类、挥发性成分。

【适用人群】现代研究证实有解热作用，降低主动脉类脂质。适用于动脉硬化、高脂血症及高血压病。

【注意事项】外感风寒、血虚无热者忌用。

【用法用量】煎服 3～9 克。

【应用】在药膳、保健食品制作过程中，可选用煮、炖等方法。

第十二节　清火泻下类

一、制大黄

制大黄别名川军，为蓼科植物掌叶大黄、唐古特大黄或药用大黄的根及根茎。主产于四川、青海、甘肃、贵州等地。通常在秋末或次春采挖，去粗皮，晒干。

【性味】其性寒，味苦。

【功能】泻下攻积，泻火解毒，清热凉血，祛瘀通经。主治积滞便秘、血热妄行之吐血、衄血、咯血、目赤咽痛、热毒疮疡、血瘀经闭、湿热黄疸、产后瘀阻腹痛、跌打损伤等。

【成分】含蒽醌衍生物（大黄酚、大黄素、芦荟大黄素、大黄酸等）、大黄鞣酸、脂肪酸等。

【适用人群】现代研究证实，本品具有促进排便、抗菌、保肝利胆、降血压、降血脂作用。临床上主要治疗胆绞痛、急性胰腺炎、小儿急性肾炎、高脂血症、肥胖症等疾病。

【注意事项】表证未除、脾胃虚寒、血虚者，妇女月经期、妊娠期及哺乳期忌服。

【用法用量】煎服，3～12 克。

【应用】在药膳、保健食品制作时，可选用煮、炖等烹饪技法及酒浸法。

二、芦荟

芦荟别名龙角，为百合科植物库拉索芦荟、斑纹芦荟、好望角芦荟的叶中液体经浓缩的干燥品。主产于非洲、南美洲，我国广东、云南亦有栽培。通常可全年采收，割取叶片，收集流出的汁液，置锅内熬成稠膏，冷却凝固即成。

【性味】其性寒，味苦。

【功能】清肝，泻下通便，杀虫。主治热结便秘、烦躁易怒、惊痛抽搐、小儿疳积等。

【成分】含大黄素苷、对香豆酸、蛋白质、有机酸等。

【适用人群】现代研究证实，本品具有泻下、抑制癌细胞生长、抑菌作用。此外，尚可促进创伤的愈合。临床上主要治疗萎缩性鼻炎、痤疮、预防感冒、扁桃腺炎或用于美容等。

【注意事项】脾胃虚寒、食少便溏者及孕妇忌服。

【用法用量】研粉，入散剂，1～2 克。

【应用】在药膳、保健食品制作时，可选用烧、炖、煮、蒸等烹饪技法。

三、番泻叶

番泻叶别名泻叶、泡竹叶，为豆科植物番泻或尖叶番泻的小叶。主产于印度、埃及、苏丹，我国广东、广西亦有栽培。通常在开花前采摘叶片，阴干。

【性味】其性寒，味甘、苦。

【功能】泄热导滞，通便。主治热结便秘、腹满胀痛、腹水肿胀等。

【成分】含番泻苷、大黄酸、大黄酚、芦荟大黄素等。

【适用人群】现代研究证实，本品具有泻下及抗菌、抗皮肤真菌作用。临床上主要用于治疗习惯性便秘、老年性便秘、肠梗阻、肠道蛔虫等疾病。

【注意事项】体虚者及妇女哺乳期、月经期、妊娠期忌服。

【用法用量】煎服，3～6 克，宜后下；或泡茶，1.5～3 克。

【应用】番泻叶具有泻下导滞功用，主要是药用，在食用上甚少使用。

第十三节　润肠通便类

一、郁李仁

郁李仁别名小李仁、大李仁，为蔷薇科植物欧李、郁李或长柄扁桃的干燥成熟种子。主产于内蒙古、辽宁、河北等地。通常在秋季果实成熟时采摘，除去果肉，取核，再去壳，取种仁，晒干。

【性味】其性平，味辛、苦、甘。

【功能】润肠通便，利水消肿。主治大肠气滞、肠燥便秘、水肿胀满、脚气浮肿等。

【成分】含苦杏仁苷、脂肪油、挥发性有机酸、蛋白质、皂苷、维生素 B_1 等。

【适用人群】本品具有润滑性缓泻作用，并有显著的降压作用。临床上还用于治疗产后便秘、浮肿等疾病。

【注意事项】阴虚液亏者及孕妇慎服。

【用法用量】煎服，一次常用量 3 ~ 10 克。

【应用】在药膳、保健食品制作时，仅用煎煮方法。

二、火麻仁

火麻仁别名麻子仁、火麻、麻子、大麻仁，为桑科植物大麻的干燥成熟果实。主产于东北、四川、江苏、山东、河北等地。通常在秋冬果实成熟时采收，晒干。

【性味】其性平，味甘。

【功能】润肠通便，通淋，活血。主治肠燥便秘、热淋、痢疾、风痹、疥疮、月经不调等。

【成分】主要含脂肪油、植酸、胡芦巴碱等。

【适用人群】本品有润滑肠道作用，还能降低血压及阻止血脂升高。临床上还用于治疗便秘、术后大便干燥、神经性皮炎、慢性湿疹等疾病。

【注意事项】食入量不宜过多；脾肾不足之腹泻、阳痿、带下者慎用。

【用法用量】煎服，一次常用量 10 ~ 15 克。

【应用】在药膳、保健食品制作时，可选用炒、煮、蒸等烹制方法。

三、榧子

榧子别名榧实、香榧，为红豆杉科植物榧的成熟种子。主产于浙江、江苏、福建、安徽、湖北、湖南等地。通常在 10 ~ 11 月种子成熟时采摘，晒干。

【性味】其性平，味甘。

【功能】杀虫消积，润肺通便。主治虫积腹痛、肠燥便秘、肺燥咳嗽等。

【成分】含棕榈酸、硬脂酸、油酸、亚油酸、甾醇、葡萄糖等。

【适用人群】本品有驱除绦虫、钩虫、蛔虫的作用，还可引起子宫收缩。临床上还用于治疗小儿蛲虫病、钩虫病、丝虫病、蛔虫性肠梗阻等疾病。

【注意事项】不宜与绿豆同服；便溏、肺热咳嗽者不宜服。

【用法用量】煎服，一次常用量 10 ~ 15 克。

【应用】榧子是我国特有的干果食品，炒熟后可单独嚼食。在药膳、保健食品制作时，可选用煎煮方法。

四、胖大海

胖大海别名胡大海、通大海，为梧桐科植物胖大海的成熟种子。主产于东南亚各国。通常在4～6月果实成熟开裂时采收种子，晒干。

【性味】其性寒，味甘。

【功能】清肺化痰，利咽，润肠通便。主治干咳无痰、喉痛、音哑、头痛、目赤、燥热便秘等。

【成分】含黄芪胶黏素、半乳糖、戊糖等。

【适用人群】本品具有缓泻、降压作用，并对血管平滑肌有收缩作用。临床上还用于治疗各种腹泻、急性扁桃体炎、红眼病等疾病。

【注意事项】脾胃虚寒泄泻者慎服。

【用法用量】煎服或沸水泡茶，一次常用量2～3枚。

【应用】在药膳、保健食品制作时，可选用煮、炖等烹制方法。

第十四节　清肝明目类

一、决明子

决明子别名草决明、假绿豆，为豆科决明或小决明的成熟种子。全国各地均产。通常在秋季果实成熟时采收，晒干。

【性味】其性微寒，味甘、苦。

【功能】清肝明目，润肠通便。主治目赤肿痛、雀目、青盲、高血压之头痛、眩晕、肠燥便秘等。

【成分】含大黄酚、大黄素、决明苷、糖类、蛋白质、维生素A等。

【适用人群】本品有降血压、降血脂作用，对多种细菌有抑制作用。此外，还有缓和的泻下作用。临床上还用于治疗高脂血症、高血压病、霉菌性阴道炎、肝炎、习惯性便秘等疾病。

【注意事项】气虚便溏者不宜用。

【用法用量】煎服，一次常用量10～15克。

【应用】在药膳、保健食品制作时，可选用煮、炖、炒等烹制方法。

二、刺蒺藜

刺蒺藜别名蒺藜、蒺藜子，为蒺藜科植物蒺藜的成熟果实。主产于河南、河北、山东、安徽等地。通常在秋季果实成熟时采收，晒干。

【性味】其性微温，味辛、苦。

【功能】平肝解郁，祛风明目。主治肝阳上亢、头晕目眩、胸胁胀痛、乳房胀痛、目赤翳障、风疹瘙痒、白癜风等。

【成分】含山柰酚、刺蒺藜苷、槲皮素、脂肪油、挥发油、鞣质、甾醇等。

【适用人群】现代研究证实，本品具有降血压、利尿、强心、降血糖、抗过敏、抗衰老等作用。临床上主要用于治疗阴道炎、痤疮、疖肿等疾病。

【注意事项】血虚气弱者及孕妇慎服。本品有毒，要把握剂量，不可过量服用。

【用法用量】煎服，6～9 克。

【应用】在药膳、保健食品制作时，可选用煮、炖、蒸等烹饪技法及酒浸。

三、苦丁茶

苦丁茶别名大叶茶，为冬青科植物枸骨、大叶冬青或苦丁茶冬青的嫩叶。主产于浙江、江苏、安徽、四川、福建、广西等地。通常全年均可采收，晒干。

【性味】其性大寒，味苦、甘。

【功能】疏散风热，清利头目，除烦渴。主治风热头痛、目赤齿痛、热病烦渴、痢疾等。

【成分】含咖啡因、皂苷、熊果酸、β– 谷甾醇、蒲公英赛醇、苦丁茶苷等。

【适用人群】临床上主要治疗风热感冒、口腔黏膜溃疡、痢疾等。

【注意事项】脾胃虚寒、便溏者慎服。

【用法用量】煎服，3～9 克；泡茶。

【应用】在药膳、保健食品制作时，多作为饮品，适于煮、炖等烹饪技法。

第十五节　平肝息风类

一、石决明

石决明别名真珠母、千里光，为鲍科动物鲍、皱纹盘鲍、羊鲍、澳洲鲍、耳鲍或白鲍的贝壳。主产于广东、海南、山东、辽宁沿海地区。通常在夏秋季捕捞，去肉，取壳，干燥。

【性味】其性寒，味咸。

【功能】平肝潜阳，清肝明目。主治肝阳上亢之头晕目眩、目赤肿痛、视物昏花、翳障等。

【成分】含碳酸钙、胆壳素、少量铁、镁、硅酸盐及其他微量元素等。

【适用人群】现代研究证实，本品具有抑菌、保肝、抗凝作用。临床上主要治疗白内障、急性湿疹、脑血栓、内耳眩晕、扁平疣等疾病。

【注意事项】脾胃虚寒、食少便溏者慎服。

【用法用量】煎服，3～15克，宜先煎。

【应用】本药为海产动物贝壳，质地坚硬，加工不便，故在药膳、保健食品方面使用不多。

二、珍珠

珍珠别名真珠、蚌珠、珠子，为珍珠贝科动物马氏珍珠贝、蚌科动物三角帆蚌或褶纹冠蚌的双壳类动物受刺激形成的珍珠。海产珍珠主产于两广、海南，淡水珍珠主产于安徽、江苏等地。可全年采收，干燥。

【性味】其性寒，味甘、咸。

【功能】镇心安神，养阴息风，明目消翳，解毒生肌。主治心神不宁、心悸失眠、凉风癫痛、目赤翳障、视物不清、口舌生疮、疮疡肿毒、久溃不敛等。

【成分】含碳酸钙、碳酸镁、氧化硅、氧化铁、有机物、无机物、多种氨基酸等。

【适用人群】现代研究证实，本品具有抗自由基、抑制癌细胞生长、抗衰老、抗心律失常及抗辐射等作用。临床上主要用于治疗口腔溃烂、高血压病、糖尿病、十二指肠溃疡等疾病。

【注意事项】疮溃内毒未清者忌服。

【用法用量】研末内服，或入丸、散剂，0.1～0.3克。

【应用】珍珠必须研成细粉末使用，因此制药不宜用汤剂。在药膳、保健食品制作时，最好不直接放入汤水中使用。

三、牡蛎

牡蛎别名蛎蛤、牡蛤，为牡蛎科动物长牡蛎、大连湾牡蛎或近江牡蛎的贝壳。主产于我国沿海一带。全年均可采收，去肉取壳，洗净，晒干。

【性味】其性微寒，味咸。

【功能】重镇安神，敛阴潜阳，软坚散结。主治心神不安、惊悸失眠、头晕目眩、盗汗、遗精、崩漏、带下、瘰疬、痰核、瘿瘤等。

【成分】含碳酸钙、磷酸钙、硫酸钙，并含镁、硅、氧化铁等。

【适用人群】本品具有镇静、抗惊厥作用，且具有明显的镇痛作用。此外，尚有降血压、抗凝血、抗血栓等作用。临床上还用于治疗肺结核、慢性肝炎、胃炎、过敏性紫癜、乳腺增生等疾病。

【注意事项】虚而有寒、肾虚有火者忌服。

【用法用量】煎服，一次常用量 9～30 克。

【应用】在药膳、保健食品制作时，可选用炖、煮、蒸等烹制方法。

四、白芍

白芍别名白芍药、金芍药，为毛茛科植物芍药的根。主产于浙江、安徽、四川等地。通常在夏秋季采捞，沸水略烫，晒干。

【性味】其性凉，味苦、酸。

【功能】养血敛阴，平肝阳，止痛。主治肝血亏虚、头痛眩晕、胸胁脘腹胀满疼痛、四肢挛急疼痛、月经不调等。

【成分】含挥发油、芍药苷、芍药酚、芍药花苷、苯甲酸、脂肪油、树脂、鞣质、糖类、蛋白质等。

【适用人群】现代研究证实，本品可提高细胞免疫功能，抑制急性炎性水肿，并具有镇痛、解痉作用。临床上主要治疗肌肉痉挛综合征、面肌抽搐、神经衰弱、高血压病等疾病。

【注意事项】虚寒腹痛泄泻者慎服。

【用法用量】煎服，5～15 克。

【应用】在药膳、保健食品制作时，可选用煮、炖、炒、蒸等烹饪技法。

五、天麻

天麻别名水洋芋、明天麻、赤箭，为木兰科植物天麻的块茎。主产于云南、四川、贵州等地。通常在立冬后至次年清明前采挖，炮制，低温干燥。

【性味】其性平，味甘。

【功能】息风止痉，平肝阳，祛风。主治眩晕头痛、惊痫抽搐、肢体麻木、手足不遂、风湿痹痛等。

【成分】含天麻苷、天麻素、有机酸、天麻多糖、香荚兰醇、黏液质、氨基酸、微量元素等。

【适用人群】现代研究证实，本品具有抑制或缩短癫痫发作时间、降血压、镇痛、抗感染等作用。临床上主要用于治疗轻型破伤风、眩晕、神经衰弱、面肌痉挛、高脂血症等疾病。

【注意事项】偶有过敏性反应及中毒发生。

【用法用量】煎服，3～9克。

【应用】天麻有“定风神药”之誉，善治风动之证。在药膳、保健食品制作时，可选用炖、蒸、煮等烹制方法。

六、罗布麻

罗布麻别名吉吉麻、红花草，为夹竹桃科植物罗布麻的全草。主产于东北、华北及西北等地。通常在夏季开花前采摘花或采挖全草，晒干。

【性味】其性凉，味甘、苦。

【功能】平肝阳，清热利尿。主治肝阳上亢之头晕目眩、烦躁失眠、水肿、小便不利等。

【成分】含芦丁、儿茶素、槲皮素、异槲皮素、蒽醌、氨基酸等。

【适用人群】现代研究证实，本品具有明显的降血压、强心作用，还有镇痛、抗惊厥、利尿、降血糖、抗衰老等作用。临床上主要用于治疗充血性心力衰竭、高脂血症、高血压病，并能预防感冒等。

【注意事项】有小毒，不宜过量或长期服用。

【用法用量】煎服，3～10克；或泡茶。

【应用】罗布麻在食用方面较少，仅作饮品。

第十六节　养心安神类

一、酸枣仁

酸枣仁别名枣仁、酸枣核，为鼠李科植物酸枣的成熟种子。主产于河北、陕西、辽宁、河南、山东、甘肃等地。通常在秋末冬初果实成熟时采收，收集种子，晒干。

【性味】其性平，味甘、酸。

【功能】养心益肝，安神敛汗。主治心悸失眠、健忘、多梦、眩晕、自汗、盗汗等。

【成分】含酸枣皂苷、三萜类、黄酮类、维生素C等。

【适用人群】本品具有镇静、催眠、抗惊厥、镇痛、降温、降血压、降血脂等作用。临床上还用于治疗更年期综合征、不射精症、皮肤瘙痒症等疾病。

【注意事项】可偶发过敏反应；有实邪郁火及滑泄者慎服。

【用法用量】煎服，一次常用量 9 ~ 15 克。

【应用】在药膳、保健食品制作时，可选用煮、蒸、炖、烧等烹制方法。

二、柏子仁

柏子仁别名柏仁、侧柏仁，为柏科植物侧柏的种仁。全国各地均产。通常在冬初种子成熟时采收，晒干。

【性味】其性平，味甘。

【功能】养心安神，润肠通便。主治心悸失眠、头晕健忘、遗精、盗汗、肠燥便秘等。

【成分】含脂肪油、少量挥发油、皂苷、谷甾醇、蛋白质、维生素等。

【适用人群】现代研究证实，本品可明显延长慢波睡眠时相，并明显恢复体力。临床主要用于治疗变异性心绞痛、梦游症、更年期综合征等疾病。

【注意事项】便溏及痰多者忌服。

【用法用量】煎服，6 ~ 10 克。

【应用】在药膳、保健食品的制作时，可选用煮、烧、炖等烹饪技法。

三、百合

百合别名白百合，为百合科百合或细叶百合的肉质鳞叶。全国各地均产。通常在秋季采收，洗净，鲜用或干燥。

【性味】其性微寒，味甘。

【功能】养阴润肺，清心安神。主治肺痨久咳、热病后余热未清、虚烦惊悸、失眠等。

【成分】含生物碱（如秋水仙碱）、淀粉、蛋白质、脂肪、类胡萝卜素、各种维生素等。

【适用人群】本品有止咳、祛痰作用，还有强壮、镇静、抗过敏作用，并能提高耐缺氧能力。临床上还用于治疗消化性溃疡、哮喘等疾病。

【注意事项】风寒咳嗽、中寒便溏者忌服。

【用法用量】煎服，一次常用量 6 ~ 12 克，大剂量 15 ~ 30 克。

【应用】在药膳、保健食品制作时，可选用炒、烧、炖、煮、蒸等烹制方法。

四、夜交藤

夜交藤又名首乌藤，为蓼科植物何首乌的藤茎。全国大部分地区均产。通常在夏秋季采收，干燥。

【性味】其性平，味甘、微苦。

【功能】养心安神，祛风通络。主治心神不宁、失眠多梦、肌肤麻木、风湿痹痛、皮肤瘙痒等。

【成分】含大黄素、大黄酚、大黄素甲醚、夜交藤乙酰苯苷、β–谷甾醇等。

【适用人群】现代研究证实，本品具有镇静催眠、降血脂等作用。临床主要用于治疗疥疮、高脂血症等疾病。

【用法用量】煎服，9～15克。

【应用】在药膳、保健食品制作时，可选用煮、炖、炸、烧等烹饪技法。

五、远志

远志别名苦远志、远志肉，为远志科植物远志的根。主产于山西、陕西、河北、河南等地。通常在春季或秋季采挖，晒干。

【性味】其性温，味苦、辛。

【功能】安神益智，祛痰，消痈肿。主治心神不宁、失眠多梦、心悸怔忡、健忘、癫痫惊狂、咳嗽痰多、痈疽疮毒、乳房肿痛、喉痹等。

【适用人群】现代研究证实，本品具有祛痰、镇咳、降血压、催眠、兴奋子宫的作用。此外，尚有抑菌、抗衰老的作用。临床上主要治疗急性乳腺炎、小儿遗尿、心肌炎、阴道滴虫等疾病。

【注意事项】阴虚阳亢、脾胃虚弱者忌服。胃溃疡或胃炎者慎服。

【用法用量】煎服，3～9克。

【应用】在药膳、保健食品制作时，可选用酒浸及煮、炖、烧等烹饪技法。

第十七节　清热化痰类

一、浙贝母

浙贝母别名浙贝、象贝、大贝母，为百合科植物浙贝母的鳞茎。主产于浙江、安徽、江苏等地。通常在5～6月采挖，擦去外皮，拌贝壳粉、火石灰，吸去浆液，再晒干。

【性味】其性寒，味苦。

【功能】清热化痰，散结解毒。主治风热痰热咳嗽、瘰疬、瘿瘤、肺痈、疮毒乳痈等。

【成分】含生物碱，主要含浙贝母碱、去氢浙贝母碱、贝母醇、贝母丁碱、贝母酚碱等。

【适用人群】现代研究证实，本品具有镇咳、祛痰、解痉、降血压及镇痛、镇静等作用。临床上主要用于治疗肝硬化腹水、婴幼儿消化不良等疾病。

【注意事项】脾胃虚寒及有湿痰者不宜服。反乌头。

【用法用量】煎服，5～9克。

【应用】在药膳、保健食品制作时，可选用煮、炖、蒸、烧等烹饪技法。

二、川贝母

川贝母别名贝母、青贝、炉贝，为百合科植物川贝母、暗紫贝母、甘肃贝母或梭砂贝母的鳞茎。主产于四川、云南、青海等地。通常在夏秋两季采挖、晒干。

【性味】其性微寒，味甘、苦。

【功能】润肺止咳，清热化痰，散结消肿。主治虚劳咳嗽、燥痰、热痰、肺痈、乳痈、疮痈等。

【成分】含多种生物碱（青贝碱、松贝碱、川贝碱、岷贝碱、炉贝碱等）、蔗糖等。

【适用人群】现代研究证实，本品具有祛痰、镇咳、解痉、降血压及抗溃疡等作用。临床上主要用于治疗肝硬化腹水、急慢性支气管炎、乳头皲裂等疾病。

【注意事项】脾胃虚寒及有湿痰者忌服。反乌头。

【用法用量】煎服，3～10克。

【应用】在药膳、保健食品制作时，可选用煨、煮、炖、蒸等烹饪技法。

三、平贝母

平贝母别名平贝，为百合科植物平贝母的鳞茎。主产于东北。通常在初夏采挖，晒干或烘干。

【性味】其性微寒，味甘、苦。

【功能】清肺化痰，散结消肿。主治肺热咳嗽、咳痰带血、肺痈、瘰疬、乳痈等。

【成分】主要含川贝母碱、贝母辛碱、平贝碱苷等。

【适用人群】现代研究证实，本品具有降血压、加强子宫收缩、抑制胃肠运动功能等作用。

【注意事项】脾胃虚寒、湿痰盛者慎服。

【用法用量】煎服，3～9克。

【应用】在药膳、保健食品制作时，可选用煮、蒸等烹饪技法。

四、竹茹

竹茹别名淡竹茹、青竹茹、竹皮，为禾本植物淡竹、青竿竹或大头典竹的茎秆的中间层。主产于长江流域及南方各省。通常全年均可采收，刮去外层青皮，将中间层刮成丝状，阴干。

【性味】其性凉，味甘。

【功能】清热化痰，除烦止呕，凉血。主治肺热咳嗽、痰黄稠、心烦不寐、呃逆、妊娠恶阻、吐血、衄血等。

【成分】含2，5–二甲氧基–对–羟基苯甲醛、丁香醛、松柏醛等。

【适用人群】现代研究证实，本品有明显的抑菌作用。临床上主要治疗妊娠恶阻、皮肤溃疡等疾病。

【注意事项】胃寒呕吐者忌服。

【用法用量】煎服，6～10克。

【应用】在药膳、保健食品制作时，可选用烧、煮、炖、蒸等烹饪技法及酒浸。

五、桔梗

桔梗别名苦梗、苦桔梗，为桔梗科植物桔梗的根。全国大部分地区均产。通常在秋季采挖，刮去外皮，水浸，晒干。

【性味】其性平，味苦、辛。

【功能】宣肺利咽，祛痰排脓。主治咳嗽痰多、咽喉肿痛、失音、胸满胁痛、肺痈吐脓等。

【成分】含桔梗皂苷、远志酸、桔梗皂苷元、菊糖、桔梗聚糖等。

【适用人群】本品具有良好的祛痰作用，并有镇静、镇痛、解热、降血压、降血糖，以及提高白细胞活力等作用。临床上还用于治疗呼吸系统疾病、消化不良性肠炎、黄褐斑等疾病。

【注意事项】胃、十二指肠溃疡者慎服；阴虚久咳、气逆咯血、呕吐者忌服。

【用法用量】煎服，一次常用量3～10克。

【应用】桔梗为排脓之君药，是呼吸系统疾病的常用药。在药膳、保健食品制作时，可选用煮、炖、蒸等烹制方法。

第十八节　温化寒痰类

一、黄芥子

黄芥子别名芥子、芥菜子、青菜子，为十字花科植物芥菜的成熟种子。全国各地均产。通常在夏末果实成熟时采收，打出种子，晒干。

【性味】其性热，味辛。

【功能】温中散寒，利水化痰，通经络，消肿毒。主治胃寒呕吐、心腹疼痛、肺寒咳嗽、痹证、喉痹、流痰、跌打损伤等。

【成分】含芥子酶、芥子酸、芥子碱、脂肪油、蛋白质等。

【适用人群】本品有明显的刺激作用，小剂量使消化液增加，大剂量可引起呕吐等。临床上还用于治疗神经痛、风湿痛、胸膜炎、扭伤、顽固性呃逆等疾病。

【注意事项】大量服用易引起呕吐；肺虚咳嗽及阴虚火旺者忌服。

【用法用量】煎服，一次常用量 3 ~ 10 克。

【应用】黄芥子多作为食用调味品。黄芥子粉即“芥末粉”，也可制成“芥末油”。在药膳、保健食品制作时，可作为熟食或凉菜辛辣调味品。

二、橘红

橘红别名桔红、芸皮、芸红，为芸香科植物橘、福橘或朱橘的外层红色果皮。主产于江苏、浙江、江西、福建、四川等地。通常在果实成熟时采收，剥取外果皮，晒干或晾干。

【性味】其性温，味辛、苦。

【功能】散寒燥湿，宽中理气，化痰。主治风寒咳嗽、恶心呕吐、胸痛胀闷等。

【成分】含橙皮苷、维生素 C、色素等。

【注意事项】阴虚燥咳及久嗽气虚者不宜服。

【用法用量】煎服，一次常用量 3 ~ 6 克。

【应用】在药膳、保健食品制作时，可选用煮、炖等烹制方法。

第十九节　止咳平喘类

一、杏仁

杏仁别名杏核仁，为蔷薇科植物杏或山杏的干燥成熟种子，分为苦杏仁、甜杏仁，其中甜杏仁为栽培品种。主产于东北、华北等地，以山东产质佳。通常在夏季果实成熟后采摘，取种仁，晒干。

【性味】甜杏仁：性微温，微苦，有小毒；苦杏仁：性温，味苦，有毒。

【功能】祛痰平喘，润肺止咳，润肠通便。甜杏仁主治肺虚咳喘、肠燥便秘等；苦杏仁主治外感咳嗽、痰多、气喘、肠燥便秘等。

【成分】含苦杏仁苷、脂肪油、蛋白质及各种游离氨基酸、苦杏仁苷酶等。

【适用人群】本品能抑制咳嗽中枢而起到镇咳平喘作用；对蛔虫、钩虫及伤寒、副伤寒杆菌有抑制作用，且有润滑通便作用。此外，本品水解后所含产物氢氰酸可引起中毒，延髓等生命中枢抑制麻痹，造成呼吸麻痹而死亡。临床上还用于治疗慢性气管炎、慢性咽炎、某些癌症、上消化道溃疡、足癣等疾病。

【注意事项】苦杏仁有毒，用量不宜过大，婴儿慎用，阴虚咳嗽及大便溏泻者忌服；甜杏仁使用前必须用开水浸烫处理，去毒，然后食用。

【用法用量】煎服，一次常用量 3～10 克。

【应用】甜杏仁多食用，苦杏仁多药用。因杏仁有毒，故在药膳、保健食品制作时，应用沸水浸烫，再换清水浸泡，并换水 6 次以上。泡好后，逐个去皮，掐去杏仁尖部，方可食用。可选用炖、煮、蒸、炒、烧等烹制方法。

二、桑白皮

桑白皮别名桑根皮、桑皮、白桑皮，为桑科植物桑的根皮。全国大部分均产。通常在冬季采挖，剥取根皮，晒干。

【性味】其性寒，味甘。

【功能】泻肺平喘，利水消肿。主治肺热咳喘、胀满喘急、水肿、小便不利等。

【成分】含伞形花内酯、东莨菪内酯、黄酮类成分（桑根皮素、桑素、桑皮色烯素、环桑素等）、鞣质、黏液质等。

【适用人群】现代研究证实，本品具有轻度止咳、利尿、降血压、镇静、镇痛、降温、抗菌及抑制癌细胞作用。临床上主要用于治疗高血压病、小儿流涎等疾病。

【注意事项】肺虚无火、风寒咳嗽者忌服。

【用法用量】煎服，6～15 克。

【应用】在药膳、保健食品制作时，可选用炒、煮、炖、蒸、烧等烹饪技法。

三、紫苏子

紫苏子别名苏子，为唇形科植物紫苏的成熟果实。全国各地均产。通常在秋季果实成熟时采收，晒干。

【性味】其性温，味辛。

【功能】下气，消痰，润肺，滑肠。主治咳逆、痰喘、气滞便秘等。

【成分】含脂肪油（不饱和脂肪酸、亚麻酸等）、维生素 B_1 等。

【适用人群】临床上主要治疗慢性支气管炎、胃神经官能症等。

【注意事项】气虚咳嗽、阴虚咳喘、脾虚便秘者忌服。

【用法用量】煎服，一次常用量 5～9 克。

【应用】在药膳、保健食品制作时，可用煎煮法，也可炒熟研细粉食用。

四、罗汉果

罗汉果别名拉汉果，为葫芦科植物罗汉果的成熟果实。主产于广西。通常在 9～10 月果实成熟时采摘，用火烘干。

【性味】其性凉，味甘。

【功能】清肺利咽，化痰止咳，润肠通便。主治咳喘、咽痛、肠燥便秘等。

【成分】主要含三萜苷类成分、黄酮类成分，以及大量糖类、蛋白质、微量元素等。

【适用人群】本品具有明显的镇咳、祛痰作用。可降低谷丙转氨酶活力，增强机体的细胞免疫功能。临床上还用于治疗慢性气管炎、慢性咽炎、糖尿病、颈淋巴结核等疾病。

【注意事项】肺寒及外感咳嗽者忌用。

【用法用量】煎服，一次常用量 10～15 克。

【应用】罗汉果含甜味物质，甜度比食糖高 300 倍，对不能吃糖的糖尿病患者是理想的食用甜剂。在药膳、保健食品制作时，可选用煮、炖、烧等烹制方法。

第二十节　化湿类

一、藿香

藿香别名枝香、土藿香，为唇形科植物广藿香或藿香的全草。主产于广东、海南、四川、江苏、浙江等地。通常在夏秋季枝叶茂盛时采割，晒干或烘干。

【性味】其性微温，味辛。

【功能】和中止呕，化湿祛暑。主治暑湿感冒、脘腹痞闷、呕吐、泄泻等。

【成分】广藿香及藿香均含挥发油、苦味酸等。

【适用人群】本品可增进消化，对胃肠平滑肌有解痉作用，还具有抗真菌、收敛止泻等作用。临床上还用于治疗念珠菌性阴道炎、夏季胃肠型感冒、轻度中暑等疾病。

【注意事项】阴虚火旺、胃热作呕、血燥者忌服。

【用法用量】煎服，一次常用量 5～9 克。

【应用】在药膳、保健食品制作时，可选用煮、炖等烹制方法。

二、佩兰

佩兰别名兰草、香草，为菊科植物佩兰的地上部分。主产于浙江、江苏、河北、山东等地。通常在夏秋季分两次采割，晒干或鲜用。

【性味】其性平，味辛。

【功能】芳香化湿，解暑辟秽，止泻。主治暑湿感冒、寒热头痛、脘痞不饥、恶呕、口中甜腻、多涎等。

【成分】含挥发油（对－聚伞花素、乙酸橙花醇酯等）、香豆精、麝香草氢醌等。

【适用人群】现代研究证实，本品具有抑菌、抑制流感病毒及祛痰作用。临床上主要用于治疗夏季感冒、中暑等。

【注意事项】气虚、阴虚者慎服。

【用法用量】煎服，5～10 克；鲜用 10～20 克。

【应用】在药膳、保健食品制作时，可选用煮、炖等烹饪技法。

三、苍术

苍术别名赤术、青术，为菊科植物茅苍术或北苍术的根茎。主产于江苏、湖北、河南、河北、山西、陕西等地。通常在春秋两季采挖，晒干。

【性味】其性温，味辛、苦。

【功能】燥湿健脾，祛风散寒。主治脘腹胀闷、呕恶食少、吐泻乏力、痰饮、水肿、风湿痹痛等。

【成分】含挥发油（苍术素、苍术酮、茅术醇、桉叶醇等）、B族维生素、维生素A类物质等。

【适用人群】现代研究证实，本品具有促进胃肠蠕动、镇静、降血糖、利尿等作用。临床上主要治疗胃下垂、小儿厌食症、糖尿病、鼻息肉等疾病。

【注意事项】阴虚内热、气虚多汗者忌服。

【用法用量】煎服，5～9克。

【应用】在药膳、保健食品制作时，可选用煮、炖、烧、蒸等烹饪技法。

四、白扁豆花

白扁豆花别名南豆花，为豆科植物扁豆的花蕾。全国大部分地区有产。通常在7～8月间采收未完全开放的花，晒干或阴干。

【性味】其性平，味甘。

【功能】健脾和胃，清暑化湿。主治痢疾、泄泻、赤白带下等。

【成分】含黄酮类、香豆精、原花青素、花青素等。

【适用人群】本品可抑制宋内氏型、弗氏型痢疾杆菌生长。临床上还用于治疗细菌性痢疾、闭合性软组织损伤等疾病。

【注意事项】本品性质平和，应用时基本上无禁忌。

【用法用量】煎服，一次常用量3～9克。

【应用】在药膳、保健食品制作时，仅用于煎、煮。

五、砂仁

砂仁别名缩砂仁、阳春砂，为姜科植物阳春砂、绿壳砂或海南砂的成熟果实或种子。主产于两广、云南、海南、福建等地。通常在夏秋季果实成熟时采收，晒干或低温干燥。

【性味】其性温，味辛。

【功能】行气调中，化湿和胃，止泻，安胎。主治腹痛、腹胀、食滞吐泻、妊娠胎动不安等。

【成分】主要含挥发油、右旋樟脑、龙脑、芳樟醇、皂苷等。

【适用人群】本品可增强胃肠运动、消除肠胀气，并能抑制血小板凝集等。临床上还用于治疗慢性胃炎、小儿厌食症、慢性粒细胞型白血病等疾病。

【注意事项】阴虚有热、血燥者忌服。

【用法用量】煎服，一次常用量 2 ~ 6 克。

【应用】在药膳、保健食品制作时，可选用炒、煮、炖、蒸、烧、卤等烹制方法。

六、白豆蔻

白豆蔻别名豆蔻、白蔻，为姜科植物白豆蔻或爪哇白豆蔻的成熟果实。主产于越南、泰国、印尼等国。通常在果实成熟后采收，晒干。

【性味】其性温，味辛。

【功能】行气温中，化湿止呕。主治胸腹虚胀、食少无力、呕吐、反胃等。

【成分】含挥发油（1，8- 桉叶素、β- 蒎烯、石竹烯、月桂烯、松油烯、龙脑乙酸酯等）。

【适用人群】现代研究证实，本品具有芳香健胃、止呕、抑制结核杆菌作用。临床上主要治疗气滞、食滞、胸闷、腹胀、反胃、吐逆、慢性肾衰竭等。

【注意事项】阴虚血燥者忌服。

【用法用量】煎服，1 ~ 6 克。

【应用】在药膳、保健食品制作时，可选用煮、炖、蒸、烧、卤等烹饪技法。

第二十一节　行气类

一、青皮

青皮别名青橘皮、青柑皮，为芸香科植物橘及其栽培变种的幼果或未成熟果实的果皮。通常在春末夏初时采收，晒干。

【性味】其性温，味苦、辛。

【功能】疏肝破气，消积化滞。主治肝郁气滞之胸胁胀痛、疝气疼痛、乳房肿痛、气滞胃脘疼痛、食积不化、久疟痞块等。

【成分】含挥发油（柠檬烯、β- 蒎烯、α- 松油烯、芳樟醇等）、多种氨基酸、黄酮苷类等。

【适用人群】现代研究证实，本品能促进消化液分泌，排出肠内积气，具有利胆、升血压、调节心肌功能及祛痰平喘作用。临床上主要用于治疗急性乳腺炎、胆石症、心律失常、休克等疾病。

【注意事项】气虚者慎服。

【用法用量】煎服，3 ~ 9 克。

【应用】在药膳、保健食品制作时，可选用煮、炖、烧、炒、蒸等烹饪技法。

二、枳壳

枳壳别名酸橙枳壳，为芸香科植物酸橙及其栽培变种代代花的近成熟果实。主产于四川、江西、浙江、福建等地。通常在 7 ~ 8 月采收未熟的果实，剖开，晒干或烘干。

【性味】其性凉，味苦、酸。

【功能】理气开胸，行滞消积。主治胸痞、胁胀、食积、呕逆、下利后重、脱肛、子宫脱垂等。

【成分】含挥发油、黄酮苷（橙皮苷、新橙皮苷）、维生素 C 等。

【适用人群】现代研究证实，本品具有抗血栓、抗溃疡、强心、升血压等作用。临床上主要用于治疗子宫脱垂、胃肠无力性消化不良、胃扩张等疾病。

【注意事项】脾胃虚寒者及孕妇慎服。

【用法用量】煎服，3 ~ 9 克。

【应用】在药膳、保健食品制作时，可选用煮、炖、蒸、烧等烹饪技法。

三、枳实

枳实别名川枳实，为芸香科植物酸橙及其栽培变种或甜橙的幼果。主产于四川、江西、福建、江苏等地。通常在 5 ~ 6 月采收自落未熟果实，剖开晒干。

【性味】其性凉，味苦、酸。

【功能】破气消积，化痰消痞。主治胸腹胀满、胸痹痞满、食积、便秘或下利、产后腹痛、脏器下垂等。

【成分】同“枳壳”。

【适用人群】现代研究证实，本品能缓和小肠痉挛，并具有利胆、抗溃疡、强心、增加心脑肾等器官的血流量及升高血压等作用。临床上主要用于治疗胆汁反流性胃炎、胃下垂、子宫脱垂、心力衰竭、冠心病等疾病。

【注意事项】脾胃虚寒者及孕妇慎服。

【用法用量】煎服，3 ~ 10 克。

【应用】在药膳、保健食品制作时，可选用煮、炖、蒸等烹饪技法与酒浸。

四、厚朴

厚朴别名赤朴、厚皮，为木兰科植物厚朴或凹叶厚朴的树皮或根皮。主产于四川、湖北、江西等地。通常在 4 ~ 6 月剥取，阴干，堆置“发汗”，蒸软，干燥。

【性味】其性温，味苦、辛。

【功能】温中燥湿，下气除满，消痰。主治湿阻中焦、脘腹胀满、食积气滞、腹胀便秘、咳喘胸闷等。

【成分】含厚朴酚、厚朴醛、挥发油（主要成分为桉叶醇）等。

【适用人群】现代研究证实，本品具有抗菌、松弛肌肉、降血压等作用。临床上主要用于治疗阿米巴痢疾、腹部手术后鼓肠现象、肠梗阻、肠粘连等疾病。

【注意事项】气虚津亏者慎服。

【用法用量】煎服，3～9克。

【应用】在药膳、保健食品制作时，可选用煮、炖、蒸、烧等烹饪技法。

五、厚朴花

厚朴花别名调羹花，为木兰科植物厚朴或凹叶厚朴的干燥花蕾。通常在春末夏初花将开放时采收，蒸10分钟，烘干或晒干。

【性味】其性温，味苦、辛。

【功能】理气宽中，开郁化湿。主治脾胃湿阻气滞之胸腹胀痛、食欲不振等。

【成分】含厚朴酚、樟脑等。

【适用人群】临床上主要用于治疗胃肠型感冒等。

【注意事项】阴虚津亏者忌服。

【用法用量】煎服，3～6克。

【应用】在药膳、保健食品制作时，可选用炒、烧、煮、炖等烹饪技法。

六、橘皮

橘皮别名陈皮、广陈皮，为芸香科植物橘及其栽培变种的成熟果皮。主产于两广、四川、福建、浙江、江西等地。通常在秋末冬初果实成熟时采收，剥取果皮，阴干或晒干。

【性味】其性温，味辛、苦。

【功能】健脾燥湿，理气化痰。主治脘腹胀痛、呕吐、呃逆、湿痰咳嗽、胸痛等。

【成分】含挥发油、橙皮苷、胡萝卜素、维生素C、维生素B_1等。

【适用人群】本品能增强心肌收缩力，升高血压，对胃肠有抑制作用；还具有祛痰、抗氧化、利胆、降血脂等作用。临床上还用于治疗各种胃炎、结肠炎、急性乳腺炎、小儿喘息性支气管炎等疾病。

【注意事项】吐血者慎服；气虚及阴虚燥咳者不宜服。

【用法用量】煎服，一次常用量3～9克。

【应用】在药膳、保健食品制作时，可选用炒、煮、炖、蒸、烧、卤等烹制方法。

七、佛手

佛手别名佛手柑，为芸香科植物佛手的果实。主产于四川、广东、福建、广西、云南等地。通常在秋季果实尚未变黄或刚变黄时采收，切片，晒干或鲜用。

【性味】其性温，味辛、苦。

【功能】疏肝解郁，理气和中，化痰。主治肝郁胸胁胀痛、气滞胃痛、呕吐、痰饮咳喘等。

【成分】含挥发油、香豆精类化合物、黄酮类化合物。

【适用人群】本品对肠道平滑肌有明显抑制作用，可降低血压、保护心肌，尚有一定的平喘、祛痰作用。临床上还用于治疗慢性支气管炎、肺气肿、消化不良、传染性肝炎、胃痛等疾病。

【注意事项】阴虚有火、无气滞症者慎服。

【用法用量】煎服，一次常用量 3～10 克。

【应用】在药膳、保健食品制作时，可选用炖、煮、蒸等烹制方法。

八、香橼

香橼，为芸香科植物枸橼或香圆的成熟果实。主产于云南、四川、浙江、江苏等地。通常在 9～10 月果实成熟时采收，晒干或低温干燥。

【性味】其性温，味辛、微苦、酸。

【功能】理气疏肝，解郁化痰。主治脘腹胀痛、胁肋胀闷不舒、痰饮咳嗽等。

【成分】含橙皮苷、柠檬酸、果胶、维生素 C 及挥发油等。

【适用人群】本品具有抗感染、抗病毒、健胃和祛痰作用。临床上还用于治疗浅表性胃炎、消化道溃疡、胃癌前期病变等疾病。

【注意事项】阴虚血燥及气虚者、孕妇慎服。

【用法用量】煎服，一次常用量 3～6 克。

【应用】在药膳、保健食品制作时，可选用煎、煮等烹制方法。

九、香附

香附别名莎草根、香附米，为莎草科植物莎草的根茎。全国大部分地区均产。通常在秋季采挖，煮或蒸后，晒干。

【性味】其性平，味辛、微苦、甘。

【功能】疏肝解郁，调经止痛。主治肝郁气滞之胁痛、疝气腹痛、月经不调、痛经、乳房胀痛、脘腹痞满胀痛、嗳气吞酸、纳呆等。

【成分】含挥发油（主要成分为β–蒎烯、柠檬烯、香附烯、香附醇、桉叶素等）、葡萄糖、果糖、淀粉等。

【适用人群】现代研究证实，本品具有抑制子宫收缩、利胆保肝、强心、降血压、抑菌等作用。临床上主要用于治疗痛经、乳腺增生症、各种腰痛、胃及十二指肠溃疡等疾病。

【注意事项】气虚无滞、阴虚血热者忌服。

【用法用量】煎服，6～9克。

【应用】在药膳、保健食品制作时，可选用炒、煮、炖、煨、蒸、烧等烹饪技法。

十、木香

木香别名南木香、广木香，为菊科植物木香或川木香的根。广木香主产于南亚，我国主产于云南、广西、四川等地。通常在秋冬二季采挖，晒干。

【性味】其性温，味辛、苦。

【功能】行气止痛，健脾消食。主治脘腹胀痛、食积不化、泻痢、里急后重、胸胁胀痛、寒疝腹痛等。

【成分】含挥发油（紫杉烯、木香烯、木香醇等）、豆甾醇、树脂、木香碱等。

【适用人群】现代研究证实，本品具有促进消化液分泌、抗胃溃疡损伤、利胆、抗菌、利尿等作用。临床上主要用于治疗慢性萎缩性胃炎、急性腹泻、胆石症、肝炎、菌痢、消化性溃疡等疾病。

【注意事项】阴虚津液不足者忌服。

【用法用量】煎服，1.5～5克。

【应用】木香为增香调味品之一。在药膳、保健食品制作时，可选用炖、煮、卤等烹饪技法。

十一、薤白

薤白别名野蒜、小独蒜、小蒜，为百合科植物小根蒜的鳞茎。主产于东北、河北、江苏、湖北等地。通常在春季或夏秋季采挖，晒干或鲜用。

【性味】其性温，味辛、苦。

【功能】通阳散结，理气导滞。主治胸痹心痛、脘腹痞满胀痛、泻痢等。

【成分】含蒜氨酸、大蒜糖、前列腺素等。

【适用人群】本品具有抗氧化、降血脂、保护心脏、抑制细菌作用。临床上还用于治疗室性早搏、心绞痛、慢性心功能不全、急慢性支气管炎、哮喘等疾病。

【注意事项】气虚及发热者慎服。

【用法用量】煎服，一次常用量 5～9 克；鲜品 30～60 克。

【应用】在药膳、保健食品制作时，可选用炒、煮等烹制方法，也可腌渍食用。

十二、代代花

代代花别名回青橙，为芸香科植物代代花的花蕾。主产于江苏、浙江等地。通常在 5～6 月间采摘花蕾，烘干。存放时置阴凉干燥处。

【性味】其性平，味甘、微苦。

【功能】疏肝，和胃，理气。主治胸中痞闷、脘腹胀痛、呕吐、少食等。

【成分】主要含挥发油、橙皮苷、柚皮苷等。

【适用人群】临床上用于治疗慢性肝炎、月经不调等疾病。

【注意事项】本品性质平和，应用时基本上无禁忌。

【用法用量】煎服，一次常用量 1.5～3 克。

【应用】代代花以花蕾入药，含挥发油，故在药膳、保健食品的制作中，宜在最后加入，时间不宜过长。可选用煮、蒸、炒等烹制方法。

十三、玫瑰花

玫瑰花为蔷薇科植物玫瑰的花蕾。全国各地均产。通常在春末夏初花即将开放时采摘，低温干燥。

【性味】其性温，味甘、微苦。

【功能】理气解郁，活血祛瘀，止痛。主治肝胃气滞之脘腹胀痛、月经不调、经前乳房胀痛、跌打损伤、痈肿疼痛等。

【成分】含挥发油（香茅醇、橙花醇、丁香油酚、苯乙酸等）、苦味质、鞣酸、有机质、脂肪酸、槲皮素、红色素等成分。

【适用人群】现代研究证实，本品可促进胆汁分泌，并对心肌缺血有一定的保护作用。临床上主要用于治疗冠心病、胃炎、消化不良、肺结核咯血、美容等。

【注意事项】阴虚有火者慎服。

【用法用量】煎服，3～6 克。

【应用】在药膳、保健食品制作时，可选用炒、烧、炖、煮等烹制技法与酒浸。

第二十二节　温里类

一、肉桂

肉桂别名桂皮、玉桂，为樟科植物肉桂的干燥树皮。主产于两广、云南等地。通常在8～10月剥取，阴干。

【性味】其性热，味辛、甘。

【功能】补火助阳，温经通脉，祛寒止痛。主治肾虚阳痿、阴冷、腰痛、腹部冷痛、寒病、经闭、痛经等。

【成分】含桂皮醛、桂皮醇、乙酸桂皮酯、香豆素、黏液、鞣质等。

【适用人群】本品具有降血压作用，并有镇静、镇痛、解热、抗惊厥的作用，可增强消化机能。此外，具有明显的杀菌作用。临床上还用于治疗肾虚腰痛、小儿腹泻、支气管哮喘、神经性皮炎、老年性支气管肺炎等疾病。

【注意事项】阴虚内热、里有实热、血热妄行者忌服，孕妇慎用。

【用法用量】煎服，一次常用量1～3克。

【应用】在药膳、保健食品制作时，可选用焖、炖、煮、蒸、熬、卤等烹制方法。

二、干姜

干姜，为姜科植物姜的干燥根茎。全国各地均产。采挖洗净后，晒干或微火烘干。

【性味】其性热，味辛。

【功能】温中散寒，回阳通脉，温肺化饮。主治心腹冷痛、呕吐、泄泻、肢冷脉微、寒饮喘咳等。

【成分】含姜烯、水芹烯、姜辣素、龙脑、姜醇等。

【适用人群】本品具有镇静、镇痛、抗感染、止呕、升血压作用，并具有显著的灭螺和抗血吸虫作用。临床上还用于治疗急性胃肠炎、慢性胃炎等疾病及预防晕船等。

【注意事项】阴虚内热、血热妄行者忌服。

【用法用量】煎服，生姜一次常用量3～9克；干姜一次常用量2～5克。

【应用】在药膳、保健食品制作时，可选用煮、炖、蒸、烧、焖等烹制方法。

三、丁香

丁香别名公丁香，为桃金娘科植物丁香的干燥花蕾。主要分布于马来群岛及非洲，我国广东、广西亦有栽培；通常在 9 月至次年 3 月花蕾由绿转为鲜红时采收，晒干。本品存放时应注意密封，置阴凉干燥处，避免气味散失。

【性味】其性温，味辛。

【功能】温中降逆，散寒止痛，暖肾助阳。主治呃逆、胃寒呕吐、脘腹冷痛、男子阳痿、女子宫寒。

【成分】本品气味强烈芳香，味辛，富油性。花蕾中含挥发油，主要成分为丁香油酚、β– 丁香烯、乙酰基丁香油酚及少量其他成分。

【适用人群】现代研究证实，本品具有增强胃功能、促进胃液分泌作用，对葡萄球菌、链球菌及白喉、变形、大肠、伤寒等杆菌均有抑制作用。此外，还有较好的驱虫作用，临床上还常单用或与其他药物合用来治疗胃痛、胃气上逆、喉间呃呃有声、恶心、呕吐、腹痛、肠鸣、腹泻、胃肠功能紊乱、急性胃肠炎、妊娠呕吐、足癣和体癣等疾病。

【注意事项】热病及阴虚内热者忌服。

【用法用量】煎服，一次常用量 1 ~ 3 克。

【应用】丁香含有丁香油酚等易挥发的成分，因此在药膳食疗烹制过程中，应在最后加入为宜，切不可过早使用。丁香是著名的增香调味剂，多用于卤制菜类。

四、小茴香

小茴香别名小香、谷茴香、谷香，为伞形科植物茴香的干燥成熟果实，全国各地均有栽培。药材主产于山西、甘肃、内蒙古、东北、四川、广西等地。通常在秋季采收成熟果实，晒干。

【性味】其性温，味辛。

【功能】温肾散寒，和胃理气。主治寒病、少腹冷痛、痛经、肾虚腰痛、胃痛、呕吐等。

【成分】含挥发油，主要成分为茴香脑、小茴香酮、脂肪油等。

【适用人群】本品可降低胃的张力，抑制胃液分泌，同时可促进肠的蠕动，并能促进胆汁分泌。此外，尚有镇痛及已烯雌酚样作用。临床上还用于治疗小儿脐周疼痛、十二指肠溃疡、嵌闭性小肠病、鞘膜积液、阴囊象皮肿等疾病。

【注意事项】阴虚内热者慎用。

【用法用量】煎服，一次常用量 3 ~ 6 克。

【应用】小茴香所含主要成分为茴香脑，是成分复杂的挥发油。它是常用的烹饪调料，也是复合调料的配料。在制作药膳或保健食品的过程中，时间不宜过长，或后期加入为宜。可选用炒、炖、煮、蒸、卤等烹制方法。

五、花椒

花椒别名蜀椒、川椒、巴椒，为芸香科植物花椒或青椒的成熟果皮。我国大部分地区均产。通常在8～10月果实成熟时采收，晒干。

【性味】其性温，味辛。

【功能】温中止痛，杀虫止痒。主治中寒腹痛、呕吐泄泻、痢疾、风湿痹痛、虫积腹痛、湿疹、阴痒等。

【成分】主要含挥发油、甾醇、不饱和有机酸等。

【适用人群】本品对小肠有双向调节作用（小剂量兴奋、大剂量抑制），并有镇痛、消炎作用，对皮肤癣菌和真菌有一定的抑制和杀灭作用。临床上还用于治疗胆道蛔虫病、顽癣、真菌性阴道炎、牙痛等疾病。

【注意事项】孕妇慎服；阴虚内热者忌服。

【用法用量】煎服，一次常用量2～6克。

【应用】为家庭常用调味品。以香麻的味道为特色。在药膳、保健食品制作时，可选用炒、烧、炸、炖、煮、蒸、煨、焖、卤等烹制方法。

六、荜茇

荜茇别名荜拨，为胡椒科植物荜茇的近成熟或成熟果穗。主产于云南、广东，国外主产于印尼、菲律宾等地。通常在9～10月果穗由绿变黑时采收，晒干。

【性味】其性热，味辛。

【功能】温中散寒，下气止痛。主治胃寒腹痛、呕吐、呃逆、泄泻等。

【成分】含胡椒碱、四氢胡椒酸、挥发油等。

【适用人群】现代研究证实，本品能降低胆固醇，具有抗心肌缺血、镇静、镇痛、解热及纠正心律失常等作用。临床上主要治疗心绞痛、乳腺炎和牙痛等。

【注意事项】实热郁火、阴虚内热者忌服。

【用法用量】煎服，1.5～3克。

【应用】在药膳、保健食品制作时，可选用炒、烧、煮、炖、蒸等烹饪技法。

七、黑胡椒

黑胡椒别名黑川，为胡椒科植物胡椒的近成熟果实。主产于两广、云南、东南亚等地。通常在果实呈暗绿色时采收，晒干。

【性味】其性热，味辛。

【功能】温中散寒，消痰。主治胃寒腹痛、呕吐、反胃、泄泻、癫痫痰多等。

【成分】含胡椒碱、胡椒脂碱、胡椒新碱、挥发油等。

【适用人群】本品具有升血压、抗感染、抗惊厥、祛风、健胃等作用。临床上还用于治疗小儿消化不良性腹泻、慢性肾炎、慢性气管炎、牙痛、慢性湿疹等疾病。

【注意事项】阴虚有火者忌服。

【用法用量】煎服，一次常用量 1～3 克。

【应用】胡椒因成熟程度不同，可分为黑胡椒与白胡椒，是常用的调味品之一，可加工成胡椒粉。在药膳、保健食品制作时，各种烹制方法均可使用。

八、胡芦巴

胡芦巴别名苦豆、胡巴，为豆科植物胡芦巴的种子。主产于河南、安徽、四川等地。通常在秋季种子成熟时采割，晒干，打出种子。

【性味】其性温，味苦。

【功能】温肾阳，祛寒湿，止痛。主治寒疝腹痛、足膝冷痛、寒湿脚气、阳痿滑泄等证。

【成分】含胡芦巴碱、胆碱、龙胆宁碱、皂苷元、黄酮类、脂肪油、蛋白质、糖类等。

【适用人群】现代研究证实，本品具有降血糖、抗感染、利尿、降血压等作用。临床上主要用于治疗糖尿病、防治高山反应等。

【注意事项】阴虚内热者忌服。

【用法用量】煎服，3～10 克。

【应用】在药膳、保健食品制作时，可选用煮、蒸、炖、烧等烹饪技法及酒浸。

九、吴茱萸

吴茱萸别名吴萸，为芸香科植物吴茱萸的近成熟果实。主产于贵州、广西、四川、湖南、云南等地。通常在 8～10 月果实显绿色时采摘，晒干或低温干燥。

【性味】其性热，味辛、苦。

【功能】散寒止痛，温中理气，燥湿止呕。主治脘腹冷痛、厥阴头痛、寒疝腹痛、呕吐吞酸、虚寒泄泻等。

【成分】含挥发油（吴茱萸烯、罗勒烯、吴茱萸内酯等）、生物碱（吴茱萸碱、吴茱萸次碱、吴茱萸因碱等）、吴茱萸酸等。

【适用人群】现代研究证实，本品可缓解肠痉挛、抗胃溃疡，具有降血压、抗凝、保护心肌作用。临床上主要治疗呃逆、高血压病、小儿支气管肺炎、牛皮癣等疾病。

【注意事项】阴虚内热者忌服；不宜多服、久服。

【用法用量】煎服，1.5～4.5 克。

【应用】在药膳、保健食品制作时，可选用煮、炖等烹饪技法与酒浸。

十、高良姜

高良姜别名良姜、小良姜，为姜科植物高良姜的干燥根茎。主产于两广、海南、中国台湾等地。通常在夏末秋初采挖，洗净，晒干。

【性味】其性热，味辛。

【功能】温胃散寒，行气止痛。主治胃寒冷痛、脘腹胀痛、呕吐泄泻、食滞等。

【成分】含挥发油、高良姜素、槲皮素等。

【适用人群】本品对多种革兰阳性菌有抑制作用，并具有抗感染、镇痛作用。此外，还能抗腹泻、提高胃液排出量。临床上还用于治疗胃痛、复发性口腔溃疡、牙痛、心绞痛等疾病。

【注意事项】阴虚有热者忌服。

【用法用量】煎服，一次常用量 3～6 克。

【应用】高良姜是增香的调味品之一，在药膳、保健品制作时，可选用炖、蒸、烧、卤等烹制方法，用于卤菜最多。

十一、八角茴香

八角茴香别名八角、大茴香，为木兰科植物八角茴香的干燥成熟果实。主要分布于福建、两广、云南、贵州等地。通常在 2～3 月及 9 月分两次采收，晒干或烘干。本品存放时应密封包装，置阴凉干燥处。

【性味】其性温，味辛、甘。

【功能】温阳，散寒止痛，理气和胃。主治呃逆、中寒呕逆、寒疝腹痛、肾虚腰痛、少腹冷痛、痛经等。

【成分】本品含挥发油、蛋白质、树脂等。

【适用人群】本品可促进胃肠蠕动，抑制胃液分泌。对气管平滑肌有松弛作用，此外具有镇痛及己烯雌酚作用。临床上还用于饭后 2～4 小时胃脘胀痛、嗳气、泛酸、嘈杂、恶心等症之十二指肠溃疡、嵌闭性小肠病及鞘膜积液、阴囊象皮肿等疾病者佐餐。

【注意事项】阴虚内热者慎用。

【用法用量】煎服，一次常用量 3～6 克。

【应用】八角茴香含茴香脑等黄酮类化合物，属于挥发油性质的成分，故在药膳、保健食品的制作过程中，不宜时间过长，也是常用调味品之一。可选用炒、烧、炖、煮、蒸、煨、卤等烹制方法。

第二十三节　消食类

一、麦芽

麦芽别名大麦芽，为禾本科植物大麦的成熟果实。全国大部分地区均产。全年均可加工。将大麦洗净，浸泡，捞出，置容器内，保持适宜湿度、温度，待幼芽长出约0.5 厘米时，晒干或低温干燥。

【性味】其性平，味甘。

【功能】健脾消食，回乳消胀。主治食积不化、脘腹胀满、食欲不振、断乳、乳房胀痛等。

【成分】主要含淀粉酶、催化酶、麦芽糖、多种维生素、蛋白质、胆碱等。

【适用人群】本品对胃酸和胃蛋白酶分泌有促进作用，并可降低血糖、抑制泌乳素分泌和抑制乳汁分泌。临床上还用于治疗婴幼儿腹泻、小儿消化不良、乳溢症、糖尿病等疾病。

【注意事项】哺乳期妇女忌服；无积滞、脾胃虚弱者不宜用。

【用法用量】煎服，一次常用量 10 ~ 15 克，大剂量 30 ~ 120 克。

【应用】麦芽色黄，子粒饱满，有胚芽者佳。如有变质、有剧毒菌寄生，可致中毒，应该注意识别。在药膳、保健食品制作时，可选用煮、炖等烹制方法。

二、山楂

山楂别名山里红果、红果，为蔷薇科植物山里红或山楂的成熟果实。主产于河南、山东、河北等地，以山东产量大质优。通常在秋季果实成熟时采收，晒干。

【性味】其性微温，味酸、甘。

【功能】消食化积，行气散瘀。主治饮食积滞（肉积）、痰饮、痞满、泻痢、疝气痛、产后腹痛、恶露不净或痛经、小儿乳食停滞等。

【成分】内含山楂酸、黄酮类、皂苷、乙酰胆碱、维生素 C 等。

【适用人群】本品可促进脂肪消化，对胃肠功能有一定调整作用。可强心、降血压和抗心律失常，并能降血脂、抗动脉粥样硬化，还有抗氧化、抑菌等作用。临床常用于消化不良、小儿厌食症、腹泻、菌痢、高脂血症、心绞痛、慢性肾盂肾炎等疾病患者佐餐。

【注意事项】脾胃虚弱而无积滞或胃酸分泌过多者及孕妇慎用。

【用法用量】煎服，一次常用量 10～15 克。

【应用】山楂药、食应用广泛。在药膳、保健食品制作时，可选用煮、炖、蒸、烧、炸等烹制方法。

三、莱菔子

莱菔子别名萝卜子，为十字花科植物萝卜的成熟种子。全国各地均产。通常在夏季种子成熟时采收，晒干。

【性味】其性平，味辛、甘。

【功能】消食除胀，下气化痰。主治食积气滞、胸闷腹胀、咳喘痰多等。

【成分】含脂肪油、挥发油、甲硫醇、亚油酸、亚麻酸等，尚含有莱菔素等。

【应用人群】本品具有抗菌、抑制皮肤真菌、祛痰、镇咳、平喘、降血脂、降血压等作用。临床上还用于治疗小儿久咳、小儿顽固性哮喘、厌食症、高血压病、小儿疮积、老年性便秘等疾病。

【注意事项】不宜与人参同服。气虚而无食积、痰滞者慎服。

【用法用量】煎服，一次常用量 6～9 克。

【应用】通常认为人参不宜与莱菔子同服，恐莱菔子会消减人参补虚功效。但服用人参不当而引起的脘腹气滞胀满，可以服用莱菔子以缓解之。在药膳、保健食品制作时，可选用煮、炖、烧、蒸等烹制方法。

四、鸡内金

鸡内金别名鸡食皮、鸡合子、化石胆，为雉科动物家鸡的沙囊内壁。全国各地均产。杀鸡后，取出鸡肫，趁热剥取内壁，洗净，干燥。

【性味】其性平，味甘。

【功能】健脾胃，消食积，涩精止遗。主治食积胀满、呕吐反胃、泻痢、小儿疮积、肾虚遗精、遗尿、淋症等。

【成分】含胃激素、角蛋白、淀粉酶、多种维生素及矿物质，以及 18 种氨基酸等。

【适用人群】本品可提高胃液分泌量，增强胃蛋白酶、胰脂肪酶活性，并可加强膀胱括约肌收缩，减少尿量。临床上还用于治疗消化不良、体虚遗精、无阻力性尿失禁、小儿遗尿、婴幼儿腹泻、萎缩性胃炎等疾病。

【注意事项】脾虚无积滞者慎服。

【用法用量】煎服，一次常用量 3～10 克。

【应用】在药膳、保健食品制作时，可选用煮、炖、蒸、烧、焖等烹制方法。

五、酸角

酸角又称酸豆、罗望子、酸梅，为豆科植物酸豆的果实。主产于广东、广西、福建、云南等地。通常在春季采摘，晒干。

【性味】其性凉，味甘、酸。

【功能】清解暑热，消食化积。主治暑热食欲不振、妊娠呕吐、小儿疳积等。

【成分】含糖类、多种氨基酸、有机酸（柠檬酸、甲酸等）、维生素等。

【适用人群】现代研究证实，本品具有轻泻、抗菌作用。临床上主要用于治疗小儿消化不良、妊娠恶阻、便秘、预防中暑等。

【用法用量】煎服，15～30 克。

【应用】酸角在食用方面仅作饮品使用，如酸梅汤。

第二十四节　祛风湿类

一、木瓜

木瓜别名皱皮木瓜、木瓜实、宣木瓜，为蔷薇科植物贴梗海棠的几近成熟果实。主产于安徽、湖北、四川、浙江等地。通常在夏秋两季果实绿黄时采收，晒干。

【性味】其性温，味酸。

【功能】舒筋活络，和胃化湿，平肝。主治风湿痹证、脚气水肿、吐泻转筋等。

【成分】主要含皂苷、苹果酸、酒石酸、柠檬酸、维生素 C 等。

【适用人群】本品具有保肝作用，对肠道菌和葡萄球菌有明显的抑制作用。临床上还用于治疗急性细菌性痢疾、急性病毒性肝炎、破伤风、小儿泌尿系统感染等疾病。

【注意事项】常人不可多食；内有郁热、小便短赤者忌服。

【用法用量】煎服，一次常用量 5～10 克。

【应用】在药膳、保健食品制作时，可选用煮、蒸及酒浸等烹制方法。

二、桑枝

桑枝别名桑条，为桑科植物桑的嫩枝。全国大部分地区均产，通常在春末夏初时采收，去叶，晒干。

【性味】其性平，味苦。

【功能】祛风湿，利关节，通经络。主治风湿痹痛、关节酸痛麻木、肌肤不仁、水肿等。

【成分】含黄酮类成分（桑素、桑色烯、环桑烯、桑色素、桑酮等）、鞣质、糖类等。

【适用人群】现代研究证实，本品具有较强的抗感染作用，可增强免疫功能。临床上主要用于治疗糖尿病、风湿性关节炎、淋巴细胞转化率低下等。

【用法用量】煎服，10～30克。

【应用】在药膳、保健食品制作时，可选用煮、炖、蒸等烹饪技法。

三、五加皮

五加皮别名南五加皮，为五加科植物细柱五加、无梗五加、刺五加的根皮。主产于湖北、河南、安徽等地。通常在夏秋季采挖，剥取根皮，晒干。

【性味】其性温，味辛。

【功能】祛风湿，补肝肾，强筋骨，利水。主治风湿痹痛、筋骨疲软、体虚乏力、腰痛、阳痿、水肿、脚气等。

【成分】细柱五加皮含挥发油、鞣质、棕榈酸、亚麻酸、维生素A；无梗五加皮含芝麻素、葡萄糖苷、胡萝卜素甾醇、多糖等；刺五加含多种糖苷、胡萝卜素、甾醇、果胶等。

【适用人群】现代研究证实，本品具有抗感染、镇痛、镇静、抗应激、降血糖、抗肿瘤、抗溃疡等作用。临床上主要用于治疗风湿性关节炎、骨折、跌打损伤等疾病。

【注意事项】阴虚内热者慎服。

【用法用量】煎服，5～9克。

【应用】在药膳、保健食品制作时，可选用煮、炖等烹饪技法与酒浸。

四、马鹿骨

马鹿骨为鹿科动物马鹿的干燥骨骼，主产于吉林、黑龙江、辽宁等地。全年均可采收，取鹿骨，将鹿骨上筋肉剔净，晾晒干燥，有微腥气。

【性味】其性微热，味甘。

【功能】补虚劳，强筋健骨。主治虚劳体弱、四肢风湿疼痛、筋骨冷痛、肾虚腰痛、行走无力等。

【成分】含无机盐类等。

【用法用量】煎服，常用量15～30克；或浸酒。

【应用】马鹿骨仅药用，在药膳、保健食品中仅用酒浸。

五、骨碎补

骨碎补别名猴姜、毛姜，为水龙骨科植物槲蕨或中华槲蕨的根茎。主产于两广、四川、浙江、陕西、青海等地。全年均可采挖，晒干。

【性味】其性温，味苦。

【功能】补肾健骨，活血续伤。主治肾虚腰痛脚软、耳鸣耳聋、牙痛、久泻、跌打损伤、筋骨损伤等。

【成分】含淀粉、葡萄糖、柚皮苷、骨碎补酸、豆甾醇等。

【适用人群】现代研究证实，本品可降血脂，促进钙吸收，提高血中钙、磷水平，改善软骨细胞、骨细胞的功能，并有镇静、镇痛等作用。临床上主要用于治疗链霉素耳毒性反应、骨质疏松、鸡眼、寻常疣等。

【注意事项】阴虚内热、血虚风燥者慎服。

【用法用量】煎服，10～15 克。

【应用】在药膳、保健食品制作时，可选用煮、炖、蒸、烧等烹饪技法。

六、蝮蛇

蝮蛇别名七寸子、草上飞、土公蛇，为蝮蛇科动物蝮蛇除去内脏的全体。主要分布于我国北部和中部。通常在春夏季捕捉，剖腹去内脏，鲜用或烘干。

【性味】其性温，味甘。

【功能】祛风止痛，攻毒。主治风湿痹痛、麻风、皮肤顽癣、瘰疬等。

【成分】含胆甾醇、牛黄酸；蛇毒中含出血因子、蛋白酶等。

【适用人群】本品有血循环毒及神经毒作用。临床上还用于治疗麻风病、淋巴结结核、疥疮等疾病。

【注意事项】本品有毒，使用不能过量。

【用法用量】酒浸整条，饮酒适量；或干蛇粉内服，一次常用量 1～2 克。

【应用】蝮蛇毒有药用价值。在食用方面甚少，仅用来浸制药酒。

七、乌梢蛇

乌梢蛇别名乌蛇、乌风蛇、青蛇、黑乌梢，为游蛇科动物乌梢蛇除去内脏的干燥体。主产于浙江、江苏、湖北、安徽、四川等地。通常在 4～11 月捕捉，除去内脏，干燥。

【性味】其性平，味甘、咸。

【功能】祛风湿，通经络，止痉。主治风湿顽痹、半身不遂、小儿惊风、破伤风、骨关节结核、风疹疥癣、小儿麻痹等。

【成分】主要含 17 种氨基酸、脂肪、骨胶原、醛缩酶等。

【适用人群】本品具有抗感染、镇静、镇痛作用。临床上还用于治疗关节肌肉疼痛、荨麻疹、湿疹、皮炎、皮肤瘙痒症等疾病。

【注意事项】血虚生风者忌服。

【用法用量】煎服，一次常用量 5～12 克。

【应用】乌梢蛇多用干品入药。活蛇用于药膳与浸泡药酒。

第二十五节　活血化瘀类

一、桃仁

桃仁别名桃核仁，为蔷薇科植物桃或山桃的成熟种子。主产于河北、河南、山东、辽宁、陕西、四川等地。通常在 6～7 月果实成熟时采摘，去壳，取种仁，晒干。

【性味】其性平，味甘、苦。

【功能】破血行瘀，润肠通便，止咳平喘。主治瘀血所致的经闭、痛经、跌打损伤、肺痈、肠痈、肠燥便秘及咳嗽气喘等。

【成分】含苦杏仁苷、挥发油、脂肪油、苦杏仁酶等。

【适用人群】本品能改善脑流动力学状况，有保肝、镇痛、抗感染、抗菌、抗过敏、镇咳平喘等作用，并能润滑肠道。临床上还用于治疗血吸虫性肝硬化、脑血栓、阑尾炎、急慢性肾炎、冠心病等疾病。

【注意事项】过量可引起中毒。孕妇忌服；便溏者慎服。

【用法用量】煎服，一次常用量 5～10 克。

【应用】桃仁活血散瘀力强，有推陈致新之功，对于血滞血结、新瘀、久瘀均可用之。在药膳、保健食品制作时，可选用煎、煮、蒸等烹制方法。

二、红花

红花别名刺红花、草红花，为菊科植物红花的花。主产于河南、浙江、湖北、四川等地。通常在 5～6 月花色由黄变红时采摘，阴干或烘干。

【性味】其性温，味辛。

【功能】活血通络，祛瘀止痛。主治血滞经闭、痛经、产后瘀滞腹痛、胸痹心痛、胸胁刺痛、跌打损伤、瘀滞肿痛、积聚肿块等。

【成分】含红花苷、前红花苷、红花黄色素、多酚类物质及脂肪油（红花油）等。

【适用人群】现代研究证实，本品能保护和改善心肌缺血，抗心律失常，降血压，降低血液黏稠度，提高大脑的耐缺氧能力，并有镇痛、镇静、抗惊厥作用。临床上主要治疗脑血栓、冠心病、闭合性软组织损伤、神经性皮炎、经闭、痛经等疾病。

【注意事项】孕妇忌服；有出血倾向者慎用。

【用法用量】煎服，3～10 克。

【应用】红花为行血、和血之要药。在药膳、保健食品中广泛应用，可选用炒、煮、炖、蒸、烧等烹饪技法与酒浸。

三、川芎

川芎别名香果、京芎、山鞠穷、芎穷，为伞形科植物川芎的根茎。主产于四川、云南、贵州等地。通常在 5 月采挖，烘干。

【性味】其性温，味辛。

【功能】活血行气，祛风止痛。主治血瘀之胸胁腹部诸痛、经闭痛经、月经不调、跌打损伤、头痛、风湿痹痛等。

【成分】主要含挥发油、生物碱（川芎嗪）、阿魏酸、内酯类，此外还含有微量元素等。

【适用人群】现代研究证实，本品能扩张冠状动脉及脑血管，改善心脑的血液供应，并具有抗血栓、镇静、降血压、抑制子宫平滑肌等作用。临床上主要用于治疗冠心病、中风、功能性子宫出血等疾病。

【注意事项】孕妇慎用，阴虚内热、多汗、热盛及气虚出血者忌服。

【用法用量】煎服，3～9 克。

【应用】在药膳、保健食品制作时，可选用炖、蒸等烹饪技法及酒浸。

四、丹参

丹参别名赤参、紫丹参、血参根，为唇形科植物丹参的根。全国大部分地区均产。通常在春秋季采挖，晒干。

【性味】其性微寒，味苦。

【功能】活血祛瘀，调经止痛，凉血安神。主治月经不调、闭经、痛经、产后瘀滞腹痛、胸痹心痛、脘腹胀痛、跌打损伤、疮疡肿毒、心悸失眠等。

【成分】含丹参酮、异丹参酮、紫丹参甲酯、隐丹参酮、丹参醇、丹参酚、丹参素、丹参酸等。

【适用人群】现代研究证实，本品能改善心肌缺血、保护心肌、改善微循环、降低血压、抗血栓、降血脂，并具有抗感染、抗胃溃疡、抗过敏、抗菌等作用。临床上主要用于治疗冠心病、中风、糖尿病、慢性肝病、脉管炎、血管性头痛等疾病。

【注意事项】无瘀血者及孕妇慎用。

【用法用量】煎服，5～15 克。

【应用】在药膳、保健食品制作时，可选用煮、炖、蒸等烹饪技法。

五、赤芍

赤芍别名赤芍药、木芍药，为毛茛科植物芍药或川赤芍的根。全国大部分地区均产。通常在春秋两季采挖，晒干。

【性味】其性微寒，味苦。

【功能】清热凉血，行瘀止痛，消肿。主治血热吐衄、目赤肿痛、痈肿疮疡、胁痛、经闭、痛经、跌打损伤等。

【成分】含挥发油、芍药苷、芍药花苷、芍药内酯、鞣质、脂肪油、树脂、牡丹酚等。

【适用人群】现代研究证实，本品能扩张冠状动脉，抑制血小板凝集，并具有镇痛、抗感染、止痛、抗惊厥、抑菌等作用。临床上主要治疗冠心病、急性脑血栓、小儿腹痛等疾病。

【注意事项】血寒经闭、血虚无瘀者忌服。反藜芦。

【用法用量】煎服，5～10克。

【应用】在药膳、保健食品制作时，可选用炒、煮、炖、蒸等烹饪技法。

六、牡丹皮

牡丹皮别名丹皮，为毛茛科植物牡丹的根皮。主产于安徽、山东、四川、陕西等地。通常在秋季采挖，剥去根皮，晒干。

【性味】其性微寒，味辛、苦。

【功能】清热凉血，活血祛瘀。主治吐血、衄血、阴虚发热、夜热早凉、血滞经闭、痛经、跌打伤痛、痈肿疮毒等。

【成分】含牡丹酚苷、牡丹酚原苷、芍药苷、挥发油等成分。

【适用人群】现代研究证实，本品具有抗感染、解热、镇痛、解痉、利尿、抗溃疡、降血压等作用，并有抗血小板凝集、抑制细菌等作用。临床上主要治疗原发性血小板减少性紫癜、高血压病、过敏性鼻炎、急性湿疹等疾病。

【注意事项】血虚有寒、月经过多者及孕妇忌服。

【用法用量】煎服，6～9克。

【应用】在药膳、保健食品制作时，可选用煮、炖等烹饪技法。

七、川牛膝

川牛膝别名甜牛膝，为苋科植物川牛膝的根。主产于四川、云南、贵州等地。通常在秋冬季采挖，晒干。

【性味】其性平，味甘、微苦。

【功能】活血祛瘀，祛风利湿，补肝肾。主治瘀阻经闭、痛经、月经不调、跌打损伤、淋症、水肿、小便不利、腰膝酸痛、下肢痿软等。

【成分】含生物碱类、香豆素类、三萜皂苷、牛膝甾醇、脱皮质醇、多糖、氨基酸等。

【适用人群】现代研究证实，本品具有兴奋子宫平滑肌、降血压、利尿、降血脂、降血糖、抗感染、镇痛等作用。临床上主要用于治疗功能性子宫出血、乳糜尿、急性鼻翅等疾病。

【注意事项】孕妇及月经过多者忌服。

【用法用量】煎服，6～15 克。

【应用】在药膳、保健食品制作时，可选用煮、炖、烧、卤等烹饪技法。

八、泽兰

泽兰别名虎兰、地瓜儿苗、草泽兰，为唇形科植物毛叶地瓜儿苗的地上部分。全国大部分地区均产。通常在夏秋两季茎叶茂盛时采割，晒干。

【性味】其性微温，味苦、辛。

【功能】活血祛瘀，利水消肿。主治血瘀经闭、痛经、产后瘀滞腹痛、跌打损伤、疮痈肿痛、腹水身肿等。

【成分】含挥发油、黄酮苷、酚类、葡萄糖苷、鞣质、糖类、有机酸、树脂等。

【适用人群】现代研究证实，本品具有抗血栓形成及强心作用。临床上主要用于治疗产后腹痛、急性乳腺炎、慢性气管炎、流行性出血热等疾病。

【注意事项】血虚而无病滞者慎服。

【用法用量】煎服，10～15 克。

【应用】在药膳、保健食品制作时，可选用煮、炖、蒸、烧等烹制技法与酒浸。

九、姜黄

姜黄别名黄姜，为姜科植物姜黄的根茎。主产于四川、福建、广东等地。通常在冬季采挖，煮或蒸后，晒干。

【性味】其性温，味辛、苦。

【功能】活血行气，通经止痛。主治气滞血瘀之胸痹、胁痛、经闭、痛经、产后腹痛、跌打损伤、风湿痹痛等。

【成分】含挥发油（主要为姜黄酮、姜黄烯、水芹烯、香桧烯、龙脑等）、姜黄素、糖分、淀粉、脂肪油等。

【适用人群】现代研究证实，本品能抑制血小板聚集，降低血液黏度，还具有抗感染、抗菌、利胆、降血压、保肝等作用。临床上还用于治疗慢性胆囊炎、软组织损伤、高脂血症等疾病。

【注意事项】血虚而无气滞血瘀者及孕妇忌服。

【用法用量】煎服，3～10克。

【应用】姜黄是治疗肩臂疼痛的良药。在药膳、保健食品制作时，可选用煮、炖、烧等烹制技法。

十、益母草

益母草别名益母，为唇形科植物益母草的地上部分，我国大部分地区均产。通常在夏季枝叶茂盛时采割，晒干。

【性味】其性微寒，味辛、苦。

【功能】活血祛瘀，通经利水，消肿解毒。主治血滞经闭、痛经、月经不调、产后恶露不净、产后腹痛、水肿、小便不利、跌打损伤、疮痈肿毒、皮肤瘾疹等。

【成分】含生物碱（益母草碱、水苏碱、益母草宁等）、苯甲酸、亚麻酸、油酸、芦丁等。

【适用人群】现代研究证实，本品具有强心、保护心脏、降血压、抗凝的作用。对子宫有兴奋作用，可抗早孕。临床上主要用于治疗急性肾小球肾炎、冠心病心肌缺血、妇科出血性疾病等。

【注意事项】阴虚血少无瘀滞者及孕妇忌服。

【用法用量】煎服，10～30克。

【应用】益母草枝叶入药，为女性经产之要药，药用与食用均较为广泛。在药膳、保健食品制作时，可选用炒、煮、炖、蒸、烧等烹饪技法与酒浸。

十一、银杏叶

银杏叶为银杏科植物银杏的叶，全国各地均有栽培。通常在9～10月采收，晒干。

【性味】其性平，味甘、苦、涩。

【功能】敛肺平喘，活血止痛。主治肺虚咳喘、胸闷心痛、心悸怔忡等。

【成分】含异鼠李素、山柰酚、槲皮素、芦丁、白果双黄酮、白果苦内酯、裸质类成分等。

【适用人群】现代研究证实，本品具有扩张血管、解痉、降血脂等作用。临床上主要用于治疗冠心病、高脂血症、高血压病等疾病。

【注意事项】有实邪者忌服。

【用法用量】煎服，5～10克。

【应用】近些年对银杏叶进行了深入广泛研究，药效良好，故药用价值很高。在食用方面也应大力拓展。

第二十六节　止血类

一、三七

三七别名田三七、参三七、田七，为五加科植物三七的根。主产于云南、广西等地。通常在夏末秋初开花前或冬季种子成熟后采挖，晒干。

【性味】其性温，味甘、微苦。

【功能】活血止血，散瘀止痛。主治各种出血证、跌打损伤、瘀血肿痛等。

【成分】含多种皂苷（五加皂苷 A、五加皂苷 B）、黄酮苷、淀粉、生物碱等。

【适用人群】现代研究证实，本品能缩短出血、凝血时间，并具有造血、降血压、保护心肌、镇痛、抗感染、抗衰老等作用。临床上主要用于治疗重症肝炎、冠心病、高脂血症、上消化道出血、术后粘连等疾病。

【注意事项】孕妇忌服。

【用法用量】煎服，3 ~ 10 克。

【应用】在药膳、保健食品制作时，可选用炖、煮、蒸、烧等烹饪技法。

二、小蓟

小蓟别名茂蓟、刺蓟菜、刺刺芽，为菊科植物刺儿菜或刻叶刺儿菜的全草。全国大部分地区均产。通常在夏秋季花期采收全草，晒干或鲜用。

【性味】其性凉，味甘、苦。

【功能】凉血止血，散瘀，解毒消痈。主治吐血、鼻出血、尿血、便血、血崩创伤性出血、疮痈等。

【成分】主要含生物碱、简单酚酸。

【适用人群】本品具有明显的止血作用，对多数细菌有一定的抑制作用。此外尚能强心、升血压、降血脂、利尿等。临床上还用于产后子宫收缩不全及血崩、呕血、咯血、麻风性鼻出血、高血压、传染性肝炎、疮疡等疾病患者佐餐。

【注意事项】脾胃虚寒而无瘀滞者忌服。

【用法用量】煎服，一次常用量 10 ~ 15 克。

【应用】在药膳、保健食品制作时，可选用煮、炖、蒸、煨、烧、炒等烹制方法。

三、大蓟

大蓟别名虎蓟、刺蓟，为菊科植物蓟的全草或根。全国大部分地区均产。通常在夏秋季花开时采割全草或秋季挖根，晒干。

【性味】其性凉，味甘、苦。

【功能】凉血止血，祛瘀消痈肿。主治血热所致之吐血、咯血、衄血、崩漏下血、热毒痈肿、肺痈等。

【成分】含生物碱、挥发油、黄酮苷类成分。

【适用人群】现代研究证实，本品能显著缩短凝血时间，并有降血压、抗菌等作用。临床上主要用于治疗上消化道出血、肺结核、高血压病、乳腺炎、烧烫伤等疾病。

【注意事项】脾胃虚寒而无瘀滞者忌服。

【用法用量】煎服，10～15 克。鲜品可用 30～60 克。

【应用】在药膳、保健食品制作时，可选用煎、煮的方法。

四、鲜白茅根

鲜白茅根别名茅根、茅草根、甜草根，为禾本科植物白茅的新鲜根茎。全国大部分地区均产。通常在春秋两季采收，洗净，晒干。

【性味】其性寒，味甘。

【功能】清热凉血止血，清肺胃热，利尿。主治血热吐血、咯血、尿血、血淋、水肿、热淋、黄疸、胃热呕吐、肺热咳喘等。

【成分】含蔗糖、葡萄糖、柠檬酸、白头翁素、甘露醇等。

【适用人群】本品具有明显的利尿作用，并能显著缩短出血、凝血时间。此外尚有一定的抗菌作用。临床上还用于治疗急性肾炎、乳糜尿、病毒性肝炎、流行性出血热等疾病。

【注意事项】脾胃虚寒、尿多不渴者忌服。

【用法用量】煎服，鲜品一次常用量 30～60 克。

【应用】在药膳、保健食品制作时，可选用煮、炖等烹制方法。

五、槐实

槐实别名槐角、槐豆，为豆科植物槐的成熟果实。全国各地均产。通常在冬至后，果实成熟时采收，晒干。

【性味】其性寒，味苦。

【功能】凉血止血，清肝泻火。主治痔血、血淋、血利、肠风下血、崩漏、目赤肿痛、头痛等。

【成分】含黄酮类、异黄酮类化合物及槐糖、脂肪油等。

【适用人群】现代研究证实，本品具有升高血糖、抗菌、抗凝血作用。临床上主要用于治疗高脂血症、糖尿病、痔疮等疾病。

【注意事项】脾胃虚寒者及孕妇慎服。

【用法用量】煎服，6～15 克。

【应用】在药膳、保健食品制作时，可选用煮、炖、蒸、烧等烹饪技法。

六、白及

白及别名白根，为兰科植物白及的块茎。主产于贵州、四川、两湖、浙江等地。通常在夏秋两季采挖，晒干。

【性味】其性寒，味甘、苦。

【功能】收敛止血，消肿生肌。主治咯血、吐血、衄血、外伤出血、痈肿疮疡、手足皲裂、水火烫伤等。

【成分】含联菲类化合物、联苄类化合物、蒽类化合物、酚类、糖类、黏液质等。

【适用人群】现代研究证实，本品可明显缩短出血、凝血时间，并能保护胃黏膜、抗溃疡、促进烧烫伤肉芽组织生长。临床上主要治疗上消化道出血、手术后出血、慢性结肠炎、肺结核等疾病。

【注意事项】外感咯血、肺痈初起及肺胃有实热者忌服。不宜与乌头同用。

【用法用量】煎服，3～10 克。大剂量可至 30 克。研末吞服，1.5～3 克。

【应用】在药膳、保健食品制作时，可选用煮、炖、蒸等烹饪技法。

七、侧柏叶

侧柏叶别名柏叶，为柏科植物侧柏的嫩枝及叶。全国各地均产。通常在夏秋季采收，阴干。

【性味】其性寒，味苦、涩。

【功能】凉血止血，止咳化痰，乌发生发。主治血热出血（吐血、衄血、便血、尿血、崩漏等）、肺热咳嗽、痰稠难咳、脱发、须发早白等。

【成分】含挥发油（主要成分为侧柏烯、侧柏酮、石竹烯等）、黄酮类（主要有香橙素、槲皮素等）、鞣质、树脂、维生素 C。

【适用人群】现代研究证实，本品能明显缩短出血、凝血时间，此外尚有镇咳祛痰、平喘、抑菌、镇静等作用。临床上主要治疗百日咳、慢性支气管炎、支气管哮喘、菌痢、急性乳腺炎、脱发等疾病。

【注意事项】多食反胃。

【用法用量】煎服，6～12克。

【应用】在药膳、保健食品制作时，可选用煮、炖等烹饪技法，用于卤菜最多。

八、茜草

茜草别名茜草根、红茜根，为茜草科植物茜草的根及根茎。主产于河南、陕西、山东、安徽等地。通常在春秋季采挖，晒干。

【性味】其性寒，味苦。

【功能】凉血止血，化瘀通经。主治吐血、衄血、尿血、血热崩漏、血瘀经闭、跌打损伤、风湿痹痛等。

【成分】含紫茜素、茜草素、茜草色素、茜草酸等。

【适用人群】现代研究证实，本品具有促进血凝、镇咳、祛痰、抗菌等作用。临床上主要用于治疗软组织损伤、流行性腮腺炎、慢性支气管炎、过敏性紫癜等疾病。

【注意事项】脾胃虚寒及无瘀滞者忌服。

【用法用量】煎服，10～15克。大剂量可达30克。

【应用】在药膳、保健食品制作时，可选用煮、烧、蒸、炒等烹制技法。

九、蒲黄

蒲黄别名蒲花、蒲草黄，为香蒲科植物水烛香蒲、东方香蒲或同属植物的花粉。全国大部分地区均产。通常在夏季花将开放时采收蒲棒上的黄色雄性花序，晒干碾粉。

【性味】其性平，味甘。

【功能】止血活血，化瘀通淋。主治吐血、衄血、咯血、崩漏、跌打损伤、痛经、产后腹痛、血淋尿血等。

【成分】含黄酮类、甾醇类、脂肪油、氨基酸、蛋白质、糖类等。

【适用人群】现代研究证实，本品具有抗凝、降血压、降血脂、兴奋子宫、抗感染、利尿、镇痛等作用。临床上主要用于治疗冠心病心绞痛、高脂血症、眼底出血等疾病。

【注意事项】孕妇慎服。

【用法用量】煎服，3～10克，包煎。

【应用】在药膳、保健食品制作时，可选用煮、炖、蒸、炸、烧等烹饪技法及酒浸。

十、槐花

槐花别名槐蕊，为豆科植物槐开花后的干燥花朵。全国大部分地区均产。通常在夏季花完全开放时采收，干燥。

【性味】其性微寒，味苦。

【功能】凉血止血，清肝明目。主治血热妄行所致的各种出血之证。

【成分】槐花皂苷、芦丁、槲皮素、黄酮类。

【适用人群】现代研究证实，本品能明显缩短出血、凝血时间，有凉血止血、清泻肝火的作用。适用于肠风便血、痔疮下血、血利、血尿、血淋、崩漏、吐血、衄血及肝热头痛、目赤肿痛、痈肿疮疡等疾病。

【注意事项】脾胃虚寒及阴虚发热而无实火者慎服。

【用法用量】煎服，5～10 克，止血炒用，清热泻火宜生用。

【应用】在药膳、保健食品制作时，可选用炒、煮、炖等烹制方法。

十一、酸枣

酸枣为鼠李科植物酸枣的果肉。主产于河北、河南、山东等地。通常在秋季果实成熟时采收，去除果核，晒干。

【性味】其性平，味甘、酸。

【功能】止血，止泻。主治各种出血、腹泻等。

【成分】含有丰富的维生素及矿物质。

【注意事项】发霉、虫蛀者不用。

【用法用量】水煎服，常用量 9～15 克。

【应用】酸枣的子仁与酸枣的功用不同，在食用时只能以煮、炖为宜。

第二十七节　软坚散结类

一、昆布

昆布别名海昆布，为海带科植物海带或翅藻科植物昆布的叶状体。主产于山东、辽宁、浙江、福建等地。通常在夏秋季采捞，漂洗，晒干。

【性味】其性寒，味咸。

【功能】软坚消痰，利水消肿。主治瘰疬、瘿瘤、水肿、睾丸肿痛等。

【成分】含藻胶酸、昆布素、甘露醇、无机盐、多种维生素、多种氨基酸等。

【适用人群】本品可防治缺碘性甲状腺肿。具有降血压、降胆固醇作用，对某些肿瘤细胞生长有明显的抑制作用。临床上还用于治疗急性青光眼、急性肾衰竭、脑水肿、便秘等疾病。

【注意事项】传统上认为反甘草，脾胃虚寒有湿者忌服。

【用法用量】煎服，一次常用量6～12克。

【应用】昆布既可凉拌又可烹制热菜。在药膳、保健食品制作时，可选用煮、炖等烹制方法。

二、鳖甲

鳖甲别名上甲、鳖壳，为鳖科动物鳖的背甲。主产于湖北、安徽、江苏、河南、湖南等地。全年均可捕捉，杀死后置沸水中，烫至背甲上硬皮能剥落时取出，剥下背甲晒干。

【性味】其性寒，味甘、咸。

【功能】滋阴潜阳，清热除蒸，软坚散结。主治肝肾阴虚之阴虚发热、头痛眩晕、骨蒸潮热、虚风内动、手足抽动、癥瘕积聚、肝脾肿大等。

【成分】含骨胶原、角蛋白、氨基酸、无机盐（碳酸钙、磷酸钙等）等。

【适用人群】现代研究证实，本品具有增强免疫功能、促进造血功能、消散肿块、防突变等作用。临床上主要用于治疗肝脾肿大、肝炎、肝硬化等疾病。

【注意事项】脾胃阳衰、食少便溏者及孕妇慎服。

【用法用量】煎服，10～24克，先煎。

【应用】在药膳、保健食品制作时，可选用煮、炖、蒸等烹饪技法。

第二十八节　固涩类

一、肉豆蔻

肉豆蔻别名豆蔻、肉果，为肉豆蔻科植物肉豆蔻的成熟种仁。主产于马来西亚、印尼等地，我国两广、云南等地少量引种。通常全年采集两次，去皮，干燥。

【性味】其性温，味辛。

【功能】涩肠止泻，温中下气。主治胃寒胀痛、食少呕吐、虚泻冷利、宿食不消。

【成分】含挥发油、肉豆蔻酸、肉豆蔻醚、丁香酚等。

【适用人群】本品少量服用有开胃和促进食欲、消胀止痛作用，大量服用有麻醉作用；对细菌和霉菌有抑制作用；此外对常人有致幻、抗感染作用。临床上用于治疗慢性腹泻、婴儿腹泻等疾病。

【注意事项】用量不宜过大，亦不用生品。湿热泻痢者忌服。

【用法用量】煎服，一次常用量 2～6 克。

【应用】使用本药不可过量，否则引起中毒。在药膳、保健食品制作时，可选用炒、烧、炖、煮、蒸、炸等烹制方法。

二、诃子

诃子别名诃黎，为使君子科植物诃子的成熟果实。主产于云南、广东、广西等地。通常在秋末冬初果实成熟时采收，晒干。

【性味】其性平，味苦、酸、涩。

【功能】涩肠止泻，敛肺止咳，利咽。主治久泻、久利、久咳、失音、脱肛、便血等。

【成分】含大量鞣质（诃子酸、诃黎勒酸、没食子酸、原诃子酸等）、诃子素、番泻苷 A 等。

【适用人群】现代研究证实，本品有收敛、止泻作用，并具有抗细菌、抗真菌、强心、解痉作用。临床上用于治疗急性细菌性痢疾、大叶性肺炎、湿疹、白喉等疾病。

【注意事项】外有表邪、内有湿热积滞者忌服。

【用法用量】煎服，3～9 克。

【应用】在药膳、保健食品制作时，可选用煮、炖等烹饪技法。

三、乌梅

乌梅别名梅实、酸梅，为蔷薇科植物梅的近成熟果实。主产于浙江、福建、四川、云南等地。通常在 5～6 月间果实近成熟时（青梅）采收，低温烘干后，焖至色变黑时即成。

【性味】其性平，味酸、涩。

【功能】敛肺止咳，涩肠止泻，安蛔，生津止渴。主治肺虚久咳、虚热烦渴、久泻、久利、蛔厥腹痛、呕吐、便血、尿血、血崩等。

【成分】主要含柠檬酸、苹果酸、琥珀酸、糖类、谷甾醇等。

【适用人群】本品对多种致病性细菌及真菌有抑制作用，可抑制蛔虫的活动。此外尚有一定的抗过敏作用。临床上还用于治疗细菌性痢疾、钩虫病、胆道蛔虫症、胆石症、牛皮癣、痔疮等疾病。

【注意事项】常人不宜多食、久食；外有表邪或内有实热积滞者忌服。

【用法用量】煎服，一次常用量 3～10 克。

【应用】在药膳、保健食品制作时，可选用煮、炖、煎、蒸等烹制方法。

四、金樱子

金樱子别名灯笼果、蜂糖罐，为蔷薇科植物金樱子的成熟果实。主产于广东、四川、湖北、浙江、江苏等地。通常在9～10月采收，去刺，晒干。

【性味】其性平，味酸、涩。

【功能】固精涩肠，缩尿止带，止泻。主治遗精、滑精、遗尿、尿频、带下、久泻、久利、脱肛、崩漏等。

【成分】含有机酸（苹果酸、柠檬酸等）、皂苷、糖类、鞣质、树脂等。

【适用人群】现代研究证实，本品具有收敛止泻、抗菌、抗动脉硬化等作用。临床上主要用于治疗子宫脱垂、盗汗、婴幼儿秋季腹泻等疾病。

【注意事项】有实火、邪热者慎服。

【用法用量】煎服，5～9克。

【应用】在药膳、保健食品制作时，可选用蒸、煮、炖、烧等烹饪技法。

五、覆盆子

覆盆子别名覆盆、小托盘，为蔷薇科植物掌叶覆盆子的未成熟果实。主产于浙江、湖北、福建等地。通常在立夏后果实呈绿色时采摘，晒干。

【性味】其性微温，味甘、酸。

【功能】补肝肾，缩尿固精，明目。主治肾虚遗精、滑精、阳痿、遗尿、尿频、目暗不明等。

【成分】含有机酸、糖类、覆盆子酸、没食子酸等。

【适用人群】本品有抑制葡萄球菌、霍乱弧菌的作用，还有雌激素样作用。临床上还用于治疗阳痿、小儿遗尿等。

【注意事项】肾虚有火、小便短涩者慎服。

【用法用量】煎服，一次常用量5～9克。

【应用】在药膳、保健食品制作时，可选用炒、煮等烹制方法。

六、莲子

莲子别名莲蓬子，为睡莲科植物莲的成熟种子。主产于湖南、湖北、福建、江苏、浙江、江西等地。通常在秋末冬初采收，晒干。

【性味】其性平，味甘、涩。

【功能】补脾益肾，养心固精，止泻。主治遗精、滑精、带下、心悸、失眠、脾虚泄泻等。

【成分】含淀粉、棉子糖、蛋白质、脂肪、糖类、钙、磷、铁等。

【适用人群】临床上用于治疗失眠、更年期综合征等。

【注意事项】中满痞胀及大便燥结者忌服。

【用法用量】煎服，一次常用量10～15克。

【应用】莲子入药应去莲心，但在食用时，可生用，可熟食。生用益心，生嚼（莲子去心连皮）最益人，能除烦止渴、涩精活血、止遗精、调寒热。熟食仅治脾虚泄泻、久利、厚肠胃，而交通心肾之功能减弱。莲子炒用止利，蒸用补脾。莲子去皮，无涩味；莲心清心火，平肝火，止血固精。在药膳、保健食品制作时，可选用炒、煮、蒸、烧等烹制方法。

七、芡实

芡实别名鸡头果、鸡头米，为睡莲科植物芡的成熟种仁。主产于江苏、湖北、湖南、山东等地。通常在9～10月种子成熟时采收，取种仁，晒干。

【性味】其性平，味甘、涩。

【功能】益肾固精，健脾止泻，除湿止带。主治遗精、滑精、脾虚久泻、小便不禁、淋浊、带下等。

【成分】主要含淀粉、蛋白质、脂肪、钙、磷、铁、核黄素、抗坏血酸、胡萝卜素等。

【适用人群】本品具有收敛、滋养作用。临床上治疗慢性肾炎、慢性结肠炎等疾病。

【注意事项】大小便不利者忌服；食滞不化、新产后者慎服。

【用法用量】煎服，一次常用量10～15克。

【应用】在药膳、保健食品制作时，可选用煮、蒸、烧、炒、炸等烹制方法。

八、白果

白果别名佛指甲、佛指柑，为银杏科植物银杏的成熟种子。主产于广西、四川、河南、山东、湖北等地。通常在10～11月采摘成熟果实，去肉质外皮，晒干。

【性味】其性平，味甘、苦、涩。

【功能】敛肺化痰，定喘，止带缩尿。主治哮喘、痰嗽、白带、白浊、遗精、淋病、小便频数等。

【成分】主要含蛋白质、脂肪、糖类、钙、磷、铁、胡萝卜素、核黄素、多种氨基酸、氰苷等。

【适用人群】本品能抑制结核杆菌生长，对多种细菌和皮肤真菌有抑制作用，并具有祛痰及短暂升血压作用，此外还有抗衰老作用。临床上常用于治疗肺结核、美尼尔氏综合征、神经性头痛等疾病。

【注意事项】本品有毒，不可过食，小儿尤其注意。有实邪者忌服。

【用法用量】煎服，一次常用量 5～10 克。

【应用】白果含有银杏毒素，有毒，不可多食。在药膳、保健食品制作时，应先用水煮一定时间，使其毒性溶于水中。可选用煮、炖、蒸、炒、炸等烹制方法。

第三章　中医药膳常用食材

在古代，人们在寻找食物的过程中，发现某些食物不仅能充饥，还有很好的保健治疗作用，可药食两用。《素问·脏气法时论》记载："五谷为养，五果为助，五畜为益，五菜为充，气味合而服之，以补精益气。"药王孙思邈在《备急千金要方》中说："夫为医者，必先洞察其因，以食疗之，食疗不愈，然后命药。"中医药膳是在中医药理论指导下，通过中药和食物相互配伍，采用传统和现代科学技术制作的膳食品。其中所用的食物原料包涵粮食、蔬菜、野菜、食用菌、果品、禽肉、畜肉、奶蛋、水产品、调味品等种类。

第一节　粮食类

一、粳米

【别名】大米、白米、粳粟米、稻米、硬米。

【来源】为禾本科植物稻去壳的种仁。

【性味归经】甘，平。入脾、胃、肺经。

【功效】健脾益气，和胃除烦，止泻止利。

【主治】脾胃气虚，食少纳呆，倦怠乏力，心烦口渴，泻下痢疾。

【用法用量】内服：50～200克，煎汤、煮饭、熬粥均可，亦可做成膏饼或将米煮熟后以文火烧成锅巴研粉用。

【营养】本品含糖类、蛋白质、脂肪、粗纤维、钙、磷，尚含有少量B族维生素等。维生素的含量因稻子的种类和种植地点而异。尚含有乙酸、延胡索酸、琥珀酸、羟基代乙酸、枸橼酸、苹果酸等15种有机酸，以及葡萄糖、果糖、麦芽糖等单糖和双糖。

【使用注意】粳米营养丰富，并大多存在于谷皮中，故平时不宜多食细粮，以免由于谷皮的丢失，而减少无机盐和维生素的摄入。此外，粥饭虽是补人之物，但亦不可过量。

二、糯米

【别名】稻米、江米、元米。

【来源】为禾本科植物糯稻去壳的种仁。

【性味归经】甘，温。入脾、胃、肺经。

【功效】补中益气，健脾止泻，缩尿，敛汗，解毒。

【主治】脾胃虚寒泄泻、霍乱吐逆、消渴尿多、自汗、痘疮、痔疮等。

【用法用量】内服：煎汤 30～60 克，或入丸、散，或煮粥；外用：适量，研末调散。

【营养】含蛋白质、脂肪、糖类、磷、铁、钙、维生素 B_1、维生素 B_2、烟酸、多量淀粉等物质。

【使用注意】湿热痰火及脾滞者禁服。凡发热、咳嗽痰黄、黄疸、腹胀之人忌食。糯米黏腻，若做糕饼，更难消化，故婴幼儿及老年人和病后消化力弱者忌食糯米糕饼。

三、小麦

【别名】淮小麦。

【来源】为禾本科植物小麦的成熟的果实。

【性味归经】甘，凉。入心、脾、肾经。

【功效】养心，益肾，除热，止渴。

【主治】脏躁，烦热，消渴，泻痢，痈肿，外伤出血，烫伤。

【用法用量】内服：小麦煎汤，50～100 克，或煮粥；小麦面炒黄温水调服。外用：适量，小麦炒黑研末调敷。

【营养】含糖类、蛋白质、糊精、脂肪、粗纤维、钙、磷、铁。尚含少量谷甾醇、卵磷脂、尿囊素、精氨酸、淀粉酶、麦芽糖酶、蛋白酶及微量 B 族维生素等。麦胚含植物凝集素。

【使用注意】小麦多食能壅气作渴，故气滞、口渴、病湿热者宜少食。

四、大麦

【别名】倮麦、牟麦、饭麦。

【来源】为禾本科植物大麦的果实。

【性味归经】甘、咸，凉。入脾、肾经。

【功效】健脾和胃，宽肠，利水。

【主治】腹胀，食滞泄泻，小便不利。

【用法用量】内服：煎汤，30～60 克；或研末。外用：炒研调敷；或煎水洗。

【营养】大麦内含脂肪、蛋白质、糖类、钙、磷、铁、B族维生素等物质，还含有淀粉酶、水解酶、蛋白分解酶等多种酶类。

【使用注意】大麦性凉，故身体虚寒、大便溏薄者少食或不食。

五、荞麦

【别名】花麦、乌麦、花荞、甜荞、荞子、三角麦。

【来源】为蓼科植物荞麦的种子。

【性味归经】甘、微酸，寒。入脾、胃、大肠经。

【功效】健脾消积，下气宽肠，解毒敛疮。

【主治】胃肠积滞，泄泻，痢疾，绞肠痧，白浊，带下，自汗，盗汗，疱疹，丹毒，痈疽，发背，瘰疬，烫火伤。

【用法用量】内服：入丸、散，或制面食服。外用：适量，研末掺或调敷。

【营养】含蛋白质、油酸、亚油酸、棕榈酸、亚麻酸、有机酸、钙、磷、铁、铜、锌、硒、多种维生素、芦丁、叶绿素等。

【使用注意】不宜久服。脾胃虚寒者忌服。不可与平胃散及矾同食。

六、高粱

【别名】木稷、蜀黍、芦粟、黍。

【来源】为禾本科植物高粱的种仁。

【性味归经】甘、涩，温。入脾、胃、肺经。

【功效】健脾止泻，化痰安神。

【主治】脾虚泄泻，霍乱，消化不良，痰湿咳嗽，失眠多梦。

【用法用量】内服：煎汤，30～60克；或研末。

【营养】高粱幼芽、果实含p–羟基扁桃腈–葡萄糖苷；水解产生p–羟基苯甲醛和葡萄糖。同时，高粱米中还含有蛋白质、脂肪、粗纤维、钙、磷、铁、烟酸、维生素等物质。

【使用注意】糖尿病患者忌食。

七、粟米

【别名】粢米、粟谷、小米、黄粟、稞子。

【来源】为禾本科植物粟的种仁。

【性味归经】甘、咸，凉。入脾、胃、肾经。

【功效】和中益肾，除热，解毒。

【主治】脾胃虚热，反胃呕吐，腹满食少，消渴，泻痢，烫火伤。陈粟米能除烦，止利，利小便。

【用法用量】内服：煎汤，15～30 克；或煮粥。外用：适量，研末敷；或熬汁涂。

【营养】本品脱壳种子含脂肪 1.41%～1.68%，总氮 2.79%～2.48%，蛋白质 2.41%～2.72%，灰分 1.85%～3.15%，淀粉 63.27%～77.58%，还原糖 1.98%～2.03%。另有报道种子含油 3%，油中含不皂化物 2.39%，固体脂肪酸 15.05%，液体脂肪酸 70.03%。同时，种子中还发现 1 种 α– 淀粉酶抑制剂。此外，本品还含微量元素钼。

【使用注意】粟米不宜与杏仁同食，食则令人呕吐腹泻。

八、玉蜀黍

【别名】玉高粱、玉米、包谷、玉黍、珍珠米、苞米。

【来源】为禾本科植物玉蜀黍的种仁。

【性味归经】甘，平。入胃、大肠经。

【功效】调中开胃，利尿消肿。

【主治】食欲不振，小便不利，水肿，尿路结石。

【用法用量】内服：煎汤，30～60 克；煮食或磨成细粉做饼。

【营养】含淀粉 61.2%，脂肪油 4.2%～4.75%，生物碱类约 0.21%，并含有烟酸等 B 族维生素，玉蜀黍黄质等类胡萝卜素，槲皮素，异槲皮苷，果胶，玉蜀黍嘌呤，吲哚 –3– 乙酸。

【使用注意】脾胃虚弱者，食后易腹泻。

九、薏苡仁

【别名】苡仁、苡米、尿珠子、米仁。

【来源】为禾本科植物薏苡的种仁。

【性味归经】甘、淡，微寒。入脾、胃、肺经。

【功效】利湿健脾，舒筋除痹，清热排脓。

【主治】水肿，脚气，小便淋沥，湿温病，泄泻，带下，风湿痹痛，筋脉拘挛，肺痈，肠痈，扁平疣。

【用法用量】内服：煎汤，10～30 克；或入丸、散、浸酒、煮粥、做羹。健脾益胃，宜炒用；利水渗湿，清热排脓，舒筋除痹，均宜生用。

【营养】种仁含薏苡仁酯、粗蛋白、脂类，还含有葡聚糖和酸性多糖 CA-1、酸性多糖 CA-2 及降血糖作用的薏苡多糖 A、薏苡多糖 B、薏苡多糖 C。

【使用注意】本品力缓，宜多服久服。脾虚无湿、大便燥结者及孕妇慎服。

十、红薯

【别名】番薯、山芋、甘薯、地瓜、白薯。

【来源】为旋花科植物番薯的块根。

【性味归经】甘，平。入脾、肾经。

【功效】补中和血，益气生津，宽胃肠，通便秘。

【主治】脾虚水肿，便泻，疮疡肿毒，大便秘结。

【用法用量】内服：适量，生食或煮食。外用：适量，捣敷。

【营养】含蛋白质、脂肪、糖类、粗纤维、胡萝卜素、硫胺素、核黄素、烟酸、抗坏血酸、灰分、钙、磷、铁等。

【使用注意】湿阻中焦、气滞食积者慎服。

十一、马铃薯

【别名】山药蛋、洋番薯、土豆、洋芋。

【来源】为茄科植物马铃薯的块茎。

【性味归经】甘，平。入胃、大肠经。

【功效】和胃健中，解毒消肿。

【主治】胃痛，痄腮，痈肿，湿疹，烫伤。

【用法用量】内服：适量，煮食或煎汤。外用：适量，磨汁涂。

【营养】块根含生物碱糖苷，还含胡萝卜素类物质及其他多种氨基酸和多种有机酸。此外，还含丙烯酰胺、植物凝集素。

【使用注意】脾胃虚寒易腹泻者应少食。发芽的马铃薯因含有大量龙葵碱，故不宜食用。

十二、山药

【别名】薯蓣、山芋、怀山药、白苕、白药子。

【来源】为薯蓣科植物山药的块茎。

【性味归经】甘，平。入脾、肺、肾经。

【功效】补脾，养肺，固肾，益精。

【主治】脾虚泄泻，食少浮肿，肺虚咳喘，消渴，遗精，带下，肾虚尿频。外用治痈肿，瘰疬。

【用法用量】内服：煎汤 15～30 克，大剂量 60～250 克；或入丸、散。外用：适量，捣敷。补阴，宜生用；健脾止泻，宜炒黄用。

【营养】山药块茎含薯蓣皂苷元、多巴胺、盐酸山药碱、多酚氧化酶、尿囊素、止杈素Ⅱ、糖蛋白，还含包括胱氨酸、γ- 氨基丁酸在内的自由氨基酸。另含具降血糖作用的多糖，并含由甘露糖、葡萄糖和半乳糖按摩尔比 6.45∶1∶1.26 构成的山药多糖，又含钡、铍、铈、钴、铬、铜、镓、镧、锂、锰、铌、镍、磷、锶、钍、钛、钒、钇、镱、锌（锆），以及氧化钠、氧化钾、氧化铝、氧化铁、氧化钙、氧化镁等。

【使用注意】湿盛中满或有实邪、积滞者禁服。

十三、芋头

【别名】芋魁、土芝、芋奶、芋艿、毛芋、水芋。

【来源】为天南星科植物芋的根茎。

【性味归经】甘、辛，平。入胃经。

【功效】健脾补虚，散结解毒。

【主治】脾胃虚弱，纳少乏力，消渴，瘰疬，腹中痞块，肿毒，赘疣，鸡眼，疥癣，烫火伤。

【用法用量】内服：煎汤 60～120 克；或入丸、散。外用：适量，捣敷或醋磨涂。

【营养】根茎含蛋白质、淀粉、灰分、脂类、钙、铁、磷，另含多糖、维生素。B 族维生素含量较多，但维生素 A、维生素 C 含量甚少。

【使用注意】多食滞气固脾，生则有毒，麻舌。

十四、魔芋

【别名】蒻头、鬼芋、黑芋头、麻芋子、星芋。

【来源】为天南星科植物魔芋、疏毛魔芋、野魔芋、东川魔芋的块茎。

【性味归经】辛、苦，寒，有毒。

【功效】化痰消积，解毒散结，行瘀止痛。

【主治】痰嗽，积滞，疟疾，瘰疬，癥瘕，跌打损伤，痈肿，疔疮，丹毒，烫火伤，蛇咬伤。

【用法用量】内服：煎汤，9～15 克（需久煎 2 小时以上）。外用：适量，捣敷或醋涂。

【营养】魔芋含葡萄甘露聚糖、甘露聚糖、甘油、甘油枸橼酸、阿魏酸、桂皮酸、甲基棕榈酸、二十一碳烯、β- 谷甾醇、3，4- 羟基苯甲醛葡萄糖苷。另外，还含有多种氨基酸、粗蛋白及脂类。

【使用注意】不宜生服，内服不宜过量。误食生品及炮制品过量服用易产生中毒症状：舌、咽喉灼热，痒痛，肿大。

十五、大豆

【别名】黄豆。

【来源】为豆科植物大豆的种皮黄色的种子。

【性味归经】甘，平。入脾、胃、大肠经。

【功效】宽中导滞，健脾利水，解毒消肿。

【主治】食积泻痢，腹胀食呆，疮痈肿毒，脾虚水肿，外伤出血。

【用法用量】内服：煎汤 30～90 克；或研末。外用：捣敷，或炒焦研末调敷。

【营养】本品含蛋白质、脂肪、糖类、钙、磷、铁、胡萝卜素、维生素，并含异黄酮类、皂苷、胆碱、叶酸、亚叶酸等物质。

【使用注意】大豆较难消化，故每次食之不宜过量。

十六、黑豆

【别名】乌豆、菽、冬豆子。

【来源】为豆科植物大豆的黑色种子。

【性味归经】甘，平。入脾、肾经。

【功效】活血利水，祛风解毒，健脾益肾。

【主治】水肿胀满，风毒脚气，黄疸浮肿，肾虚腰痛，遗尿，风痹筋挛，产后风痉，口噤，痈肿疮毒，药物、食物中毒。

【用法用量】内服：煎汤 9～30 克；或入丸、散。外用：适量，研末敷；或煮汁涂。

【营养】含较丰富的蛋白质、脂肪和糖类、胡萝卜素、维生素等。并含异黄酮类、皂苷类、胆碱、叶酸、亚叶酸。水解产物中含乙酰丙酸。

【使用注意】脾虚腹胀、肠滑泄泻者慎服。小儿不宜多食。根据历代医家经验，凡食物中毒或药物中毒，均可饮黑豆汁以解毒。但经明代李时珍亲自试验，认为黑豆必与甘草煎汤服，才有解毒作用。李时珍在《本草纲目》中说：“古方称大豆解百药毒，予每试之，大不然，又加甘草，其验乃奇，如此之事，不可不知。”

十七、赤小豆

【别名】赤豆、红豆、红小豆、红饭豆、米赤豆。

【来源】为豆科植物赤豆或赤小豆的种子。

【性味归经】甘、酸，微寒。入心、小肠、脾经。

【功效】利水消肿退黄，清热解毒消痈。

【主治】水肿，脚气，黄疸，淋病，便血，肿毒疮疡，癣疹。

【用法用量】内服:煎汤，10～30克;或入散剂。外用:适量，生研调敷;或煎汤洗。

【营养】本品含蛋白质、脂肪、糖类、粗纤维、灰分、钙、磷、铁、硫胺素、核黄素、烟酸等，另含三萜皂苷。

【使用注意】阴虚津伤者慎用，过量易渗湿伤津。

十八、绿豆

【别名】青小豆。

【来源】为豆科植物绿豆的种子。

【性味归经】甘，寒。入心、肝、胃经。

【功效】清热，消暑，利水，解毒。

【主治】暑热烦渴，感冒发热，霍乱吐泻，痰热哮喘，头痛目赤，口舌生疮，水肿尿少，疮疡痈肿，风疹丹毒，药物及食物中毒。

【用法用量】内服：煎汤，15～30克，大剂量可用120克；或研末；或生研绞汁。外用：适量，研末调敷。

【营养】绿豆种子中含胡萝卜素、核黄素。蛋白质以球蛋白类为主，其组成含蛋氨酸、色氨酸和酪氨酸。糖类主要有果糖、葡萄糖、麦芽糖。绿豆的磷脂营养中有磷脂酰胆碱、磷脂酰乙醇胺、磷脂酰肌胺、磷脂酰甘油、磷脂酰丝氨酸、磷脂酸。

【使用注意】药用不可去皮。脾胃虚寒滑泄者慎服。

十九、白扁豆

【别名】南扁豆、峨眉豆、羊眼豆、茶豆、小刀豆、眉豆。

【来源】为豆科植物扁豆的白色成熟种子。

【性味归经】甘、淡，平。入脾、胃经。

【功效】健脾，化湿，消暑。

【主治】脾虚生湿，食少便溏，白带过多，暑湿吐泻，烦渴胸闷。

【用法用量】内服:煎汤，10～15克;或生品捣研绞汁;或入丸、散。外用:适量，捣敷。

【营养】种子中含蛋白质、脂肪、糖类、钙、磷、铁、锌，并含胰蛋白酶抑制物、淀粉酶抑制物、血球凝集素A、血球凝集素B，还含豆甾醇、磷脂、蔗糖、淀粉、氰苷、酪氨酸酶等。

【使用注意】不宜多食，以免壅气伤脾。健脾止泻宜炒用；消暑养胃解毒宜生用。

二十、豌豆

【别名】荜豆、寒豆、麦豆、雪豆、兰豆。

【来源】为豆科植物豌豆的种子。

【性味归经】甘，平。入脾、胃经。

【功效】和中下气，通乳利水，解毒。

【主治】消渴，吐逆，泻痢腹胀，霍乱转筋，乳少，脚气水肿，疮痈。

【用法用量】内服：煎汤，60～125克；或煮食。外用：适量，煎水洗；或研末调涂。

【营养】种子含植物凝集素、氨基酸、有机酸、糖类、胺类及其他营养。

【使用注意】豌豆性平，诸无所忌。

二十一、蚕豆

【别名】佛豆、胡豆、南豆、寒豆、罗汉豆、川豆。

【来源】为豆科植物蚕豆的种子。

【性味归经】甘、微辛，平。入脾、胃经。

【功效】健脾利水，解毒消肿。

【主治】膈食，水肿，疮毒。

【用法用量】内服：煎汤，30～60克；或研末；或作食品。外用：适量，捣敷；或烧灰敷。

【营养】种子含巢菜碱苷0.5%，蛋白质28.1%～28.9%，以及磷脂、胆碱、L–2–哌啶酸，尚含植物凝集素。巢菜碱苷是6–磷酸葡萄糖的竞争性抑制物，是引起蚕豆黄病发作的原因之一。

【使用注意】内服不宜过量，过量易致食积腹胀。对本品过敏者禁服。

二十二、豇豆

【别名】羊角、豆角、角豆、饭豆、腰豆。

【来源】为豆科植物豇豆的种子。

【性味归经】甘、咸，平。入脾、肾经。

【功效】健脾利湿，补肾涩精。

【主治】脾胃虚弱，泄泻，痢疾，吐逆，肾虚腰痛，遗精，消渴，白带，白浊，小便频数。

【用法用量】内服：煎汤，30～60克；或煮食；或研末，6～9克。外用：适量，捣敷。

【营养】种子含胱氨酸等多种氨基酸，另外还含一种能抑制胰蛋白酶和糜蛋白酶的蛋白质。嫩豇豆和发芽种子含抗坏血酸。

【使用注意】气滞便结者忌用。

二十三、豆腐

【来源】为豆科植物大豆的种子的加工制成品。

【性味归经】甘，凉。入脾、胃、大肠经。

【功效】泻火解毒，生津润燥，和中益气。

【主治】目赤肿痛，肺热咳嗽，消渴，休息痢，脾虚腹胀。

【用法用量】内服：煮食，适量。外用：适量，切片敷贴。

【营养】内含蛋白质、脂肪、糖类、粗纤维、钙、磷、铁，尚含硫胺素、核黄素、烟酸等。

【使用注意】豆腐中因含较多嘌呤，故痛风病人慎食。

第二节　蔬菜类

一、冬瓜

【别名】白瓜、水芝、白冬瓜、地芝、东瓜、枕瓜。

【来源】为葫芦科植物冬瓜的果实。

【性味归经】甘、淡，微寒。入肺、大肠、小肠、膀胱经。

【功效】利尿，清热，化痰，生津，解毒。

【主治】水肿胀满，淋症，脚气，痰喘，暑热烦闷，消渴，痈肿，痔漏；并解丹毒、鱼毒、酒毒。

【用法用量】内服：煎汤 60～120 克；或煨熟；或捣汁。外用：适量，捣敷；或煎水洗。

【营养】冬瓜含蛋白质、糖类、粗纤维、灰分、钙、磷、铁、胡萝卜素、硫胺素、核黄素、烟酸、维生素 C。

【使用注意】脾胃虚寒者不宜过食。

二、丝瓜

【别名】绵瓜、布瓜、天罗瓜、天吊瓜、菜瓜。

【来源】为葫芦科植物丝瓜和粤丝瓜的鲜嫩果实，或霜后干枯的老熟果实。

【性味归经】甘，凉。入肺、肝、胃、大肠经。

【功效】清热化痰，凉血解毒。

【主治】热病身热烦渴，咳嗽痰喘，肠风下血，痔疮出血，血淋，崩漏，痈疽疮疡，乳汁不通，无名肿痛，水肿。

【用法用量】内服：煎汤 9～15 克，鲜品 60～120 克；或烧存性为散，每次 3～9 克。外用：适量，捣汁涂，或捣敷，或研末调敷。

【营养】丝瓜果实含三萜皂苷营养，还含丙二酸、枸橼酸等脂肪酸、甲氨甲酸萘酯、瓜氨酸等。此外，在丝瓜组织培养液中还提取到一种具抗过敏活性物质泻根醇酸。

【使用注意】脾胃虚寒或肾阳虚弱者不宜多服。

三、南瓜

【别名】番瓜、倭瓜、阴瓜、北瓜、金冬瓜。

【来源】为葫芦科植物南瓜的果实。

【性味归经】甘，平。入肺、脾、胃经。

【功效】解毒消肿。

【主治】肺痈，哮证，痈肿，烫伤，毒蜂螫伤。

【用法用量】内服：适量，蒸煮或生捣汁。外用：适量，捣敷。

【营养】含瓜氨酸、精氨酸、天冬酰胺、胡芦巴碱、腺嘌呤、B 族维生素和维生素 C、葡萄糖、蔗糖、戊聚糖、甘露醇等，还含 α- 胡萝卜素、β- 胡萝卜素、5，6- 环氧化物、β- 隐黄质、叶黄素、蒲公英黄素、玉蜀黍黄质、黄体呋喃素、异堇黄质、葫芦苦素 B。

【使用注意】气滞湿阻者禁服。

四、黄瓜

【别名】胡瓜、王瓜、刺瓜。

【来源】为葫芦科植物黄瓜的果实。

【性味归经】甘，凉。入肺、脾、胃经。

【功效】清热，利水，解毒。

【主治】热病口渴，小便短赤，水肿尿少，水火烫伤，汗斑，痱疮。

【用法用量】内服：适量，煮熟或生啖；或绞汁服。外用：适量，生擦或捣汁涂。

【营养】含苷类成分、糖成分。又含咖啡酸、绿原酸，以及天冬氨酸、组氨酸、缬氨酸、亮氨酸等氨基酸。尚含 B 族维生素、维生素 C。黄瓜头部的苦味营养是葫芦苦素 A、葫芦苦素 B、葫芦苦素 C、葫芦苦素 D。

【使用注意】中寒吐泻及病后体弱者禁服。

五、苦瓜

【别名】锦荔枝、癞葡萄、红姑娘、凉瓜、癞瓜。

【来源】为葫芦科植物苦瓜的果实。

【性味归经】苦，寒。入心、脾、肺经。

【功效】祛暑清热，明目，解毒。

【主治】暑热烦渴，消渴，赤眼疼痛，痢疾，疮痈肿毒。

【用法用量】内服：煎汤 6～15 克，鲜品 30～60 克；或煅存性研末。外用：适量，鲜品捣敷；或取汁涂。

【营养】果实含苦瓜混苷，还含 5– 羟色胺和谷氨酸、丙氨酸、β– 丙氨酸、苯丙氨酸、脯氨酸、α– 氨基丁酸、瓜氨酸等多种氨基酸，以及半乳糖醛酸、果胶。又含类脂，其中脂肪酸为棕榈酸、硬脂酸、油酸、亚油酸、亚麻酸、桐酸。

【使用注意】脾胃虚寒者慎服。

六、葫芦瓜

【别名】匏瓜、甜瓠、腰舟、葫芦。

【来源】为葫芦科植物葫芦瓠瓜的果实。

【性味归经】甘、淡，平。入肺、脾、肾经。

【功效】利水，消肿，通淋，散结。

【主治】水肿，腹水，黄疸，消渴，淋病，痈肿。

【用法用量】内服：煎汤，9～30 克；或煅存性研末。

【营养】葫芦杂交种果实含 22– 脱氧葫芦苦素 D 及少量 22– 脱氧异葫芦苦素 D。从瓠瓜中分离出两种胰蛋白酶抑制剂。

【使用注意】脾胃虚寒者禁服。

七、番茄

【别名】小金瓜、西红柿、洋柿子、番柿。

【来源】为茄科植物番茄的新鲜果实。

【性味归经】酸、甘，微寒。入肝、脾、胃经。

【功效】生津止渴，健胃消食。

【主治】口渴，食欲不振。

【用法用量】内服：煎汤，适量；或生食。

【营养】本品含蛋白质、脂肪、糖类、粗纤维、灰分、钙、铁、磷、钠、胡萝卜素、镁、钾、烟酸、维生素 C。另外，还含苹果酸、柠檬酸、腺嘌呤、胡芦巴碱、胆碱和少量番茄碱。

【使用注意】番茄性寒，素有胃寒者忌食生冷番茄。

八、茄子

【别名】落苏、昆仑瓜、白茄、紫茄、黄茄。

【来源】为茄科植物茄的果实。

【性味归经】甘，凉。入脾、胃、大肠经。

【功效】清热，活血，消肿。

【主治】肠风下血，热毒疮痈，皮肤溃疡。

【用法用量】内服：煎汤 15～30 克。外用：适量，捣敷。

【营养】含胡芦巴碱、水苏碱、胆碱、龙葵碱等多种生物碱。果皮含色素茄色苷、紫苏苷，以及飞燕草素 –3– 葡萄糖苷、飞燕草素 –3，5– 二葡萄糖苷等。茄子中还含 7 种必需氨基酸，另外，还含有苹果酸和少量枸橼酸。

【使用注意】茄子性寒，食时往往配以温热的葱、姜、蒜、香菜等。体质虚冷之人、慢性腹泻者不宜多食。

九、辣椒

【别名】番椒、辣茄、海椒、辣子、牛角椒。

【来源】为茄科植物辣椒的果实。

【性味归经】辛，热。入脾、胃经。

【功效】温中散寒，下气消食。

【主治】胃寒气滞，脘腹胀痛，呕吐，泻痢，风湿痛，冻疮。

【用法用量】内服：入丸、散，1～3 克。外用：适量，煎水熏洗或捣敷。

【营养】果实所含辛辣营养为辣椒碱、二氢辣椒碱、降二氢辣椒碱、高辣椒碱、高二氢辣椒碱、壬酰香荚兰胺、辛酰香荚兰胺。色素为隐黄素、辣椒红素、微量辣椒玉红素、胡萝卜素；尚含维生素 C、柠檬酸、酒石酸、苹果酸等。

【使用注意】阴虚火旺及诸出血者禁服。

十、萝卜

【别名】芦菔、地灯笼、寿星头。

【来源】为十字花科植物莱菔的鲜根。

【性味归经】辛、甘，凉；熟煮甘，平。入脾、胃、肺、大肠经。

【功效】消食，下气，化痰，止血，解渴，利尿。

【主治】消化不良，食积胀满，吞酸，吐食，腹泻，痢疾，便秘，痰热咳嗽，咽喉不利，咯血，吐血，衄血，便血，消渴，淋浊。外治疮疡，损伤瘀肿，烫伤及冻疮。

【用法用量】内服：生食，捣汁饮，30～100克，或煎汤、煮食。

【营养】根含糖分主要是葡萄糖、蔗糖和果糖。每100克鲜根含甲硫醇7.75毫克，维生素C 20毫克，因不含草酸，是钙的良好来源。含锰0.41毫克，硼7毫克，又含莱菔苷。

【使用注意】脾胃虚弱、大便溏薄者不宜多食、生食。

十一、胡萝卜

【别名】黄萝卜、胡芦菔、红芦菔、金笋、红萝卜。

【来源】为伞形科植物胡萝卜的根。

【性味归经】甘、辛，平。入脾、肝、肺经。

【功效】健脾和中，滋肝明目，化痰止咳，清热解毒。

【主治】脾虚食少，体虚乏力，脘腹痛，泻痢，视物昏花，雀目，咳喘，百日咳，咽喉肿痛，麻疹，水痘，疖肿，烫火伤，痔漏。

【用法用量】内服：煎汤，30～120克；或生吃；或捣汁；或煮食。外用：适量，煮熟捣敷；或切片烧热敷。

【营养】根含α–胡萝卜素、β–胡萝卜素、γ–胡萝卜素和δ–胡萝卜素、番茄烃、六氢番茄烃等多种类胡萝卜素。每100克中含维生素B_1 0.1毫克、维生素B_2 0.3毫克和花色素。还含糖3～5克、脂肪油0.1～0.7毫克、挥发油0.014毫克、伞形花内酯等。根中挥发油的含量随生长而减少，胡萝卜素含量则随生长而增多。

【使用注意】胡萝卜忌与过多的酸醋同食，否则容易破坏其中的胡萝卜素。另胡萝卜素为脂溶性维生素，大量食用会贮藏于人体内，使皮肤的黄色素增加。停食2～3个月后会自行消退。

十二、莲藕

【别名】光旁。

【来源】为睡莲科植物莲的肥大根茎。

【性味归经】甘，寒。入心、肝、脾、胃经。

【功效】清热生津，凉血，散瘀，止血。

【主治】热病烦渴，吐衄，下血。

【用法用量】内服：生食，捣汁或煮食，适量。外用：适量，捣敷。

【营养】藕（根茎）含淀粉、蛋白质、天门冬素、维生素C。还含焦性儿茶酚、右旋没食子儿茶精、新绿原酸、五色矢车菊素、五色飞燕草素等多酚化合物共约0.3%，以及过氧化物酶。

【使用注意】生藕性质偏凉，平素脾胃虚寒之人忌食生藕。煮熟食用忌选铁锅、铁器。

十三、百合

【别名】重迈、摩罗、百合蒜、夜合花、白花百合。

【来源】为百合科植物百合卷丹、山丹、川百合等的鳞茎。

【性味归经】甘、微苦，微寒。入心、肺经。

【功效】养阴润肺，清心安神。

【主治】阴虚久咳，痰中带血，虚烦惊悸，失眠多梦，精神恍惚。

【用法用量】内服：煎汤，6～12克；或入丸、散；亦可煮食，煮粥。外用：适量，捣敷。

【营养】百合鳞茎含秋水仙碱等多种生物碱及淀粉、蛋白质、脂肪等。

【使用注意】风寒咳嗽及中寒便溏者禁服。

十四、山慈菇

【别名】藉姑、槎牙、茨菰、白地栗。

【来源】为泽泻科植物慈菇和野慈菇的球茎。

【性味归经】甘、微苦、微辛，微寒。入肝、肺、脾、膀胱经。

【功效】活血凉血，止咳通淋，散结解毒。

【主治】产后血闷，胎衣不下，带下，崩漏，衄血，呕血，咳嗽痰血，淋浊，疮肿，目增肿痛，角膜白斑，瘰疬，睾丸炎，骨膜炎，毒蛇咬伤。

【用法用量】内服：煎汤，15～30克；或绞汁。外用：适量，捣敷；或磨汁沉淀后点服。

【营养】慈菇球茎含蛋白质、脂肪、糖类、粗纤维、钙、磷、铁等。

【使用注意】孕妇慎服。

十五、旱芹

【别名】芹菜、南芹菜、香芹、蒲芹、药芹、野芹。

【来源】为伞形科植物旱芹的带根全草。

【性味归经】甘、辛、微苦，凉。入肝、胃、肺经。

【功效】平肝，清热，祛风，利水，止血，解毒。

【主治】肝阳眩晕，风热头痛，咳嗽，黄疸，小便淋痛，尿血，崩漏，带下，疮疡肿毒。

【用法用量】内服：煎汤，9～15克；鲜品30～60克；或绞汁；或入丸剂。外用：适量，捣敷；或煎水洗。

【营养】茎含芹菜苷、佛手柑内酯、挥发油、有机酸、胡萝卜素、维生素C、糖类等。芹菜子中含芹菜甲素、芹菜乙素。根含丁基苯酞、新川芎内酯、川芎内酯、藁本内酯、洋川芎内酯。叶含补骨脂素、花椒毒素、香柑内酯、维生素 C、胆碱。

【使用注意】慢性腹泻者不宜多食。

十六、水芹

【别名】芹菜、水芹菜、野芹菜、马芹、河芹、小叶芹。

【来源】为伞形科植物水芹的全草。

【性味归经】辛、甘，凉。入肺、肝、膀胱经。

【功效】清热解毒，利尿，止血。

【主治】感冒，暴热烦渴，吐泻，浮肿，小便不利，淋痛，尿血，便血，吐血，衄血，崩漏，月经量多，目赤，咽痛，喉肿，口疮，牙疳，乳痈，痈疽，瘰疬，痄腮，带状疱疹，痔疮，跌打伤肿。

【用法用量】内服：煎汤，30～60 克；或捣汁。外用：适量，捣敷；或捣汁涂。

【营养】全草含挥发油 0.066%，其中有 α– 蒎烯、β– 蒎烯、月桂烯、异松油烯、苄醇等。另含 3 个酞酸酯：酞酸二乙酯、正 – 丁基 –2– 乙丁基酞酸酯和双（2– 乙丁基）酞酸酯。还检出多种游离氨基酸。

【使用注意】脾胃虚寒者，慎绞汁服。

十七、苋菜

【别名】人苋、红人苋、三色苋、青香苋、秋红。

【来源】为苋科植物苋的茎叶。

【性味归经】甘，微寒。入大肠、小肠经。

【功效】清热解毒，通利二便。

【主治】痢疾，二便不通，蛇虫蜇伤，疮毒。

【用法用量】内服：煎汤，30～60 克，或煮粥。外用：适量，捣敷或煎液熏洗。

【营养】茎含以亚油酸为主要营养的不饱和脂肪酸及棕榈酸。叶中有苋菜红苷，棕榈酸，亚麻酸，二十四烷酸（木蜡酸），花生酸，菠菜甾醇，单半乳糖基甘油二酯，二半乳糖基甘油二酯，三半乳糖基甘油二酯，三酰甘油，甾醇，游离脂肪酸，维生素 A，维生素 C，B 族维生素。

【使用注意】慢性腹泻、脾虚便溏者慎服。

十八、黄芽白

【别名】黄芽菜、黄矮菜、花交菜、大白芽、卷心白。

【来源】为十字花科植物白菜的鲜叶和根。

【性味归经】甘，平。入胃经。

【功效】通利胃肠，养胃和中，利小便。

【主治】感冒、百日咳、消化性溃疡出血、燥热咳嗽、咽炎声嘶等。

【用法用量】内服：每次 100 ~ 500 克，煮食或捣汁饮。

【营养】嫩茎、叶含蛋白质、脂肪、糖类、粗纤维、钙、磷、铁、胡萝卜素、硫胺素、核黄素、烟酸、维生素 C。又含异硫氰酸 – 丁 –3– 烯酯，种子油中含大量的芥酸、亚油酸和亚麻酸。

【使用注意】脾胃虚寒者慎用。

十九、白菜

【别名】青菜、小白菜、油白菜、小油菜、小青菜。

【来源】为十字花科植物青菜的叶。

【性味归经】甘，凉。入肺、胃、大肠经。

【功效】解热除烦，生津止渴，清肺消痰，通利胃肠。

【主治】肺热咳嗽，消渴，便秘，食积，丹毒，漆疮。

【用法用量】内服：适量，煮食或捣汁饮。外用：适量，捣敷。

【营养】嫩茎、叶含蛋白质、脂肪、糖类、粗纤维、钙、磷、铁、胡萝卜素、核黄素、烟酸、维生素 C。

【使用注意】脾胃虚寒、大便溏薄者慎服。

二十、甘蓝

【别名】葵花白菜、包心菜、洋白菜、卷心菜、包菜。

【来源】为十字花科植物甘蓝的叶。

【性味归经】甘，平。入肝、胃经。

【功效】清利湿热，散结止痛，益肾补虚。

【主治】湿热黄疸，消化道溃疡疼痛，关节不利，虚损。

【用法用量】内服：绞汁饮，200 ~ 300 毫升；或适量拌食、煮食。

【营养】甘蓝含葡萄糖芸苔素和吲哚 –3– 乙醛，含酚类营养黄酮醇、花白苷和绿原酸、异硫氰酸烯丙酯。此外，含维生素甚多，有治胃溃疡痛的作用。

【使用注意】甘蓝性平养胃，诸无所忌。

二十一、薹菜

【别名】寒菜、芸薹菜、薹芥、青菜、红油菜。

【来源】为十字花科植物油菜的根、茎和叶。

【性味归经】辛、甘，平。入肺、肝、脾经。

【功效】凉血散血，解毒消肿。

【主治】血利，丹毒，热毒疮肿，乳痈，风疹，吐血。

【用法用量】内服：煮食 30～300 克；捣汁服，20～100 毫升。外用：适量，煎水洗或捣敷。

【营养】含少量槲皮苷和维生素 K，并分离出淀粉样蛋白。根含葡萄糖异硫氰酸酯类成分。

【使用注意】麻疹后、疮疥、目疾患者不宜食。

二十二、菠菜

【别名】红根菜、赤根菜、鹦鹉菜、甜茶、飞龙菜。

【来源】为藜科植物菠菜的全草。

【性味归经】甘，平。入肝、胃、大肠、小肠经。

【功效】养血，止血，平肝，润燥。

【主治】衄血，便血，头痛，目眩，目赤，夜盲症，消渴引饮，便闭，痔疮。

【用法用量】内服：适量，煮食；或捣汁。

【营养】全草含蛋白质、脂肪、糖类、粗纤维、灰分、钙、磷、铁、胡萝卜素、维生素 B_1、维生素 B_2、烟酸、维生素 C、叶酸、类胡萝卜素、α–生育酚。另外，还含甾醇及其苷和酯、昆虫变态激素、氨基酸和有机酸。

【使用注意】体虚便溏者不宜多食。肾炎和肾结石患者不宜食用。

二十三、空心菜

【别名】蕹、瓮菜、空筒菜、无心菜、水蕹菜。

【来源】为旋花科植物蕹菜的茎叶。

【性味归经】甘，寒。入肠、胃经。

【功效】凉血清热，利湿解毒。

【主治】鼻衄，便血，尿血，便秘，淋浊，痔疮，痈肿，蜇伤，蛇虫咬伤。

【用法用量】内服：煎汤，60～120 克；或捣汁。外用：适量，煎水洗；或捣敷。

【营养】含蛋白质、糖类、脂类、酚类、萜类、三萜类化合物、谷氨酰胺、丙氨酸、α–生育酚及β–胡萝卜素、叶黄素、叶黄素环氧化物、堇黄质、新黄质等十几种类胡萝卜素，还含铜、铁、锌等元素。此外，从中还分离出 N–反–阿魏酰基酪胺和 N–顺–阿魏酰基酪胺。

【使用注意】脾虚泄泻者不宜多食。

二十四、韭菜

【别名】起阳草、长生韭、壮阳草、扁菜。

【来源】为百合科植物韭的叶。

【性味归经】辛，温。入肾、胃、肺、肝经。

【功效】补肾，温中，行气，散瘀，解毒。

【主治】肾虚阳痿，胃寒腹痛，噎膈反胃，胸痹疼痛，衄血，吐血，尿血，痢疾，痔疮，痈疮肿毒，漆疮，跌打损伤。

【用法用量】内服：捣汁，60～120克；或煮粥、炒熟、做羹。外用：适量捣敷；煎水熏洗；热熨。

【营养】叶含硫化物、苷类和苦味质、类胡萝卜素、β–胡萝卜素、抗坏血酸、大蒜辣素、蒜氨酸、丙氨酸、谷氨酸、天冬氨酸、缬氨酸等。

【使用注意】阴虚内热及疮疡、目疾患者慎食。

二十五、黄花菜

【别名】金针菜、萱草花、川草花、宜男花、鹿忽花、萱萼。

【来源】为百合科植物黄花菜的花蕾。

【性味归经】甘，凉。入肝、肾经。

【功效】清热利湿，宽胸解郁，凉血解毒。

【主治】小便短赤，黄疸，胸闷心烦，少寐，痔疮便血，疮痈。

【用法用量】内服：煎汤，15～30克；或煮汤、炒菜。外用：适量，捣敷；或研末调蜜涂敷。

【营养】黄花菜干品含蛋白质、脂肪、糖类、钙、磷、铁、胡萝卜素、硫胺素、核黄素、烟酸。

【使用注意】食用黄花菜尤以加工的干品为好，不要食鲜黄花菜及腐烂变质品，也不要单炒食，以防中毒。

二十六、莴苣

【别名】莴苣菜、生菜、千金菜、莴笋、莴菜。

【来源】为菊科植物莴苣的茎和叶。

【性味归经】苦、甘，凉。入胃、小肠经。

【功效】利尿，通乳，清热解毒。

【主治】小便不利，尿血，乳汁不通，虫蛇咬伤，肿毒。

【用法用量】内服：煎汤 30～60 克。外用：适量，捣敷。

【营养】内含蛋白质、脂肪、糖类、钙、磷、铁，还含有多种维生素。而其叶的营养价值更高，其中含钙、胡萝卜素、维生素 C 等。

【使用注意】脾胃虚弱者慎服。本品多食使人目糊，停食自复。

二十七、茼蒿

【别名】同蒿、蓬蒿、蓬蒿菜、菊花菜、茼蒿菜。

【来源】为菊科植物蒿子秆的茎叶。

【性味归经】辛、甘，凉。入心、脾、胃经。

【功效】和脾胃，消痰饮，安心神。

【主治】脾胃不和，二便不通，咳嗽痰多，烦热不安。

【用法用量】内服：煎汤，鲜品 60～90 克。

【营养】含有丝氨酸、天门冬素、苏氨酸、丙氨酸、谷氨酰胺、缬氨酸、亮氨酸、脯氨酸、酪氨酸、天冬氨酸、谷氨酸、β– 丁氨酸、苯丙氨酸等。

【使用注意】泄泻者禁用。

二十八、芥菜

【别名】芥、大芥、雪里蕻、黄芥。

【来源】为十字花科植物芥菜、油芥菜的嫩茎和叶。

【性味归经】辛，温。入肺、胃、肾经。

【功效】利肺豁痰，消肿散结。

【主治】寒饮咳嗽，痰滞气逆，胸膈满闷，砂淋，石淋，牙龈肿烂，乳痈，痔肿，冻疮，漆疮。

【用法用量】内服：煎汤，10～15 克；或用鲜品捣汁。

【营养】根茎含 11 种具挥发性的异硫氰酸酯。叶含芸薹抗毒素、环芸薹宁、环芸薹宁亚砜、马兜铃酸。花粉含芥子油苷类。

【使用注意】目疾、疮疡、痔疮、便血及阴虚火旺之人慎食。

二十九、木耳菜

【别名】天葵、紫草、紫葵。

【来源】为落葵科植物落葵的叶或全草。

【性味归经】甘、酸，寒。入心、肝、脾、大肠、小肠经。

【功效】滑肠通便，清热利湿，凉血解毒，活血。

【主治】大便秘结，小便短涩，痢疾，热毒疮疡，跌打损伤。

【用法用量】内服：煎汤，10 ~ 15 克，鲜品 30 ~ 60 克。外用：适量，鲜品捣敷；或捣汁涂。

【营养】叶含多糖、胡萝卜素、有机酸、维生素 C、氨基酸等。

【使用注意】脾胃虚寒者、孕妇慎服。

三十、芫荽

【别名】香菜、胡荽、园荽、满天星。

【来源】为伞形科植物芫荽的带根全草。

【性味归经】辛，温。入肺、脾、肝经。

【功效】发表透疹，消食开胃，止痛解毒。

【主治】风寒感冒，麻疹、痘疹透发不畅，食积，脘腹胀痛，呕恶，脱肛，丹毒，疮肿初起，蛇伤。

【用法用量】内服:煎汤，9 ~ 15 克，鲜品 15 ~ 30 克;或捣汁。外用:适量，煎汤洗；或捣敷；或绞汁服。

【营养】全草含维生素 C 98.1%，以及正癸醛、壬醛和芳樟醇等。地上部分含 4 个异香豆精类物质。叶子含香柑内酯、欧前胡内酯、伞形花内酯、花椒毒酚和东莨菪素。此外，尚含有槲皮素 –3– 葡萄糖醛酸苷、异槲皮苷、芦丁、维生素 C 和铝、钡、铜、铁、锂、锰、硅、钛等。

【使用注意】疹出已透，或虽未透出而热毒壅滞，非风寒外袭者禁服。

三十一、香椿叶

【别名】椿木叶、春尖叶、香椿、香椿芽、香椿头。

【来源】为楝科植物香椿的叶。

【性味归经】辛、苦，平。入脾、胃经。

【功效】祛暑化湿，解毒，杀虫。

【主治】暑湿伤中，恶心呕吐，食欲不振，泄泻，痢疾，痈疽肿毒，疥疮，白秃疮。

【用法用量】内服：煎汤，鲜叶 30 ~ 60 克。外用：适量，煎水洗；或捣敷。

【营养】含蛋白质、脂肪、糖类、粗纤维、灰分、钙、磷、铁、胡萝卜素、硫胺素、核黄素、烟酸、维生素 C。

【使用注意】气虚汗多者慎服。

三十二、洋葱

【别名】玉葱、浑提葱、洋葱头。

【来源】为百合科植物洋葱的鳞茎。

【性味归经】辛、甘，温。入肺经。

【功效】健胃理气，解毒杀虫，降血脂。

【主治】食少腹胀，创伤，溃疡，滴虫性阴道炎，高脂血症。

【用法用量】内服：作为菜生食或熟食，30～120克。外用：适量，捣敷或捣汁涂。

【营养】鲜茎含有气味物质如硫醇、二甲二硫化物、二烯丙基二硫化物与二烯丙基硫醚、三硫化物、硫代亚磺酸盐和少量柠檬酸盐、苹果酸盐等。根、球茎、叶含邻－羟基桂皮酸、咖啡酸、阿魏酸、芥子酸。球茎、叶还含对－羟基桂皮酸、原儿茶酸、多糖A、多糖B与槲皮素、胸腺嘧啶脱氧核苷酸及多种氨基酸等，皮中含山柰酚和山柰酚的苷。蓓蕾、花粉均含胡萝卜素。

【使用注意】多食易目糊和发病，热病后不宜进食。患瘙痒性皮肤疾病之人忌食。

三十三、葱白

【别名】葱茎白、葱白头、火葱、大葱。

【来源】为百合科植物葱的鳞茎。

【性味归经】辛，温。入肺、胃经。

【功效】发表，通阳，解毒，杀虫。

【主治】感冒风寒，阴寒腹痛，二便不通，痢疾，疮痈肿痛，虫积腹痛。

【用法用量】内服：煎汤，9～15克；或酒煎。煮粥食，每次可用鲜品15～30克。外用：适量，捣敷、炒熨、煎水洗、蜂蜜或醋调敷。

【营养】鳞茎含黏液质、粗脂肪、粗纤维、粗蛋白质、无氮浸生物、戊聚糖、多糖类。还含挥发油，油中主要营养为大蒜辣素、二烯丙基硫醚。根含铝。

【使用注意】表虚多汗者慎服。

三十四、竹笋

【别名】茅竹笋、毛笋、笋。

【来源】为禾本科植物毛竹的嫩苗。

【性味归经】甘，寒。入胃、大肠经。

【功效】化痰，消胀，透疹。

【主治】食积腹胀，痘疹不出。

【用法用量】内服：煎汤，30～60克；或煮食。

【营养】含多糖，水解后有木糖、阿拉伯糖和半乳糖。嫩苗还含铁、镁、钙、钠、钾、铜、镉和钴。

【使用注意】脾胃虚弱者慎服。

三十五、芦笋

【别名】灌、芦尖。

【来源】为禾本科植物芦苇的嫩苗。

【性味归经】甘，寒。入肺经。

【功效】清热生津，利水通淋。

【主治】热病口渴，心烦，肺痈，肺痿，淋病，小便不利。并解食鱼、肉中毒。

【用法用量】内服：煎汤，30～60克，或鲜品捣汁。

【营养】绿色植株含腐殖酸。

【使用注意】脾胃虚寒者慎服。

第三节　野菜类

一、马齿苋

【别名】马齿草、马苋、马齿菜、长寿菜、耐旱菜。

【来源】为马齿苋科植物马齿苋的全草。

【性味归经】酸，寒。入大肠、肝经。

【功效】清热解毒，凉血止利，除湿通淋。

【主治】热毒泻痢，热淋，尿闭，赤白带下，崩漏，痔血，疮疡痈疖，丹毒，瘰疬，湿癣，白秃。

【用法用量】内服：煎汤，10～15克，鲜品30～60克；或绞汁。外用：适量，捣敷；烧灰研末调敷；或煎水洗。

【营养】全草含大量去甲肾上腺素和多量钾盐。还含多巴、多巴胺、甜菜素、异甜菜素、甜菜苷、异甜菜苷、草酸、苹果酸、柠檬酸、谷氨酸、天冬氨酸、丙氨酸及葡萄糖、果糖、蔗糖等。

【使用注意】脾虚便溏者及孕妇慎服。

二、枸杞叶

【别名】甜菜、枸杞尖、枸杞苗、枸杞菜、枸杞头。

【来源】为茄科植物枸杞及宁夏枸杞的嫩茎叶。

【性味归经】苦、甘，凉。入肝、脾、肾经。

【功效】补虚益精，清热明目。

【主治】虚劳发热，烦渴，目赤昏痛，障翳夜盲，崩漏带下，热毒疮肿。

【用法用量】内服：煎汤，鲜品60～240克；或煮食；或捣汁。外用：适量，煎水洗；或捣汁滴眼。

【营养】鲜品含蛋白质、脂肪、糖类、粗纤维、灰分、钙、磷、铁、胡萝卜素、硫胺素、核黄素、烟酸、抗坏血酸。

【使用注意】大便溏泻之人忌食。另据前人经验，枸杞叶忌与乳酪同食。

三、荠菜

【别名】荠、护生草、鸡心菜、净肠草、清明菜、地米菜。

【来源】为十字花科植物荠菜的全草。

【性味归经】甘、淡，凉。入肝、脾、膀胱经。

【功效】凉肝止血，平肝明目，清热利湿。

【主治】吐血，衄血，咯血，尿血，崩漏，目赤疼痛，眼底出血，高血压病，赤白痢疾，肾炎水肿，乳糜尿。

【用法用量】内服：煎汤，15～30克；鲜品60～120克；或入丸、散。外用：适量，捣汁点眼。

【营养】全株含草酸、酒石酸、苹果酸、丙酮酸、对氨基苯磺酸等有机酸及多种氨基酸，并含胆碱、乙酰胆碱、山梨醇、甘露醇及钾、钙、钠、氯、磷、锰等。

【使用注意】荠菜性味平和，诸无所忌。

四、蕨菜

【别名】甜蕨、山风尾、蕨儿菜、拳头菜。

【来源】为蕨科植物蕨的嫩叶。

【性味归经】甘，寒。入肝、胃、大肠经。

【功效】清热利湿，降气化痰，止血。

【主治】感冒发热，黄疸，痢疾，带下，噎膈，肺结核咯血，肠风便血，风湿痹痛。

【用法用量】内服：煎汤，9～15 克。外用：适量，捣敷，或研末撒。

【营养】全草含蕨素，乙酰蕨素 C，苯甲酰蕨素 B，异巴豆酰蕨素 B，棕榈酰蕨素 A，棕榈酰蕨素 B，棕榈酰蕨素 C，苯乙酰蕨素 C，凤尾蕨苷酮苷，苯甲酸，对羟基苯甲酸，香草酸，香草醛，山柰酚，紫云英苷，银椴苷，对香豆酰奎尼酸，尖叶土杉甾酮 A，尖叶土杉甾酮苷 A，原儿茶醛，蕨根苷，欧蕨苷 A，欧蕨苷 B，欧蕨苷 C，延胡索酸，琥珀酸，异槲皮苷。

【使用注意】不宜生食、久食，脾胃虚寒及生疥疮者慎服。

五、苜蓿

【别名】连枝草、光风草、金花菜、黄花草子。

【来源】为豆科植物南苜蓿和紫苜蓿的全草。

【性味归经】苦、涩、微甘，平。入胃、小肠经。

【功效】清热凉血，利湿退黄，通淋排石。

【主治】热病烦满，黄疸，肠炎，痢疾，浮肿，尿路结石，痔疮出血。

【用法用量】内服：煎汤，15～30 克；或捣汁，鲜品 90～150 克；或研末，3～9 克。

【营养】①南苜蓿：含胡萝卜素及南苜蓿三萜皂苷、大豆皂苷、植物甾醇、植物甾醇酯、游离脂肪酸。②紫苜蓿：全草含皂苷、卢瑟醇、苜蓿二酚、香豆雌酚、刺芒柄花素大豆素等异黄酮衍生物、小麦黄素、瓜氨酸、刀豆酸。种子含高水苏碱、水苏碱及唾液酸。叶茎含果胶酸。此外，本品还含 4 种苜蓿苷。

【使用注意】本品苦涩而降，脾胃虚寒者慎服。

第四节　食用菌类

一、蘑菇

【别名】蘑菰、麻菰、鸡足蘑菇、蘑菇草、肉蕈。

【来源】为蘑菇科真菌双孢蘑菇及四孢蘑菇的子实体，尤以菌蕾为佳。

【性味归经】甘，平。入肠、胃、肺经。

【功效】健脾开胃，平肝提神。

【主治】饮食不消，纳呆，乳汁不足，高血压症，神倦欲眠。

【用法用量】内服：煎汤，6～9 克；鲜品 150～180 克。

【营养】①双孢蘑菇：含挥发性营养 3– 辛酮和 1– 辛烯 –3– 醇，含异硫氰酸苄酯及磷、钙、镁、钾、铜、锰、锑、锌、铁、汞及镉，尚含磷脂、甘油酯、亚油酸及甾醇等化合物，并含有维生素等化合物。②四孢蘑菇：含蘑菇氨酸、维生素，含汞、铅、镉、铁、铜、锰、锌、钴、铬、镍、镁、钙、钠、钾及硒、磷、锑。含尿素、甲壳质和纤维素，并含蛋白质、非蛋白质氮、糖类、维生素 C 等，增强免疫、抗肿瘤活性物质为多糖和蛋白质。

【使用注意】气滞者慎服。

二、香菇

【别名】香覃、台菌、石蕈、香信、冬菇、菊花菇。

【来源】为白蘑科真菌香菇的子实体。

【性味归经】甘，平。入肝、胃经。

【功效】扶正补虚，健脾开胃，祛风透疹，化痰理气，解毒，抗癌。

【主治】正气衰弱，神倦乏力，纳呆，消化不良，贫血，佝偻病，高血压，高脂血症，慢性肝炎，盗汗，小便不禁，水肿，麻疹透发不畅，荨麻疹，毒菇中毒，肿瘤。

【用法用量】内服：煎汤 6～9 克，鲜品 15～30 克。

【营养】含 1– 辛烯 –3– 醇、2– 辛烯 –1– 醇等挥发性物质，含 γ– 谷氨酰基烟草香素、酵母氨酸等肽类化合物及氨基酸、香菇嘌呤、三磷酸腺苷、二磷酸腺苷等核苷酸类化合物，以及麦角甾醇、香菇多糖、维生素、牛磺酸、甲醛、丁酸、葡聚糖、水溶性杂半乳聚糖。还含多酚氧化酶、葡萄糖苷酶、葡萄糖淀粉酶。

【使用注意】脾胃寒湿气滞者禁服。

三、猴头菌

【别名】猬菌、刺猬菌、小刺猴头、猴菇、猴头菇。

【来源】为齿菌科真菌猴头菌、珊瑚状猴头菌的子实体。

【性味归经】甘，平。入脾、胃经。

【功效】健脾养胃，安神，抗癌。

【主治】体虚乏力，消化不良，失眠，胃与十二指肠溃疡，慢性胃炎，消化道肿瘤。

【用法用量】内服：煎汤，10～30 克，鲜品 30～100 克；或与鸡共煮食。

【营养】子实体含猴头菌酮 A、猴头菌酮 B、猴头菌酮 C、猴头菌酮 D、猴头菌酮 E、猴头菌酮 F、猴头菌酮 G、猴头菌酮 H、猴头菌碱、植物凝集素。干燥子实体含蛋白质、脂类、纤维素及葡聚糖。还含多种麦角甾醇。菌丝体培养物含有猴头菌吡喃酮、猴菇菌素Ⅲ、猴菇菌素Ⅳ和多种葡萄糖酯苷。菌丝和子实体中含有多糖。

【使用注意】本品甘、平补虚健胃，诸无所忌。

四、木耳

【别名】蕈耳、树鸡、黑木耳、木菌、云耳、耳子。

【来源】为木耳科真菌木耳、毛木耳及皱木耳的子实体。

【性味归经】甘，平。入肺、脾、大肠、肝经。

【功效】补气养血，润肺止咳，止血，降血压，抗癌。

【主治】气虚血亏，肺虚久咳，咯血，衄血，血利，痔疮出血，妇女崩漏，高血压，眼底出血，子宫颈癌，阴道癌，跌打伤痛。

【用法用量】内服：煎汤 3～10 克；或炖汤；或烧炭存性研末。

【营养】含木耳多糖。菌丝体含外多糖。还含麦角甾醇、维生素 D_2、黑刺菌素。生长在棉子壳上的木耳含氨基酸、脂类、糖类、纤维素、胡萝卜素、维生素 A 及各种无机盐：钾、钠、钙、镁、铁、铜、锌、锰、磷等。

【使用注意】虚寒溏泻者慎服。

五、银耳

【别名】白木耳、白耳、桑鹅、五鼎芝、白耳子。

【来源】为银耳科银耳的子实体。

【性味归经】甘、淡，平。入肺、胃、肾经。

【功效】滋补生津，润肺养胃。

【主治】虚劳咳嗽，痰中带血，津少口渴，病后体虚，气短乏力。

【用法用量】内服：煎汤，3～10 克；或炖冰糖、肉类服。

【营养】含蛋白质、脂肪、糖类、粗纤维。灰分中含硫、磷、铁、镁、钙、钾及钠等。另银耳子实体含多种银耳多糖、甾醇、脂肪酸和磷脂。此外，葡菌丝中含萨尼丹宁 A、萨尼丹宁 B、萨尼丹宁 C、萨尼丹宁 D。

【使用注意】风寒咳嗽者及湿热酿痰致咳者禁用。

第五节　果品类

一、梨

【别名】玉乳、蜜父、甘棠、杜梨。

【来源】为蔷薇科植物白梨、沙梨或秋子梨的新鲜果实。

【性味归经】甘、微酸，凉。入肺、胃、心经。

【功效】清热降火生津，润肺化痰止咳，去燥养血生肌，解除酒毒。

【主治】热病伤津或温热病后期，阴虚烦渴，消渴，燥咳，痰热惊狂，噎膈，失声，目赤肿痛，消化不良，便秘。

【用法用量】鲜食，100～200克；或榨汁饮；或炖食。

【营养】主要含有苹果酸、柠檬酸、果糖、蔗糖、葡萄糖等有机营养及维生素等；尚含钾、钠、钙、镁、硒、铁、锰等无机营养及膳食纤维素、蛋白质、脂肪、糖类等。

【使用注意】不宜多食，过则伤脾胃、助阴湿。故脾胃虚寒、呕吐清水、大便溏泻、腹部冷痛、风寒咳嗽患者及产妇等不宜食用。

二、桃

【别名】桃实。

【来源】为蔷薇科植物桃或山桃的果实。

【性味归经】甘、酸，温。入肺、大肠经。

【功效】生津润肠，活血消积；益气血，润肤色。

【主治】津伤肠燥便秘，瘀血肿块；气血不足，阴虚盗汗。

【用法用量】鲜吃；或制成桃片、桃汁等。

【营养】果实含有机酸，主要为苹果酸和枸橼酸。含总糖29.8～100.3毫克/克（鲜重），其中有果糖、葡萄糖、蔗糖、木糖等。此外，还含有紫云英苷等。

【使用注意】不宜长期食用，容易使人生内热。

三、柿子

【别名】米果、猴枣。

【来源】为柿科植物柿的果实。

【性味归经】鲜柿：甘、涩，凉。柿饼：甘、平，微温。柿霜：甘，凉。入心、肺、大肠经。

【功效】鲜柿：清热润肺，生津止渴，解毒。柿饼：润肺，止血，健脾，涩肠。柿霜：润肺止咳，生津利咽，止血。

【主治】鲜柿：肺热咳嗽、吐血，热病口渴、口疮，热利，便血。柿饼：咯血，吐血，便血，尿血，脾虚消化不良，泄泻，痢疾，咽干声音嘶哑，颜面黑斑。柿霜：肺燥干咳，咽喉干痛，口舌生疮，吐血，咯血，消渴。

【用法用量】鲜吃，100～200克。或制成柿饼，炖食。

【营养】含丰富的果糖、葡萄糖、蔗糖、维生素A、B族维生素、维生素C及矿物质（如磷、铁、钙、钾等），还含果胶、胰蛋白酶、淀粉酶、单宁酸等。未成熟柿子含鞣质。新鲜柿子含碘约 49.7 毫克。

【使用注意】柿子性寒，阳虚体弱的人，或妇女产后，以及便秘、血虚、脾胃虚寒的人，不宜食用。不可过量食用，以免引起腹胀。

四、杏子

【别名】杏实。

【来源】为蔷薇科植物杏、山杏的果实。

【性味归经】甘、酸，温。入肺、心经。

【功效】润肺定喘，生津止渴。

【主治】肺燥咳嗽，津伤口渴。

【用法用量】水煎服，6～12 克。或生食，或晒干为脯。

【营养】果实含有枸橼酸、苹果酸、绿原酸等有机酸，还含有槲皮素、槲皮苷等黄酮类化合物和挥发性营养等。山杏的果实含山梨糖醇、葡萄糖和多糖。

【使用注意】不宜多食。

五、枇杷

【别名】金丸、琵琶果。

【来源】为蔷薇科常绿小乔木植物枇杷的果实。

【性味归经】甘、酸，凉。入肺、脾经。

【功效】生津止渴，化痰止咳，降逆止呕。

【主治】肺热咳嗽、胃热口干、胃气不足、呕逆食少等。

【用法用量】内服：生食；或煎汤，30～60 克。制罐头、果酒、果酱等。

【营养】成熟果实含转化糖、蔗糖、苹果酸等。此外还含有约 3.3% 的果胶、戊糖、琥珀酸、氧化酶、淀粉酶、苦杏仁酶及转化酶。

【使用注意】不宜多食。

六、无花果

【别名】品仙果、奶浆果、品鲜果、文仙果、蜜果。

【来源】为桑科植物无花果的果实。

【性味归经】甘，凉。入肺、胃、大肠经。

【功效】健脾开胃清肠，解毒消肿。

【主治】咽喉肿痛、肺燥咳嗽、声嘶、食欲不振、肠热便秘、泄泻、痢疾、热毒壅盛痈疮肿毒等。

【用法用量】水煎服，9～15 克。大剂量可用至 30～60 克，或生食鲜果，1～2 枚。

【营养】果实含有大量枸橼酸，少量的延胡索酸、琥珀酸等有机酸；还含 B 族维生素及无花果蛋白酶等类胡萝卜素类化合物。最新研究表明可从无花果中分离出补骨脂素、香柠檬酯等。

七、石榴

【别名】安石榴、金樱、丹若。

【来源】为石榴科植物石榴的果实。

【性味归经】甘、酸、涩，温。入脾、肺经。

【功效】涩肠，止血，止咳。

【主治】久泻久利，崩漏，大便出血，带下，肺痨咳嗽，音哑，口舌生疮，小便不禁。

【用法用量】水煎服，10～30 克。或制成饮料，或酿酒造醋。

【营养】石榴果实含糖类、蛋白质、脂肪、维生素 C、钙、磷、钾等和生物碱及熊果酸等。

【使用注意】多食易伤肺损齿，石榴果皮有毒，服用时必须注意。

八、青梅

【别名】梅实、梅子、生梅子。

【来源】为蔷薇科植物梅的未成熟果实。

【性味归经】酸，平。入肺、胃、大肠经。

【功效】生津利咽，涩肠止泻。

【主治】咽喉肿痛，津伤口渴，泄泻，痢疾。

【用法用量】内服：水煎服 6～9 克，煎汤，或噙咽津液；或入丸剂。外用：适量，浸酒擦；或熬膏点眼。

【营养】果实含苹果酸、枸橼酸、琥珀酸、酒石酸、齐墩果酸、糖类；含钾量较其他水果高。在成熟时期含氢氰酸。种子含苦杏仁苷。

【使用注意】不可多食久食。胃痛呕酸者忌食。

九、橘

【别名】黄橘、橘子。

【来源】为芸香科植物橘及其栽培变种的成熟果实。

【性味归经】甘、酸，平。入肺、胃经。

【功效】开胃理气，生津润肺。橘饼：止嗽，止利，疏肝解郁。

【主治】咳嗽痰多，胸闷，消渴，呃逆，呕吐。

【用法用量】鲜食，适量；或用蜜煎；或制成橘饼。

【营养】含少量蛋白质、脂肪及丰富的葡萄糖、果糖、蔗糖、苹果酸、柠檬酸及胡萝卜素、硫胺素、核黄素、烟酸、抗坏血酸等。

【使用注意】不可多食，阴虚燥咳及咯血、吐血者慎用。

十、大枣

【别名】壶、木蜜、干枣、美枣、凉枣等。

【来源】为鼠李科植物枣的果实。

【性味归经】甘，平。入心、脾、胃经。

【功效】补中益气，养血安神，调和药性。

【主治】脾虚体弱、倦怠乏力、食欲不振、气血不足、心烦不寐等。作为调和药品，又能缓和药物的药性，减少药物的毒副作用。

【用法用量】水煎服，9～15 克。或作丸用。

【营养】果实含光千金藤碱等生物碱，含白桦脂酮酸、齐墩果酸等三萜酸类化合物，含大枣皂苷Ⅰ、大枣皂苷Ⅱ、大枣皂苷Ⅲ等皂苷类化合物。另含环磷腺苷和环磷酸鸟苷。果实的水溶性浸出物中含果糖、葡萄糖、蔗糖等。

【使用注意】味甘而能助湿，食之不当可致脘腹痞闷、食欲不振，故湿盛苔腻、脘腹作胀者，须忌用。

十一、葡萄

【别名】蒲桃、草龙珠、菩提子。

【来源】为葡萄科植物葡萄的果实。

【性味归经】甘、酸，平。入肺、脾、肾经。

【功效】益气补血，强壮筋骨，通利小便。

【主治】气血不足、心悸盗汗、肺虚咳嗽、烦渴、风湿痹痛、水肿等。

【用法用量】鲜食，适量。或加工成葡萄干、葡萄汁、葡萄酱、葡萄脯、葡萄罐头、葡萄酒等。

【营养】含糖量为 15%～30%，主要是葡萄糖、果糖和少量蔗糖等；还含酒石酸、草酸、柠檬酸、苹果酸、蛋白质、矿物质等。此外尚含有单葡萄糖苷和双葡萄糖苷及维生素 C、B 族维生素、胡萝卜素等，还含有 10 多种人体所需要的氨基酸及钙、磷、铁等微量元素。

【使用注意】阴虚内热、胃肠实热或痰热内蕴者慎服。

十二、苹果

【别名】蔡子、频婆、频果、天然子、柰子。

【来源】为蔷薇科植物苹果的果实。

【性味归经】甘、酸，凉。入脾、胃、心经。

【功效】益胃生津，除烦，醒酒。

【主治】脾胃虚弱，食后腹胀，泄泻，津液不足，口干口渴，饮酒过多。

【用法用量】鲜食，适量。或捣汁、熬膏食用。

【营养】果实含L–苹果酸、延胡索酸、琥珀酸、丙酮酸等。果皮含叶绿素A、叶绿素B、脱镁叶绿素、胡萝卜素等。

【使用注意】不宜多食，过量易致腹胀。

十三、山楂

【别名】山里红果、北山楂、东山楂、红果、胭脂果。

【来源】为蔷薇科植物山里红、山楂的成熟果实。

【性味归经】酸、甘，微温。入脾、胃、肝经。

【功效】消食健胃，行气消滞，活血止痛。

【主治】肉食积滞，胃脘胀满，泻痢腹痛，瘀血经闭，产后瘀阻，心腹刺痛，疝气疼痛。

【用法用量】水煎服，3～10克。或入丸、散。焦山楂消食导滞作用强。

【营养】山里红果实含左旋表儿茶精、槲皮素、金丝桃苷、绿原酸等。山楂果实含左旋表儿茶精、槲皮素、金丝桃苷、绿原酸、枸橼酸等。100克果实中含花色素类11.28～16.04毫克，酸类1.27%～2.46%，可溶性糖类9690～9910毫克。

【使用注意】脾胃虚而无积滞者不宜食用，孕妇慎服。

十四、樱桃

【别名】含桃、朱桃、樱珠、山珠樱、朱果。

【来源】为蔷薇科植物樱桃的果实。

【性味归经】甘、酸，温。入脾、肾经。

【功效】益肾，健脾，祛湿。

【主治】脾虚泄泻，肾虚腰腿疼痛，活动不灵，遗精。

【用法用量】水煎服，30～150克。或浸酒。

【营养】含铁量居水果之首，比苹果和梨高 20 ~ 30 倍；维生素 A 又比苹果、葡萄高 4 ~ 5 倍，还含有蛋白质、糖类、磷、胡萝卜素及维生素 C 等。

十五、香蕉

【别名】甘蕉、蕉子、蕉果。

【来源】为芭蕉科植物大蕉和香蕉的果实。

【性味归经】甘，寒。入脾、胃、大肠经。

【功效】清热解毒，润肺滑肠。

【主治】温热病烦渴，大便秘结，痔疮出血，肺热燥咳。

【用法用量】生食或炖服，1 ~ 4 枚。

【营养】大蕉果实含已糖、糖醛酸、多巴胺、去甲肾上腺素、蛋白质、枸橼酸等。香蕉果实含 5– 羟色胺等。

【使用注意】香蕉性寒，含钠盐多，有明显水肿和需要禁盐的病人不宜多吃，如患有慢性肾炎、高血压、水肿者尤应慎吃；同时香蕉含糖量大，糖尿病病人应少吃。

十六、草莓

【别名】荷兰草莓、凤梨草莓。

【来源】为蔷薇科植物草莓的果实。

【性味归经】甘、微酸，凉。入脾、胃经。

【功效】清凉止渴，健胃消食。

【主治】口渴，咽喉不利，干咳无痰，消化不良，食欲差。

【用法用量】鲜食，适量。

【营养】果实含没食子酸。

十七、菠萝

【别名】番梨、露兜子、地菠萝、草菠萝、凤梨。

【来源】为凤梨科植物凤梨的果实。

【性味归经】甘、微酸，平。入胃、肾经。

【功效】止渴解烦，醒酒益气。

【主治】消化不良、腹泻、伤暑、身热烦渴等。

【用法用量】生食或绞汁服，适量。

【营养】果实含挥发油、多种有机酸、糖类、氨基酸、维生素等，还含有 1 种菠萝蛋白酶。

【使用注意】由于菠萝中含有对口腔黏膜有刺激作用的苷类物质，因此应将果皮和果刺修净，将果肉切成块状，食前在稀盐水或糖水中浸渍。

十八、柠檬

【别名】宜母果、黎檬子、宜母子、里木子、黎檬干。

【来源】为芸香科植物黎檬或柠檬（洋柠檬）的新鲜成熟果实。

【性味归经】甘、酸，凉。入胃、肺经。

【功效】生津解暑，和胃安胎，化痰。

【主治】暑热伤津，中暑烦渴，食欲不振，脘腹痞胀，肺燥咳嗽，妊娠呕吐。

【用法用量】绞汁饮或生食，适量。

【营养】果皮含橙皮苷、β–谷甾醇、γ–谷甾醇、香叶木苷、柚皮苷、新橙皮苷、咖啡酸等；种子含黄柏酮、柠檬苦素。

【使用注意】胃酸过多者忌食。

十九、椰子

【别名】越头王、耶栗、胥耶。

【来源】为棕榈科植物椰子的种子、瓤或胚乳中的浆汁、壳。

【性味归经】种子：微甘，平。瓤：甘，平。浆：甘，凉。入心、脾经。

【功效】种子：补脾益肾，催乳。瓤：益气健脾，杀虫，消疳。浆：生津，利尿，止血。壳：祛风，止痛，利湿，止痒。

【主治】种子：脾虚水肿，腰膝酸软，产妇乳汁减少。瓤：疳积，姜片虫病。浆：口干烦渴，水肿，吐血。壳：杨梅疮，筋骨痛，心胃疼痛。

【用法用量】种子：煎汤，6～15克；瓤：食肉或压滤取汁，75～100克；浆：75～100克。

【营养】椰子含油35%～45%，油中含游离脂肪酸、洋油酸、棕榈酸、羊脂酸、羊蜡酸、油酸、月桂酸等；并含有醇类、糖类、蛋白质、维生素、生育酚等。

二十、橄榄

【别名】青榄、青果、青子、黄榄、甘榄。

【来源】为橄榄科植物橄榄的果实。

【性味归经】甘、酸、涩，平。入肺、胃经。

【功效】清热解毒，利咽化痰，生津止渴，健胃消食，除烦醒酒。

【主治】咽喉肿痛、肺热咳嗽、河豚中毒、饮酒过度、消化不良等。

【用法用量】水煎服，6 ~ 15 克，鲜品尤佳，可用至 30 ~ 50 克。或每天嚼食 5 ~ 10 枚鲜青果；或制成五香橄榄、丁香橄榄、甘草橄榄等。

【营养】约含蛋白质 1.2%、脂肪 1.0%、糖类 12%、钙 0.204%、磷 0.046%、铁 0.0014%、抗坏血酸 0.02%。

二十一、甘蔗

【别名】干蔗、竿蔗、糖梗、薯蔗。

【来源】为禾本科植物甘蔗的茎秆。

【性味归经】甘，寒。入肺、脾、胃经。

【功效】清热生津，润燥和中，解毒。

【主治】肺热咽喉肿痛；肺阴虚，肺燥虚热，干咳少痰，咯血；胃热津伤，干呕频频，口渴，大便燥结；伤暑心烦口渴，酒中毒；等等。

【用法用量】煎汤，30 ~ 90 克；或榨汁饮。

【营养】蔗汁含天冬酰胺、天冬氨酸等多种氨基酸和甲基延胡索酸、延胡索酸等有机酸。茎含维生素，还含有钙、磷、铁等无机盐，以及蔗糖、果糖和葡萄糖。

【使用注意】脾胃虚寒者慎用。

二十二、桑椹

【别名】葚、桑实、乌椹、黑椹、桑枣。

【来源】为桑科植物桑的成熟果穗。

【性味归经】甘、酸，寒。入肝、肾经。

【功效】滋阴养血，补肝益肾，生津润肠。

【主治】精血亏损，须发早白，脱发，头晕眼花，耳鸣失聪，失眠多梦，神疲健忘，津伤口渴及消渴，肠燥便秘。

【用法用量】生食，适量。或加蜜熬膏、浸酒用。

【营养】含糖类、鞣酸、苹果酸及维生素 C 及胡萝卜素。桑椹油的脂肪酸主要由亚油酸和少量硬脂酸、油酸等组成。

【使用注意】因其有滋阴生津润肠之力，故脾胃虚寒而大便溏者忌食。

二十三、桂圆

【别名】益智、龙眼、龙目、圆眼。

【来源】为无患子科植物龙眼的假种皮。

【性味归经】甘，温。入心、脾经。

【功效】补益心脾，养血安神。

【主治】气血两虚，面色无华，头昏眼花；心脾两虚，心悸怔忡，失眠健忘；脾胃虚弱食少，泄泻；等等。

【用法用量】水煎服，10～15克，补虚可用至30～60克；或浸酒、熬膏。

【营养】干果肉含可溶性部分约79.77%，其中约有葡萄糖26.91%、蔗糖0.22%、酸类（以酒石酸计）1.26%、腺嘌呤和胆碱等含氮物质6.309%，不溶性物质约19.3%，灰分约3.36%。此外，还含有蛋白质约5.6%和脂肪约0.5%，另含烟酸、维生素C。

【使用注意】腹胀或有痰火者不宜服用。

二十四、荔枝

【别名】荔支、丹荔、丽枝。

【来源】为无患子科植物荔枝的果实。

【性味归经】甘、酸，温。入肝、脾经。

【功效】养血健脾，行气消肿。

【主治】病后体虚，津伤口渴，脾虚泄泻，呃逆，食少，瘰疬，疔肿，外伤出血。

【用法用量】内服：煎汤5～10枚，或烧存性研末，或浸酒。外用：适量，捣烂敷；或烧存性研末敷。

【营养】果肉约含葡萄糖60%、蔗糖5%、蛋白质1.5%、脂肪1.4%，还含维生素C、维生素A、B族维生素、叶酸，以及枸橼酸、苹果酸等有机酸。尚含多量游离的精氨酸和色氨酸。

【使用注意】阴虚火旺者慎服。

二十五、芒果

【别名】杧果、庵罗果、香盖、望果。

【来源】为漆树科植物芒果的果实。

【性味归经】甘、酸，微寒。入肺、胃经。

【功效】益胃生津，止呕，止咳。

【主治】口渴，呕吐，食少，咳嗽。

【用法用量】鲜食，适量。或制成芒果干。

【营养】果实中含内消旋肌醇、葡萄糖、烯类，含没食子酸、槲皮素、硫胺素、核黄素、叶酸等。芒果干含酒石酸、柠檬酸、草酸、葡萄糖等。

【使用注意】饱餐后禁食，过敏体质者不宜食用。

二十六、甜瓜

【别名】梨瓜、甘瓜、果瓜、香瓜、熟瓜。

【来源】为葫芦科甜瓜的果实。

【性味归经】甘，寒。入心、胃经。

【功效】清暑热，解烦渴，利小便。瓜子：化瘀散结，生津润燥，驱虫。

【主治】暑热烦渴，小便不利，暑热下利腹痛。

【用法用量】一般均作生食，适量；或煎汤；或研末。

【营养】含有球蛋白（2.68%）、枸橼酸等有机酸、β–胡萝卜素，还含有钙、磷、铁等矿物质。此外，甜瓜中还含有可以把不溶性蛋白质转变为可溶性蛋白质的转化酶，其对肾脏病人的营养有益。

【使用注意】其性寒凉，脾胃虚寒、腹胀便溏者忌服。

二十七、西瓜

【别名】寒瓜。

【来源】葫芦科一年生蔓生草本植物西瓜的果瓤。

【性味归经】甘，寒。入心、胃、膀胱经。

【功效】清热解暑，除烦止渴，利小便。

【主治】暑热烦渴，热病伤津，小便不利，咽喉肿痛，口疮，目赤肿痛。

【用法用量】鲜食，适量。

【营养】含瓜氨酸、α–氨基–β–丙酸、丙酸、丙氨酸、α–氨基丁酸、γ–氨基丁酸、谷氨酸、精氨酸、磷酸、苹果酸、乙二醇、甜菜碱、腺嘌呤、果糖、葡萄糖、蔗糖、无机盐类、维生素C、B族维生素、β–胡萝卜素、西红柿烃、六氢西红柿烃等。

【使用注意】中寒湿盛者慎用。

二十八、猕猴桃

【别名】藤梨、木子、猕猴梨、羊桃、猴子梨。

【来源】为猕猴桃科植物猕猴桃的果实。

【性味归经】酸、甘，寒。入胃、肝、肾经。

【功效】清热止渴，健胃，通淋。

【用法用量】鲜食，适量。或水煎服，30～60克，或榨汁饮。

【营养】猕猴桃果实含猕猴桃碱、中华猕猴桃蛋白酶、游离氨基酸、糖类、有机酸、维生素C、B族维生素、色素、鞣质等。新鲜的果实中维生素C的含量为138～284.54毫克/100克。

【使用注意】脾胃虚寒者慎服。

二十九、柚子

【别名】雷柚、胡柑。

【来源】为芸香科植物柚的果实。

【性味归经】甘、酸，寒。入肺、胃经。

【功效】消食，化痰，醒酒。

【主治】饮食停滞，消化不良，酒醉。

【用法用量】鲜食，适量。

【营养】含有丰富的糖类，并含柚皮苷、挥发油、微量元素、维生素等，其中以维生素 C 的含量最多。

三十、栗子

【别名】板栗、栗实、栗果、大栗、毛板栗、风栗。

【来源】为壳斗科植物板栗的种仁。

【性味归经】甘、微咸，平。入脾、肾经。

【功效】益气健脾，补肾强筋，活血消肿，止血。

【主治】脾虚泄泻，反胃呕吐，腰膝酸软，筋骨折伤肿痛，瘰疬，吐血，衄血，便血。

【用法用量】内服：适量，生食或煮食，或炒存性研末服，30～60 克。外用：适量，捣敷。

【营养】含蛋白质、脂肪、氨基酸及铁、镁、磷、铜等元素。

【使用注意】食积停滞、脘腹胀满痞闷者禁服。

三十一、菱角

【别名】芰、水栗、水菱、沙角、菱实。

【来源】为菱科植物家种的菱、乌菱、无冠菱、格菱的果实。

【性味归经】甘，凉。入脾、胃经。

【功效】健脾益胃，除烦止渴，解毒。

【主治】脾虚泄泻，暑热烦渴，消渴，饮酒过度，痢疾。

【用法用量】内服：煎汤，9～15 克，大剂量可用至 60 克；或生食。清暑热，除烦渴，宜生用；补脾益胃，宜熟用。

【营养】菱的果肉中含 4,6,8（14）,22– 麦角甾四烯 –3– 酮、22– 二氢 –4– 豆甾烯 –3,6– 二酮、β– 谷甾醇。另外，还含丰富的淀粉、葡萄糖、蛋白质。

【使用注意】脾胃虚寒、中焦气滞者慎服。

第六节　干果类

一、黑芝麻

【别名】胡麻、巨胜、乌麻、黑脂麻、乌芝麻、小胡麻。

【来源】为胡麻科植物芝麻的黑色种子。

【性味归经】甘，平。入肝、脾、肾经。

【功效】补益肝肾，养血益精，润肠通便。

【主治】肝肾不足所致的头晕耳鸣、腰脚痿软、须发早白、肌肤干燥，肠燥便秘，妇人乳少，痈疮湿疹，风癞疬疡，小儿瘰疬，烫火伤，痔疮。

【用法用量】内服：煎汤，9～15 克；或入丸、散。外用：适量，煎水洗浴或捣敷。

【营养】种子含油酸、亚油酸、棕榈酸、硬脂酸、花生酸及二十四烷酸、二十二烷酸的甘油酯，以及芝麻素、芝麻林素、芝麻酚、维生素 E、植物甾醇、卵磷脂、叶酸，尚含芝麻苷、蛋白质、车前糖、芝麻糖、磷、钾、细胞色素 C、多量草酸钙。

【使用注意】脾弱便溏者禁服。

二、花生

【别名】落花生、长生果、落生、地豆。

【来源】为豆科植物落花生的种子。

【性味归经】甘，平。入脾、肺经。

【功效】健脾养胃，润肺化痰。

【主治】脾虚不运，反胃不舒，乳妇奶少，脚气，肺燥咳嗽，大便燥结。

【用法用量】内服：煎汤，30～100 克；生研冲汤，每次 10～15 克；炒熟或煮熟食，30～60 克。

【营养】种子含卵磷脂、氨基酸、嘌呤、生物碱、维生素 B_1、生物素、维生素 C、甾醇，另含木聚糖和葡萄甘露聚糖，以及微量元素铬、铁、锌等。

【使用注意】体寒湿滞及肠滑便泻者慎服。霉花生有致癌作用，不宜食。

三、白果

【别名】银杏、鸭脚子、灵眼、佛指甲、佛指柑。

【来源】为银杏科植物银杏的种子。

【性味归经】甘、苦、涩，平，小毒。入肺、肾经。

【功效】敛肺定喘，止带缩尿。

【主治】哮喘痰嗽，白带，白浊，遗精，尿频，无名肿毒，癣疮。

【用法用量】内服：煎汤 3～9 克；或捣汁。外用：适量，捣敷；或切片涂。

【营养】种子含有有毒物质银杏毒素，还含腰果酸和钾、磷、镁、钙、锌、铜等 25 种元素，以及蛋白质、脂类、糖类等。

【使用注意】有实邪者禁服。生食或炒食过量可致中毒，小儿误服中毒尤为常见。

四、胡桃仁

【别名】胡桃肉、核桃仁。

【来源】为胡桃科植物胡桃的种仁。

【性味归经】甘、涩，温。入肾、肝、肺经。

【功效】补肾益精，温肺定喘，润肠通便。

【主治】腰痛脚弱，尿频，遗尿，阳痿，遗精，久咳喘促，肠燥便秘，石淋及疮疡瘰疬。

【用法用量】内服：煎汤 9～15 克；单味嚼服 10～30 克；或入丸、散。外用：适量，研末调敷。

【营养】约含粗蛋白 22.18%、粗脂类 64.23%，其中中性脂类约占 93.05%，总脂和中性脂类脂肪酸组成主要为亚油酸 64.48% ～69.50% 和油酸 13.89% ～15.36%，含糖类、多种游离的必需氨基酸，其中必需氨基酸含量约为总氨基酸的 47.50%。另含钾、钙、铁、锰、锌、铜、锶等多种微量元素。未成熟果实富含维生素 C。

【使用注意】痰火积热、阴虚火旺及大便溏泻者禁服。不可与浓茶同服。

五、莲子

【别名】藕实、水芝丹、莲实、莲蓬子、莲肉。

【来源】为睡莲科植物莲的成熟种子。

【性味归经】甘、涩，平。入脾、肾、心经。

【功效】补脾止泻，益肾固精，养心安神。

【主治】脾虚久泻、久利，肾虚遗精、滑泄、小便不禁，妇人崩漏带下，心神不宁，惊悸，不眠。

【用法用量】内服：煎汤，6～15 克；或入丸、散。

【营养】含糖类、蛋白质、脂肪、钙、磷、铁。果实含和乌胺。果皮含荷叶碱、原荷叶碱、氧黄心树宁碱和 N- 去甲亚美罂粟碱。

【使用注意】中满痞胀、大便燥结者禁服。

六、松子

【别名】松子仁、新罗松子。

【来源】为松科植物红松的种子。

【性味归经】甘，微温。入肝、肺、大肠经。

【功效】润燥，养血，祛风。

【主治】肺燥干咳，大便虚秘，诸风头眩，骨节风，风痹。并有润泽皮肤、敷荣毛发的功能。

【用法用量】内服，煎汤，10～15 克；或入丸、膏中。

【营养】种子含脂肪油 74%，主要为油酸酯、亚油酸酯。另尚含掌叶防己碱、蛋白质、止杈酸、挥发油等。

【使用注意】便溏、滑精、痰饮体质者慎服。

七、芡实

【别名】鸡头实、鸡头、鸡头果、刺莲藕。

【来源】为睡莲科植物芡的种仁。

【性味归经】甘、涩，平。入脾、肾经。

【功效】固肾涩精，补脾止泻。

【主治】遗精，白浊，带下，小便不禁，大便泄泻。

【用法用量】内服：煎汤，15～30 克；或入丸、散，亦可适量煮粥食。

【营养】种子含淀粉、蛋白质及脂肪。此外，尚含钙、磷、铁和维生素 B_1、维生素 B_2、维生素 C、烟酸及胡萝卜素。

【使用注意】大小便不利者禁服；食滞不化者慎服。

八、榧子

【别名】榧实、玉山果、赤果、香榧、野杉子。

【来源】为红豆杉科植物榧的种子。

【性味归经】甘、涩，平。入大肠、胃、肺经。

【功效】杀虫，消积，润燥。

【主治】肠道寄生虫病，小儿疳积，肺燥咳嗽，肠燥便秘，痔疮。

【用法用量】内服：煎汤，15～50 克，连壳生用，打碎入煎；或 10～14 枚，炒熟去壳，取种仁嚼服；或入丸、散。驱虫宜用较大剂量，顿服；治便秘、痔疮宜小量常服。

【营养】种子约含 54.3%的脂肪油，其不饱和脂肪酸含量约高达 74.88%。

【使用注意】脾虚泄泻及肠滑大便不实者慎服。

九、南瓜子

【别名】南瓜仁、白瓜子、金瓜米、窝瓜子、倭瓜子。

【来源】为葫芦科植物南瓜的种子。

【性味归经】甘，平。入大肠经。

【功效】杀虫，下乳，利水消肿。

【主治】绦虫、蛔虫、血吸虫、钩虫、蛲虫病，产后缺乳，产后手足浮肿，百日咳，痔。

【营养】种子约含油 16.4%，其中主要脂肪酸为亚油酸、油酸、棕榈酸及硬脂酸，还有亚麻酸、肉豆蔻酸。另还含类脂，内有三酰甘油、二酰甘油、单酰甘油、甾醇、甾醇酯及磷脂酰胆碱、磷脂酰乙醇胺、磷脂酰丝氨酸、脑苷脂等。脱脂的种子中有效营养为南瓜子氨酸。

【使用注意】一次不可多食。《本草纲目拾遗》曰："多食壅气滞膈。"

第七节　禽肉类

一、鸡肉

【别名】丹雄鸡、柴鸡。

【来源】为雉科动物家鸡的肉。

【性味归经】甘，温。入脾、胃经。

【功效】温中益气，补精填髓。

【主治】虚劳羸瘦，食少，泄泻，下利，消渴，水肿，小便频数，崩漏带下，产后乳少，病后虚弱。

【用法用量】煮食或炖汁，适量。

【营养】每 100 克鸡肉约含水分 74 克、蛋白质 23.3 克、脂肪 1.2 克、灰分 1.1 克、钙 11 毫克、磷 190 毫克、铁 1.5 毫克、硫胺素 0.03 毫克、核黄素 0.09 毫克、烟酸 8 毫克。尚含维生素 A（小鸡肉特别多），另含胆甾醇、3– 甲基组氨酸。

【使用注意】实证、邪毒未清者慎用。

二、乌骨鸡

【别名】乌鸡、药鸡、武山鸡、黑脚鸡、绒毛鸡。

【来源】为雉科动物乌骨鸡（家鸡的一种）去羽毛及内脏的全体。

【性味归经】甘，平。入肝、肾、肺经。

【功效】补肝益肾，补气养血，退虚热。

【主治】虚劳羸瘦，遗精，滑精，消渴，久泻，崩中，带下。

【用法用量】煮食，适量。或入丸散。

【营养】含铜、锌、锰等元素，还含胡萝卜素、乌鸡黑素等。

三、麻雀

【别名】家雀、宾雀、麻禾雀。

【来源】为文鸟科动物麻雀的肉或全体。

【性味归经】甘，温。入肾、肺、膀胱经。

【功效】补肾壮阳，固元益精。

【主治】肾虚腰酸膝软、阳痿、遗精、早泄、尿频、崩漏、带下等。

【用法用量】煨、蒸，适量。或熬膏，或浸酒，或煅存性入丸、散。

【营养】含蛋白质、脂肪、无机盐和多种维生素。

【使用注意】阴虚火旺者及孕妇禁服。

四、鸭肉

【别名】鹜肉。

【来源】为鸭科动物家鸭的肉。

【性味归经】甘、微咸，平。入肺、脾、肾经。

【功效】补气益阴，利水消肿。

【主治】虚劳病，骨蒸劳热，咳嗽，水肿。

【用法用量】煨烂熟，适量。

【营养】鸭肉每 100 克约含水分 75%、蛋白质 16.5 克、脂肪 7.5 克、糖类 0.1 克、灰分 0.9 克、钙 11 毫克、磷 1.45 毫克、铁 4.1 毫克，还含有硫胺素、核黄素、烟酸等。

【使用注意】外感未清、脾虚便溏、肠风下血者禁食。

五、鹅肉

【别名】家雁、舒雁。

【来源】为鸭科动物家鹅的肉。

【性味归经】甘，平。入脾、肝、肺经。

【功效】益气补虚，和胃止渴。

【主治】脾胃虚弱，中气不足，倦怠乏力，少食虚羸，消渴，等等。本品为平补之品。

【用法用量】煮食，适量，食肉或汤汁。

【营养】含蛋白质、钙、铁、磷、锰、维生素 A、维生素 C、维生素 B_1、维生素 B_2 等。

【使用注意】湿热内蕴、皮肤疮毒者禁食。

六、鸽

【别名】鹁鸽、飞奴。

【来源】为鸠鸽科原鸽、家鸽或岩鸽的肉。

【性味归经】咸，平。入肺、肝、肾经。

【功效】滋肾，补气，解毒祛风，调经止痛。

【主治】虚劳羸瘦，消渴，妇女血虚经闭，肠风下血，恶疮，疥癣。

【用法用量】煮食，适量。

【营养】鸽肉约含水分 75.10%、粗蛋白质 22.14%、粗脂肪 1.00%、灰分 1.00%。

【使用注意】不宜多食。

七、鹌鹑

【别名】鹑、罗鹑、红面鹌鹑。

【来源】为雉科动物鹌鹑的肉或去羽毛及内脏的全体。

【性味归经】甘，平。入心、肝、脾、肺、肾、大肠经。

【功效】补益中气，强壮筋骨，止泻痢。

【主治】脾胃虚弱，泄泻，下利，小儿疳积，风湿痹痛，咳嗽。

【用法用量】煮食，1～2 只。或烧存性，研末。

【营养】含蛋白质、脂肪、维生素 A、维生素 B_1、维生素 B_2、维生素 C、烟酸、维生素 E 等。

八、燕窝

【别名】白燕子、官燕、毛燕、血燕。

【来源】为雨燕科动物金丝燕及多种同属燕子类用唾液或唾液与绒羽等混合凝结所筑成的巢窝。

【性味归经】甘，平。入肺、胃、肾经。

【功效】养阴润肺，益气补中。

【主治】肺阴虚咳嗽，咯血；脾胃虚弱，身体虚弱。

【用法用量】水煎服，或炖服，5 ~ 15 克。先将燕窝用温水浸泡松软后，用镊子挑去燕毛，捞出用清水洗干净，撕成细条备用。

【营养】天然燕窝约含水分 10.40%，约含氮物质 57.40%、脂肪微量、九氯提取物 22%、纤维 1.4%、灰分 8.7%，含钙、磷、钾、硫为多。此外还含有氨基己糖及类似谷蛋白的物质。

【使用注意】湿痰停滞及有表邪者慎服。

九、鸡肝

【来源】为雉科动物家鸡的肝。

【性味归经】甘、苦，温。入肝、肾、脾经。

【功效】补肝益肾，养血明目，消疳杀虫。

【主治】肝虚目暗，目翳，夜盲，小儿疳积，妊娠胎漏，小儿遗尿。

【用法用量】煎汤，适量。或入丸、散。

【营养】每 100 克鸡肉约含水分 75 克、蛋白质 18.2 克、脂肪 3.4 克、糖类 2 克、灰分 1.4 克、钙 21 毫克、磷 260 毫克、铁 8.2 毫克、硫胺素 0.38 毫克、核黄素 1.63 毫克、烟酸 10.4 毫克、抗坏血酸 7 毫克。此外，鸡肝可用于提取超氧化物歧化酶，鸡雏肝中含有铜锌超氧化物歧化酶，而在鸡肝的线粒体中含有锰超氧化物歧化酶。

第八节　畜肉类

一、牛肉

【来源】为牛科动物黄牛或水牛的肉。

【性味归经】水牛肉：甘，凉。黄牛肉：甘，温。入脾、胃经。

【功效】补脾胃，益气血，强筋骨。

【主治】脾胃虚弱，气血不足，虚劳羸瘦，腰膝酸软，消渴吐泻，痞积，水肿。

【用法用量】煮食、煎汁，适量。或入丸剂。

【营养】因牛的种类、性别、年龄、生长地区、饲养方法、躯体部位等不同，其化学组成差距可很大。大体上每 100 克（食部）约含蛋白质 20.1 克、脂肪 10.2 克、维生

素 B_1 10.07 毫克、维生素 B_2 0.15 毫克、钙 7 毫克、磷 170 毫克、铁 0.9 毫克。此外，还含胆甾醇 125 毫克。

【使用注意】牛自然死、病死者，禁食其肉。

二、牛肚

【别名】牛百叶。

【来源】为牛科动物黄牛或水牛的胃。

【性味归经】甘，温。入脾、胃经。

【功效】补虚羸，健脾胃。

【主治】病后虚羸，气血不足，消渴，风眩，水肿。

【用法用量】煮食，适量。

【营养】黄牛胃每 100 克约含水分 81 克、蛋白质 14.8 克、脂肪 3.7 克、灰分 0.5 克、钙 22 毫克、磷 84 毫克、铁 0.9 毫克，还含有硫胺素、核黄素、烟酸。此外，尚含胃泌素、胃蛋白酶等。

三、牛鞭

【来源】为牛科动物雄性黄牛或水牛的阴茎和睾丸。

【性味归经】甘、咸，温。入肝、肾经。

【功效】补肾壮阳，固元益精，散寒止痛。

【主治】肾阳虚衰，阳痿遗精，宫寒不孕，耳鸣腰酸，遗尿，疝气。

【用法用量】炖煮，1 具；或入丸、散；或浸酒。

【营养】含有天冬氨酸、苏氨酸、甘氨酸、缬氨酸、蛋氨酸等多种氨基酸和辛酸、己酸、硬脂酸、亚油酸等脂肪酸，还含有胆固醇、睾酮、雌二醇、二氢睾酮等甾体成分。

【使用注意】阳盛者忌用。

四、猪肉

【别名】豕肉、豚肉、彘肉、稀肉。

【来源】为猪科动物猪的肉。

【性味归经】甘、咸，微寒。入脾、胃、肾经。

【功效】补肾滋阴，润燥，益气养血，消肿。

【主治】肾虚羸瘦，血燥津枯，燥咳，消渴，便秘，虚肿。

【用法用量】煮食，适量。

【营养】猪的瘦肉和肥肉约分别含水分 53%、6%，蛋白质 16.7%、2.2%，脂肪 28.8%、90.8%，糖类 1.1%、0.8%，灰分 0.9%、0.1%，钙 71%、1%，磷 17%、26%，铁 2.4%、0.4%，等等。

【使用注意】湿热、痰滞内蕴者慎服。

五、猪心

【来源】为猪科动物猪的心。

【性味归经】甘、咸，平。入心经。

【功效】补血养心，安神镇惊。

【主治】心血不足，惊悸怔忡，自汗，失眠，或心火亢盛，神志恍惚，癫，狂，痫。

【用法用量】煮食，适量；或入丸剂。

【营养】含心钠素、辅酶 Q_{10} 及细胞色素 C。

【使用注意】忌吴茱萸。

六、猪肝

【来源】为猪科动物猪的肝脏。

【性味归经】甘、苦，温。入脾、胃、肝经。

【功效】养肝明目，补气健脾。

【主治】肝虚目昏，夜盲；脾胃虚弱，小儿疳积，脚气，水肿，久利脱肛，带下。

【用法用量】煮食或煎汤，60～150 克；或入丸、散。

【营养】含蛋白质、脂肪、钙、磷、铁、胡萝卜素和烟酸、维生素 C 等。

七、猪肺

【来源】为猪科动物猪的肺脏。

【性味归经】甘，平。入肺经。

【功效】补肺止咳，止血。

【主治】肺虚咳嗽，咯血。

【用法用量】煮食、煎汤，适量。或入丸剂。

【营养】含蛋白质、脂肪、钙、磷、铁、硫胺素和烟酸、维生素 C 等。

八、猪肾

【别名】猪腰子。

【来源】为猪科动物猪的肾脏。

【性味归经】咸，平。入肾经。

【功效】补肾益阴，利水。

【主治】肾虚耳聋，遗精盗汗，腰痛，产后虚羸，身面浮肿。

【用法用量】煎汤或煮食，15～150 克。

【营养】含蛋白质、脂肪、钙、磷、铁、硫胺素和烟酸、维生素 C 等。

【使用注意】不可久食。不与吴茱萸、白花菜合食。

九、猪肚

【别名】猪胃。

【来源】为猪科动物猪的胃。

【性味归经】甘，温。入脾、胃经。

【功效】补虚损，健脾胃。

【主治】虚劳羸瘦，咳嗽，脾虚食少，消渴，小便频数，泄泻，水肿，脚气，妇人赤白带下，小儿疳积。

【用法用量】煮食，适量；或入丸剂。

【营养】含胃泌素、胃蛋白酶、胃膜素及胃蛋白酶稳定因子等。

【使用注意】外感未清、胸腹痞胀者，均忌服。

十、猪血

【来源】为猪科动物猪的血液。

【性味归经】咸，平。入心、肝经。

【功效】补血止血，养心镇惊，息风，下气。

【主治】眩晕，癫痫，惊风，腹胀，气逆，崩漏下血。

【用法用量】煮食，适量。或研末，每次 3～9 克。

【营养】约含水分 95%、蛋白质 4.3%、脂肪 0.2%、糖类 0.1%、灰分 0.5%、钙 69 毫克 /100 克、磷 2 毫克 /100 克、铁 15 毫克 /100 克。

十一、猪蹄

【别名】猪手。

【来源】为猪科动物猪的蹄。

【性味归经】甘、咸，平。入胃经。

【功效】补气血，润肌肤，通乳汁，托疮毒。

【主治】虚劳羸瘦，气血不足，产后乳少，面皱少华，痈疽疮毒。

【用法用量】煎汤或煮食，适量。

【营养】含蛋白质、脂肪、糖类，并含有钙、镁、磷、铁及维生素 A、维生素 D、维生素 E、维生素 K 等营养，另含多量的胶原蛋白。

十二、羊肉

【来源】为牛科动物山羊或绵羊的肉。

【性味归经】甘，热。入脾、胃、肾经。

【功效】健脾温中，补肾壮阳，益气养血。

【主治】脾胃虚寒，纳少反胃；气血亏虚，虚劳羸瘦；肾阳亏虚，腰膝酸软，阳痿，寒疝，产后虚羸少气，缺乳。

【用法用量】煮食或煎汤，125～250 克；或入丸剂。

【营养】山羊或绵羊的肉，因种类、年龄、营养状况、部位等而有差异。如瘦肉，约含水分 68%、蛋白质 17.3%、脂肪 13.6%、糖类 0.5%、灰分 1%、钙 15 毫克 /100 克、磷 168 毫克 /100 克、铁 3 毫克 /100 克，尚含硫胺素、核黄素等。

【使用注意】外感时邪或有宿热者禁服；孕妇不宜多食。

十三、羊骨

【来源】为牛科动物山羊或绵羊的骨骼。

【性味归经】甘，温。入肾经。

【功效】补肾，强筋骨，止血。

【主治】虚劳羸瘦，耳聋齿摇，腰膝酸软，筋骨挛痛，白浊膏淋，月经过多。

【用法用量】煎汤或煮粥，1 具。或浸酒；或煅存性入丸、散。

【营养】因部位、年龄等不同，骨的营养有所差别，变化最大的是水分和脂类。骨质中含有大量的无机物，其中 50%以上是磷酸钙，其他还有碳酸钙等和氟、氯等微量元素。骨的有机质是骨胶原、骨类黏蛋白等。

【使用注意】素体火盛者慎服。

十四、狗肉

【别名】犬肉、黄耳、地羊、家犬。

【来源】为犬科动物狗的肉。

【性味归经】咸、酸，温。入脾、胃、肾经。

【功效】温补脾胃，强肾壮阳填精。

【主治】肾虚遗尿、小便频数、早泄、阳痿不举、老年体弱、腰酸足冷、脾胃虚弱、腹胀、浮肿等。

【用法用量】煮食，适量。

【营养】狗肉（以氮的克数计）约含嘌呤类 0.027%、肌肽 0.109%。新鲜狗肉含肌酸，又含水分、钾、钠、氯等。

【使用注意】阴虚内热、素多痰火及热病后者慎食。

十五、兔肉

【别名】东北兔又名草兔、山兔、黑兔子、山跳子；蒙古兔又名草原兔、跳猫；华南兔又名短耳兔、粗毛兔、硬毛兔。

【来源】为兔科动物东北兔、华南兔、家兔、蒙古兔和高原兔的肉。

【性味归经】甘，寒。入脾、肝、大肠经。

【功效】健脾补中，凉血解毒。

【主治】儿童、孕妇、老年人、病后脾虚体弱、气血不足、营养不良、疲乏无力、饮食减少等；脾虚气弱，体倦乏力；气阴虚有虚热、虚火、阴虚阳亢之证，胃热消渴；反胃吐食；肠热便秘，肠风便血；湿热痹证，丹毒；肌肤干燥；等等。

【用法用量】炖、炒、煮、红烧、煮羹等，100～300 克。

【营养】约含蛋白质 24.25%、脂肪 1.91%、灰分 1.52%、胆固醇 65 毫克 /100 克、赖氨酸 9.6%、烟酸 12.8 毫克 /100 克。此外，还含有硫、钾、钙、磷、铁、钠、维生素、卵磷脂等营养。

【使用注意】脾胃虚寒者不宜服。

十六、猫肉

【来源】为猫科动物家猫的肉。

【性味归经】甘、酸，温。入肝、脾经。

【功效】益气养血，祛风湿，解毒散结。

【主治】虚劳、风湿痹痛、瘰疬等。

【用法用量】煮汤 125～250 克，或浸酒。

【营养】含蛋白质、脂肪、糖类、无机盐类及维生素等。

【使用注意】湿毒内盛者禁服。

十七、鹿肉

【来源】为鹿科动物梅花鹿或马鹿的肉。

【性味归经】甘，温。入脾、肾经。

【功效】补肾助阳，益气养血，祛风。

【主治】虚劳羸瘦、腰酸膝软、阳痿、中风等。

【用法用量】煮食、煎汤或熬膏，适量。

【营养】约含水分 75.76%、粗蛋白 19.77%、粗脂肪 1.92%、灰分 1.13%。

【使用注意】素有痰热、胃中有火、阴虚火旺吐血者慎服。

十八、驴肉

【别名】毛驴肉。

【来源】为马科动物驴的肉。

【性味归经】甘、酸，平。入脾、胃、肝经。

【功效】益气补血。

【主治】劳损，心烦，风眩。

【用法用量】煮食，适量。

【营养】驴肉每 100 克中约含蛋白质 18.6 克、脂肪 0.7 克、钙 10 毫克、磷 144 毫克、铁 13.6 毫克。

第九节　奶蛋类

一、牛奶

【别名】牛乳。

【来源】为牛科动物黄牛的乳汁。

【性味归经】甘，微寒。入心、肺、胃经。

【功效】补虚损，益肺胃，养血，生津润燥，解毒。

【主治】虚弱劳损，反胃噎膈，消渴，血虚便秘，气虚下利，黄疸。

【用法用量】煮饮，适量。

【营养】牛奶的化学营养因牛的种类、年龄、饲养方法、采乳时间、生活及健康状况、气温的不同而异。据分析，每 100 克牛奶约含水分 87 克、蛋白质 3.1 克、脂肪 3.5 克、糖类 6 克、灰分 0.7 克、钙 120 毫克、磷 90 毫克、铁 0.1 毫克，还含镁、钾、硫胺素、核黄素、烟酸、抗坏血酸、维生素 A、生物素、叶酸、肌醇、乳清酸。牛奶的蛋白质主要是含磷蛋白质——酪蛋白、白蛋白及球蛋白，此 3 种蛋白质都含全部必需氨基酸。牛奶的脂肪主要是棕榈酸、硬脂酸的甘油酯，也含少量低级脂肪酸如丁酸、己酸、辛酸。还含少量卵磷脂、胆甾醇、色素等。

【使用注意】脾胃虚寒作泻、中有冷痰积饮者慎服。

二、羊乳

【来源】为牛科动物山羊或绵羊的乳汁。

【性味归经】甘，微温。入心、肺经。

【功效】补虚润燥，和胃，解毒。

【主治】虚劳羸瘦，消渴，反胃呕逆，口疮。

【用法用量】煮沸或生饮，250～500毫升。

【营养】每100克约含水分87克、蛋白质3.8克、脂肪4.1克、糖类5克、灰分0.99克、钙140毫克、磷106毫克、铁0.1毫克，尚含有硫胺素、核黄素、烟酸、抗坏血酸、维生素A等。

【使用注意】有痰湿积饮者慎服。

三、马乳

【别名】马奶。

【来源】为马科动物马的乳汁。

【性味归经】甘，凉。入心、脾经。

【功效】养血润燥，清热止渴。

【主治】血虚烦热，虚劳骨蒸，消渴，牙疳。

【用法用量】内服：煮沸，125～250克。

【营养】马乳中含蛋白质、脂肪、糖类、灰分及溶菌酶。

【使用注意】脾胃虚寒下利者慎食。

四、鸡蛋

【别名】鸡子、鸡卵。

【来源】为雉科动物家鸡的卵。

【性味归经】甘，平。入肺、脾、胃经。

【功效】滋阴润燥，养血安胎。

【主治】热病烦闷，燥咳声哑，目赤咽痛，胎动不安，产后口渴，小儿疳利，疟疾，烫伤，虚人羸弱。

【用法用量】煮、炒，1～3枚。

【营养】含蛋白质、脂肪、糖类、钙、磷、铁及维生素等。

【使用注意】有痰饮、积滞及宿食内停者，或脾胃虚弱者不宜多用，多食则令人闷满；老人宜少食蛋黄。

五、鸭卵

【别名】鸭子、鸭蛋。

【来源】为鸭科动物家鸭的卵。

【性味归经】甘，凉。入心、肺经。

【功效】滋阴平肝，清肺止咳，止泻。

【主治】胸膈结热、肝火上炎所致的头痛、眩晕、咽喉疼痛、齿痛、咳嗽等。

【用法用量】煮食，1～2个。

【营养】每100克约含水分70克、蛋白质13克、脂肪14.7克、糖类1克、维生素A 1380单位、灰分1.8克、钙71毫克、磷210毫克、铁3.2毫克、镁7毫克、钾60毫克、钠82毫克、氯6毫克，并含有核黄素、烟酸等。

【使用注意】脾阳虚、寒湿泻痢及食后气滞痞闷者禁食。

六、鹅卵

【别名】鹅蛋。

【来源】为鸭科动物家鹅的卵。

【性味归经】甘，温。入胃、胆经。

【功效】补五脏，补中气。

【主治】虚羸，消渴。

【用法用量】内服：适量，宜盐腌煮熟作食品。

【营养】含蛋白质、脂肪、糖类、钙、磷、铁。

【使用注意】本品多食易伤胃滞气。

七、雀卵

【别名】雀蛋。

【来源】为文鸟科动物麻雀的卵。

【性味归经】甘、酸，温。入肾经。

【功效】补肾阳，益精血，调冲任。

【主治】男子阳痿、疝气，女子血枯、崩漏、带下。

【用法用量】内服：煮食，适量；或入丸剂。

【使用注意】阴虚火旺者禁服。

八、鸽卵

【别名】鸽蛋。

【来源】为鸠鸽科原鸽、家鸽产的卵。

【性味归经】甘、咸，平。入肺、脾、胃、肾经。

【功效】益气补肾，解疮痘毒。

【主治】肾虚和气虚所致的腰膝酸软，疲乏无力，心悸，头昏；疮疥痘疹。

【用法用量】煮食，适量。

【营养】鸽蛋可食部分每 100 克约含水分 82 克、钙 108 毫克、磷 117 毫克、铁 3.9 毫克。

九、鹌鹑蛋

【来源】为雉科动物鹌鹑的卵。

【性味归经】甘、淡，平。入脾、胃经。

【功效】补中益气，健脑。

【主治】脾胃虚弱，肺痨，失眠，健忘。

【用法用量】煮食，适量。

【营养】含较多的蛋白质、脑磷脂、卵磷脂、铁、维生素等。

第十节　水产类

一、蟹

【别名】螃蟹、河蟹、毛蟹、大闸蟹、清水蟹。

【来源】为方蟹科动物中华绒螯蟹和日本绒螯蟹的肉和内脏。

【性味归经】咸，寒。入肝、胃经。

【功效】清热，散瘀，消肿解毒。

【主治】湿热黄疸，产后瘀滞腹痛，筋骨损伤，痈肿疔毒，漆疮，烫伤。

【用法用量】酒浸、油炸、清蒸、煎汤，或作丸、散服。

【营养】中华绒螯蟹可食部分：含蛋白质、脂肪、糖类、维生素 A、维生素 B_1、维生素 B_2、烟酸、胆甾醇及钙、磷、铁，还含三磷酸腺苷酶、α- 皮黄质、叶黄素、虾黄质等。肌肉含十余种游离氨基酸、酰基辅酶 A 脱氢酶、磷脂、三酰甘油。

【使用注意】脾胃虚寒者慎服。

二、对虾

【别名】明虾、大虾、海虾。

【来源】为对虾科动物对虾的全体或肉。

【性味归经】甘、咸，温。入肝、肾经。

【功效】补肾壮阳，滋阴息风。

【主治】肾虚阳痿，阴虚风动，手足搐搦，中风半身不遂，乳疮，乳疡日久不敛。

【用法用量】炒食、煮汤、浸酒或做虾酱。

【营养】含蛋白质、脂肪、糖类、维生素 A、维生素 B_1、维生素 B_2、烟酸、钙、磷、铁。体肌含原肌球蛋白、副肌球蛋白，肌肉及消化系统含镉、铜、铅、镍、铬，甲壳肌含铜。中国对虾又含锌、铬、锰及氨基酸，还含乙醛、噻唑化合物等。

【使用注意】阴虚火旺和疮肿及皮肤病患者忌食。

三、海参

【别名】海鼠、辽参、海男子。

【来源】为刺参科动物刺参、绿刺参、花刺参的全体。

【性味归经】甘、咸，平。入肾、肺经。

【功效】补肾益精，养血润燥，止血。

【主治】精血亏损，虚弱劳怯，阳痿，梦遗，小便频数，肠燥便秘，肺虚咳嗽咯血，肠风便血，外伤出血。

【用法用量】煎汤、煮食，12～30 克；入丸、散。

【营养】绿刺参干皮含 23– 乙酰氧基 –17– 去氧 –7，8– 二氧海参苷元、绿刺参苷、维生素 B_1、维生素 B_2 及刺参苷 A、刺参苷 B、刺参苷 D、刺参苷 E，还含羊毛甾烷型皂苷和海参素 A、海参素 B、海参素 C 等。刺参含酸性黏多糖。

【使用注意】脾虚不运、外邪未净者禁服。

四、乌贼鱼

【别名】墨鱼、乌侧鱼、缆鱼。

【来源】为乌贼科动物无针乌贼或金乌贼等乌贼的肉。

【性味归经】咸，平。入肝、肾经。

【功效】养血滋阴。

【主治】血虚经闭，崩漏，带下。

【用法用量】煮食1～2条。

【营养】含蛋白质、脂肪、维生素 B_1、维生素 B_2、烟酸、钙、磷、铁等。

【使用注意】乌贼鱼肉属动风发物，故有病之人酌情忌食。

五、海蜇

【别名】石镜、水母、海折。

【来源】为海蜇科动物海蜇的口腕部。

【性味归经】咸，平。入肺、肝、肾经。

【功效】清热平肝，化痰消积，润肠。

【主治】肺热咳嗽，痰热哮喘，食积痞胀，大便燥结，高血压病。

【用法用量】煎汤、蒸食、煮食或生吃（凉拌）。

【营养】含蛋白质、脂肪、糖类、维生素 B_1、维生素 B_2、烟酸、钙、磷、铁、碘、肌碱等营养。

【使用注意】生食难以消化，故不可过量。用时忌一切辛热发物。

六、黄花鱼

【别名】石头鱼、江龟、黄鱼、海鱼。

【来源】为石首鱼科动物大黄鱼或小黄鱼的肉。

【性味归经】甘，平。入脾、胃、肝、肾经。

【功效】补脾益气，补肾，明目，止利。

【主治】病后、产后体虚，乳汁不足，肾虚腰痛，水肿，视物昏花，头痛，胃痛，泻痢。

【用法用量】蒸食或煮食，100～250克。

【营养】含蛋白质、脂肪、灰分、钙、磷、铁、碘、维生素 B_1、维生素 B_2、烟酸等。

【使用注意】患风疾、痰疾及疮疡者慎服用。

七、带鱼

【别名】鞭鱼、带柳、裙带鱼、海刀鱼。

【来源】为带鱼科动物带鱼的肉。

【性味归经】甘，平。入胃经。

【功效】补虚，解毒，止血。

【主治】病后体虚，产后乳汁不足，疮疖痈肿，外伤出血。

【用法用量】煎汤或炖服，150～250 克；或蒸食其油；或烧存性研末。

【营养】含蛋白质、脂肪、维生素 B_1、维生素 B_2、烟酸及钙、磷、铁、碘等。

【使用注意】古称发物，凡患有疥疮、湿疹等皮肤病或皮肤过敏体质者忌食。

八、牡蛎肉

【别名】蛎黄、蚝子肉。

【来源】为牡蛎科动物近江牡蛎、长牡蛎、大连湾牡蛎、密鳞牡蛎等的肉。

【性味归经】甘、咸，平。入心、肝经。

【功效】养血安神，软坚消肿。

【主治】烦热失眠，心神不安，瘰疬。

【用法用量】煮食，30～60 克。

【营养】含蛋白质、脂肪、肝糖和 10 种必需氨基酸、谷胱甘肽、维生素 A、维生素 B_1、维生素 B_2、维生素 D、维生素 E 及碘、铜、锌、锰、钡、磷、钙等，其中锌的含量为其他食物之冠。

【使用注意】脾虚滑精者及急慢性皮肤病患者忌食。

九、文蛤

【别名】海蛤肉、蛤蜊肉。

【来源】为帘蛤科动物文蛤等的肉。

【性味归经】咸，寒。入胃经。

【功效】润燥止渴，软坚消肿。

【主治】消渴，肺结核，阴虚盗汗，瘿瘤，瘰疬。

【用法用量】煮食，30～60 克。

【营养】含蛋白质、脂肪、维生素 A、维生素 B_1、维生素 B_2、烟酸、碘、钙、磷、铁等营养。

【使用注意】阳虚体质和脾胃虚寒腹痛、泄泻者忌用。

十、泥鳅

【别名】鳅、鳅鱼。

【来源】为鳅科动物泥鳅、花鳅、大鳞泥鳅的肉或全体。

【性味归经】甘，平。入脾、肝、肾经。

【功效】补益脾肾，利水，解毒。

【主治】脾虚泻痢，热病口渴，消渴，小儿盗汗，水肿，小便不利，阳痿不举，病毒性肝炎，痔疮，疔疮，皮肤瘙痒。

【用法用量】煮食，100～250克；或烧存性，入丸、散，每次6～10克。

【营养】泥鳅卵含凝集素和细胞毒素。肌肉含蛋白质、脂肪、糖类、钙、磷、铁，还含多种酶。花鳅皮及黏液含黏多糖、乳酸脱氢酶、苹果酸脱氢酶及黄嘌呤脱氢酶、多种金属离子，皮还含β–胡萝卜素。大鳞泥鳅含多种游离氨基酸、脂类、多种金属和非金属离子，此外，还含肌苷酸、腺苷酸、肌酸酐、丁酸及琥珀酸。

【使用注意】本品补而能清，诸病不忌。

十一、鳝鱼

【别名】黄鳝。

【来源】为鳝科动物黄鳝的肉或全体。

【性味归经】甘，温。入肝、脾、肾经。

【功效】益气血，补肝肾，强筋骨，祛风湿。

【主治】虚劳，疳积，阳痿，腰痛，腰膝酸软，风寒湿痹，产后淋沥，久利脓血，痔瘘，臁疮。

【用法用量】煮食，100～250克；或捣肉为丸；或研末。

【营养】含蛋白质、脂肪、钙、磷、铁、维生素A、维生素B_1和烟酸等营养。

【使用注意】虚热及外感病患者慎服。

十二、鳜鱼

【别名】石桂鱼、桂鱼、锦鳞鱼、母猪壳。

【来源】为真鲈科动物鳜鱼的肉。

【性味归经】甘，平。入脾、胃经。

【功效】健脾益胃，补养气血。

【主治】虚劳羸瘦，脾胃虚弱，肠风便血。

【用法用量】内服：蒸食，适量；或烧存性，研末，酒调服。

【营养】含蛋白质、脂肪、维生素B_1、维生素B_2、烟酸及钙、磷、铁等。

【使用注意】寒湿盛者慎用。

十三、乌鱼

【别名】黑鱼、黑鲤鱼、乌棒。

【来源】为鳢科动物乌鳢的肉或全体。

【性味归经】甘，凉。入脾、胃、肺、肾经。

【功效】补脾益胃，利水消肿。

【主治】身面浮肿，妊娠水肿，湿痹，脚气，产后乳少，习惯性流产，肺痨体虚，胃脘胀满，肠风及痔疮下血，疥癣。

【用法用量】煮食或火上烤熟食，250～500克；研末，每次10～15克。

【营养】含蛋白质、脂肪、钙、磷、铁、维生素B_1、维生素B_2和烟酸、组氨酸、3-甲基组氨酸。

【使用注意】脾胃虚寒者食时宜加姜、椒类调味和性。

十四、鲫鱼

【别名】鲋、鲫瓜子。

【来源】为鲤科动物鲫鱼的肉或全体。

【性味归经】甘，平。入脾、胃、大肠经。

【功效】健脾和胃，利水消肿，通血脉。

【主治】脾胃虚弱，纳少反胃，产后乳汁不行。

【用法用量】煮食或煅研入丸、散，适量。

【营养】含蛋白质、脂肪、钙、磷、铁、维生素B_1、维生素B_2、烟酸等。

【使用注意】不应和鹿肉、芥菜、猪肝同时食用；服中药厚朴时不宜食用；不宜与猪肉同时食用；不宜与砂糖同时食用；不宜与天冬、麦冬同时食用；服异烟肼时不宜食用。

十五、鲤鱼

【别名】赤鲤鱼、鲤拐子、鲤子。

【来源】为鲤科动物鲤鱼的肉或全体。

【性味归经】甘，平。入脾、肾、胃，胆经。

【功效】健脾和胃，利水下气，通乳，安胎。

【主治】胃痛，泄泻，水湿肿满，小便不利，脚气，黄疸，咳嗽气逆，胎动不安，妊娠水肿，产后乳汁稀少。

【用法用量】煮汤或炖食，100～240克。

【营养】含丰富的谷氨酸、甘氨酸、组氨酸及脂肪、维生素A、维生素B_1、维生素B_2、烟酸、钙、磷、铁，此外尚含组织蛋白酶A、组织蛋白酶B及组织蛋白酶C。

【使用注意】风热者慎服。

十六、鳖

【别名】甲鱼、水鱼、团鱼、圆鱼。

【来源】为鳖科动物中华鳖或山瑞鳖的肉。

【性味归经】甘，平。入肝、肾经。

【功效】滋阴补肾，清退虚热。

【主治】虚劳羸瘦，骨蒸劳热，久疟，久利，崩漏，带下，癥瘕，瘰疬。

【用法用量】煮食或炖汤食，250～500克；或入丸剂。

【营养】含17种氨基酸及钙、钠、铝、钾、锰、铜、锌、磷、镁等十多种微量元素。

【使用注意】脾胃阳虚者及孕妇慎服。

十七、龟

【别名】金龟、元绪。

【来源】为龟科动物乌龟的肉。

【性味归经】甘、咸，平。入肺、肾经。

【功效】益阴补血。

【主治】骨蒸劳热，久嗽咯血，久疟，血利，肠风下血，筋骨疼痛，老人尿频尿急。

【用法用量】煮食，0.5～1只；或入丸、散。

【营养】含蛋白质、脂肪、糖类、维生素B_1、维生素B_2、烟酸。

【使用注意】胃有寒湿者忌服。

十八、海带

【别名】海草、海马蔺、昆布。

【来源】为海带科（昆布科）植物昆布及翅藻科植物黑昆布、裙带菜的叶状体。

【性味归经】咸，寒。入肝、胃、肾经。

【功效】消痰软坚，利水退肿。

【主治】瘿瘤，瘰疬，疝，噎膈，脚气水肿。

【用法用量】煎汤：5～15克。或研末入丸、散。

【营养】昆布含多糖化合物，脂多糖和3个水溶性含砷糖，氨基酸，甘露醇，牛磺酸，二十碳五烯酸，棕榈酸，油酸，亚油酸，γ-亚麻酸，十八碳四烯酸，花生四烯酸，岩藻甾醇，等等；另含挥发油、胡萝卜素、维生素B_1、维生素B_2、维生素C、烟酸和硫、钾、镁、钙、磷、铁、锰、钼、碘、铝、磷酸根、碳酸根、硫酸根等。黑昆布含褐藻酸及其钠盐，海带淀粉，甘露醇，维生素，卤化物，硫酸盐，磷酸盐，碘和其他微量元素，还含具抗血凝作用的多糖类成分，又含抗纤溶酶的二苯双恶衍生物。裙带菜全藻含多糖化合物、类脂、甾醇类营养、阻抑胰岛素在脂肪组织中的降解作用的营养、地芰普内酯、无羁萜、植物醇、维生素、亚麻酸、花生四烯酸等不饱和脂肪酸及卤化物、硫酸盐、磷酸盐、氧化钙、镁、钠和其他微量元素。

【使用注意】海带性寒，脾胃虚寒者忌食；孕妇及哺乳期妇女忌食。

十九、紫菜

【别名】索菜、子菜、紫英、乌菜。

【来源】为红毛菜科植物甘紫菜和条斑紫菜等的叶状体。

【性味归经】甘、咸，寒。入肺、脾、膀胱经。

【功效】化痰软坚，利咽，止咳，养心除烦，利水除湿。

【主治】瘿瘤，咽喉肿痛，咳嗽，烦躁失眠，脚气，水肿，小便淋痛，泻痢。

【用法用量】煎汤，15～30克。

【营养】含蛋白质、脂肪、糖类、粗纤维、钙、磷、铁、碘、胡萝卜素、B族维生素、维生素C和多量自由氨基酸等。

【使用注意】素体脾胃虚寒、腹痛便溏者忌食；不可多食，多食可致腹胀。

第十一节　调味品及其他佐料

一、大蒜

【别名】胡蒜、独头蒜、葫、独蒜。

【来源】为百合科植物大蒜的鳞茎。

【性味归经】辛，温。入脾、胃、肺、大肠经。

【功效】温中行滞，解毒，杀虫。

【主治】脘腹冷痛，痢疾，泄泻，肺痨，百日咳，感冒，痈疖肿毒，肠痈，癣疮，蛇虫咬伤，钩虫病，蛲虫病，带下阴痒，疟疾，喉痹，水肿。

【用法用量】生食、绞汁服、煎服或拌入食物。1～50克。

【营养】大蒜含挥发油（其中有多种含硫挥发性化合物）、硫代亚磺酸酯类、S–烷（烯）–L–半胱氨酸衍生物、γ–L–谷氨酸多肽、苷类、多糖、脂类、酶等。

【使用注意】阴虚火旺及目疾、口喉疾者慎用；胃溃疡及十二指肠溃疡或慢性胃炎者忌食。

二、生姜

【别名】姜、鲜姜。

【来源】为姜科多年生草本植物姜的新鲜根茎。

【性味归经】辛，温。入脾、胃、肺经。

【功效】散寒解表，降逆止呕，化痰止咳。

【主治】风寒感冒，恶寒发热，头痛鼻塞，呕吐，痰饮喘咳，胀满，泄泻。

【用法用量】煎汤、绞汁，3～10克。

【营养】含挥发油，主要为姜醇、姜烯、水芹烯、柠檬醛、芳樟醇等营养。生姜还含2–哌啶酸及天冬氨酸、谷氨酸、丝氨酸等多种氨基酸。

【使用注意】阴虚内热及实热证者禁服。

三、胡椒

【别名】浮椒、玉椒。

【来源】为胡椒科植物胡椒的果实。

【性味归经】辛，热。入胃、大肠、肝经。

【功效】温中散寒，下气止痛，止泻，开胃，解毒。

【主治】胃寒疼痛，呕吐，受寒泄泻，食欲不振，中鱼蟹毒。

【用法用量】煎汤，1～3克，或研末，入散、丸剂等。

【营养】果实含挥发油，多种酰胺类化合物，如胡椒酰胺、次胡椒酰胺、胡椒油碱等。

【使用注意】热病及阴虚有火者禁服，孕妇慎服。

四、花椒

【别名】大椒、秦椒、蜀椒、汉椒、巴椒。

【来源】为芸香科植物花椒、青椒的果皮。

【性味归经】辛，温，小毒。入脾、胃、肾经。

【功效】温中止痛，除湿止泻，杀虫止痒。

【主治】脾胃虚寒之脘腹冷痛，蛔虫腹痛，呕吐泄泻，肺寒咳喘，龋齿牙痛，阴痒带下，湿疹皮肤瘙痒。

【用法用量】煎汤，3～6克；或入丸、散。

【营养】花椒果皮中含挥发油，其主要营养为柠檬烯、1，8–桉叶素、月桂烯等。果皮还含香草木宁碱、菌芋碱、单叶芸香品碱等。青椒果皮中含挥发油，其主要营养为爱草脑，还含月桂烯、柠檬烯等。

【使用注意】阴虚火旺者禁服，孕妇慎服。多食易动火、耗气、损目。

五、茴香

【别名】小茴香、谷茴香。

【来源】为伞形科植物茴香的果实及其茎叶。

【性味归经】甘、辛，温。入肝、肾、膀胱、胃经。

【功效】温肾暖肝，行气止痛，和胃。

【主治】寒疝腹痛，睾丸偏坠，脘腹冷痛，食少吐泻，胁痛，肾虚腰痛，痛经。

【用法用量】煎汤，3～6 克；或入丸、散。

【营养】果实主含挥发油和脂肪油，挥发油的主要营养为反式茴香脑，其次为柠檬烯、小茴香酮等。脂肪油主要含 10– 十八碳烯酸、棕榈酸、花生酸等。果实还含豆甾醇、伞形花内酯等。

【使用注意】阴虚火旺者禁服。

六、桂皮

【别名】山肉桂、土桂、山桂皮。

【来源】为樟科植物天竺桂和川桂等的树皮。

【性味归经】辛、甘，温。入脾、胃、肝、肾经。

【功效】温脾胃，暖肝肾，祛寒止痛，散瘀消肿。

【主治】脘腹冷痛，呕吐泄泻，腰膝酸冷，寒疝腹痛，寒湿痹痛，瘀滞痛经，血利，肠风，跌打肿痛。

【用法用量】煎汤，6～12 克。

【营养】天竺桂的树皮含挥发油（桂皮油），其中含水芹烯、丁香油酚、甲基丁香油酚等。川桂的树皮含挥发油，主要营养为丁香油酚、1，8– 桉叶素、桂皮醛等。

【使用注意】阴虚火旺、里有实热、血热妄行者及孕妇忌用。

七、蜂蜜

【别名】石蜜、石饴、食蜜、白蜜、蜂糖。

【来源】为蜜蜂科动物中华蜜蜂或意大利蜜蜂所酿的蜜糖。

【性味归经】甘，平。入脾、胃、肺、大肠经。

【功效】调补脾胃，缓急止痛，润肺止咳，润肠通便，润肤生肌，解毒。

【主治】脘腹虚痛，肺燥咳嗽，肠燥便秘，目赤，口疮，溃疡不敛，风疹瘙痒，水火烫伤，手足皲裂。

【用法用量】冲调，15～30克；或入丸剂、膏剂。

【营养】主要含果糖和葡萄糖（两者约占70%），尚含少量蔗糖、麦芽糖、糊精、树胶及含氮化合物、有机酸、挥发油、色素、酵母、酶类、维生素和微量元素等。

【使用注意】痰湿内蕴、中满痞胀及大便不实者禁服。

八、白砂糖

【别名】白糖、白霜糖、糖霜。

【来源】为禾本科植物甘蔗的茎汁经精制而成的乳白色结晶体。

【性味归经】甘，平。入脾、肺经。

【功效】和中缓急，生津润燥。

【主治】中虚腹痛，口干燥渴，肺燥咳嗽。

【用法用量】入汤和化，10～15克。

【营养】含糖类、蛋白质、维生素及钙、铁。

【使用注意】湿重中满者慎服。小儿勿多食。

九、红糖

【别名】紫砂糖、黑砂糖、黄糖。

【来源】为禾本科植物甘蔗的茎叶，经提取炼制而成的赤色结晶体。

【性味归经】甘，温。入肝、脾、胃经。

【功效】补脾缓肝，活血散瘀。

【主治】产后恶露不行，口干呕哕，虚羸寒热。

【用法用量】开水、酒或药汁冲，10～15克。

【营养】含蛋白质、糖类、钙、铁，尚含胡萝卜素、维生素、烟酸及锰、锌、铬等微量元素。

【使用注意】平素痰湿偏盛、肥胖症、消化不良之人忌食；糖尿病病人及龋齿者忌食。

十、花生油

【别名】落花生油、果油。

【来源】为豆科植物落花生的种子榨出之脂肪油。

【性味归经】甘，平。入肺、脾、大肠经。

【功效】润燥滑肠去积。

【主治】蛔虫性肠梗阻，胎衣不下，烫伤。

【用法用量】内服：60～125 克。

【营养】含有棕榈酸、硬脂酸、亚油酸、花生酸、山嵛酸、油酸、二十碳烯酸、二十四烷酸等；还含有吡嗪类化合物等芳香营养，另含维生素 E。

【使用注意】患有菌痢、急性胃肠炎、腹泻之人，由于胃肠功能紊乱不宜多食。

十一、芸薹子油

【别名】菜子油。

【来源】为十字花科植物芸薹种子榨取的油。

【性味归经】辛、甘，平。入肺、胃经。

【功效】解毒消肿，润肠。

【主治】风疮，痈肿，汤火灼伤，便秘。

【用法用量】内服：10～15 毫升。

【营养】含硬脂酸、油酸、亚油酸、亚麻酸、花生酸、芥酸，并含菜子甾醇及 22–去氢菜油甾醇等。

【使用注意】便溏者慎服。

十二、麻油

【别名】胡麻油、乌麻油、芝麻油、香油、生油。

【来源】为胡麻科植物芝麻的种子榨取之脂肪油。

【性味归经】甘，凉。入大肠经。

【功效】润肠通便，解毒生肌。

【主治】肠燥便秘、蛔虫病、食积腹痛、疮肿、溃疡、疥癣、皮肤皲裂等。

【用法用量】内服：生用或熬熟。

【营养】含油酸、亚油酸、硬脂酸、棕榈酸、维生素 E、卵磷脂、固醇、蛋白质、烟酸、叶酸等。

【使用注意】脾虚便溏者忌用。

十三、酱油

【别名】豉油、酱汁、豆酱汁。

【来源】用面粉或豆类，经蒸罨发酵，加盐、水后制成酱，酱的上层液体状物质即为酱油。

【性味归经】咸，寒。入脾、胃、肾经。

【功效】清热解毒，除烦。

【主治】暑热烦满，妊娠尿血，食物及药物中毒。

【用法用量】内服，适量。

【营养】含蛋白质、多肽、酪氨酸、胱氨酸、丙氨酸、亮氨酸、脯氨酸、天冬氨酸、赖氨酸、精氨酸、组氨酸、谷氨酸等，并含有多量的食盐及硫酸盐、磷酸盐、钙、镁、钾、铁等。

【使用注意】多食则生痰动气。

十四、醋

【别名】苦酒、醯、淳酢、米醋。

【来源】为用高粱、米、大麦、小米、玉米等或以低度白酒为原料酿制而成的含有乙酸的液体。亦有用食用冰醋酸加水和着色料配成，不加着色料即成白醋。

【性味归经】酸、甘，温。入肝、胃经。

【功效】散瘀消积，止血，安蛔，解毒。

【主治】产后血晕，癥瘕积聚，吐血，衄血，便血，虫积腹痛，鱼肉菜毒，痈肿疮毒。

【用法用量】煎汤，10～30毫升；或浸渍；或拌制。

【营养】含乙酸、高级醇类、3–羟基丁酮、二羟基丙酮、酪醇、乙醛、甲醛、乙缩醛、琥珀酸、草酸及山梨糖等。

【使用注意】脾胃湿重、痿痹、筋脉拘挛者慎服。

十五、酒

【来源】为用高粱、大麦、米、甘薯、玉米、葡萄等为原料酿制而成的饮料。

【性味归经】甘、苦、辛，温，有毒。入心、肝、肺、胃经。

【功效】通血脉，行药势。

【主治】风寒痹痛，筋脉挛急，胸痹，心痛，脘腹冷痛。

【用法用量】温饮，适量；或和药同煎；或浸药。

【营养】因原料、酿造、加工、贮藏等条件不同，酒的名色极多，营养也差异很大。在制法上，酒可分为蒸馏酒和非蒸馏酒两大类。凡酒都含乙醇。蒸馏酒除乙醇的含量高于非蒸馏酒外，尚含高级醇类、脂肪酸类、酯类、醛类等；又含少量挥发酸和不挥发酸；糖类常不存在，或只存在少量。非蒸馏酒的营养除水、乙醇之外，还含有葡萄糖、糊精、甘油等物质。

【使用注意】阴虚、失血及湿热甚者禁服。

十六、味精

【别名】味素。

【来源】为人工制成的谷氨酸钠。

【性味归经】甘，温。入胃、肝经。

【功效】增鲜开胃，醒脑镇惊。

【主治】小儿大脑发育不全，预防肝性脑病，癫痫小发作。

【用法用量】冲服，适量。

【营养】含谷氨酸钠（麸氨酸钠）。

【使用注意】不宜长时间高温煎煮或拌炒（其所含的谷氨酸钠，在120℃以上时会变成焦化谷氨酸钠，而有一定的毒性）。肾功能不全者慎用。

第四章　中医药膳制作技术

药食与烹调技术相结合的产物就是药膳，也就是将厨师的烹调技艺用于药膳的制作。烹调文化在我国古老悠久的文明发展过程中占有一定的位置，从古至今已经形成了比较完整的体系，具有鲜明的民族风格，享誉中外，世人皆知。我国早期史书《吕氏春秋》对烹调已做了精粹的概括："凡味之本，水最为始。五味三材，九沸九变，火为之纪。时疾时徐，灭臊除腥，必以其胜，无失其理。"而且，烹调之"烹"，实质上就是加热；"调"是调味。烹调，是将一定的食物原料经过烹饪调制成食品的过程。因此，如何将药物的炮制技术与菜肴的烹调技术和现代科技结合起来，制订药膳烹调的合理工艺，使其色、香、味、形俱佳，更具吸引力，是我们必须解决的问题。

第一节　药膳烹调特点及要求

一、药膳烹调特点

药膳食品是用药物和食物制成的，具有滋补强身、调理人体生理功能，达到健康长寿目的的特殊食品。因而它的烹调制作，也具有自己的特点与风格。药膳的烹调制作，除了饮食烹调应具备的色、香、味、形之外，还应特别注意保持和发挥药膳中药物有效成分和食物中营养成分在治病强身方面的独特效能，收到"食助药力，药助食威"的效果。我国烹调中的京、川、粤、鲁、苏、闽、湖、浙等八大菜系，虽各具特色，但都偏重于追求味觉、口感的诱人。而药膳则把食物视为具有一定的性味功效的药物，同样可以发挥强身健体和临床治疗作用。因而，在药膳的烹调过程中为了保持药物和食物原有的功效，其烹调制作方法是不能等同于一般饮食烹调方法的。

根据药食同源的理论，药物和食物都具有寒、热、温、凉等四气和酸、苦、甘、辛、咸等五味。在研究药膳烹调方法时，必须依据药食的"四气""五味"来辨证施膳。在保证药食功效的前提下，也要兼顾到味觉的可口。如补脾胃、益肺肾的怀山芝麻酥，就是甜咸味适宜，再佐以芝麻，既补脾胃，又增添香味。

药膳烹调特点有以下几方面：

1. 药膳的形式

主要以“汤”的形式为主。药膳是从药物的汤剂演变而来的。通过煎煮可以使药物、食物的有效成分溶于汤中，发挥其应有的功效。如虫草炖鸭、八宝鸡汤、十全大补汤、双鞭壮阳汤等。

2. 药膳的加工方法

以炖、煮、蒸为主，使药物在较长时间的受热过程中，其中的有效成分被最大限度地溶解出来，以增强其功效。且滋补类药物多属甘、温、平类，也宜较长时间的煎煮。

3. 药膳的调味

从性味与功效的一致性为出发点，应保持原料本身具有的鲜美味道，而不宜用调味品来改变或降低原有的鲜味。有的必须调味的药膳，大都是在临上席前才进行适当的调味，如盐、胡椒、味精、香油等。至于本身有腥腻味的药物和食物，如龟、鳖、鱼、牛、羊、鞭、鹿肉等，则按品种采用一定的方式进行必要的矫味。对于本身无明显滋味的药物和食物，如燕窝、海参等，则必须进行调味。总之，药膳烹调的特点，是以药物和食物的原汁、原味为主，适当地佐以辅料，来调整其色、香、味、形，做到既有可靠的效用，又有较鲜美的色、香、味、形，以诱发人们的食欲，乐意食用，从而使药膳的固有功效得以充分发挥。

二、药膳烹调的要求

要做好药膳的烹调制作，首先要求做到以下几点：

1. 从事药膳烹调制作专业的人才

从事药膳烹调制作专业的人员，必须是掌握中医药理论知识并精于烹调技术的复合型专业人才。因药膳的烹调技术需要中药炮制与饮食烹调相结合，不是一般厨师所能很好掌握的。只有掌握好这两门知识，才能不断完善、提高药膳烹调制作的工艺水平。

2. 药膳烹调制作的分工配合

必须在药膳医师与药膳炮制师配制合格的药物、食物的基础上，按照既定的制作工艺进行烹调制作，以保证药膳的质量要求，且色、香、味、形俱备，以达应有的功效。否则会由于粗制滥造而削弱甚至丧失了药膳的意义。

3. 药膳烹调制作必须清洁卫生

在烹调过程中，应做到清洁卫生，符合食品卫生要求。药膳是为人民群众健康长寿服务的，若忽视这项工作，会直接影响到药膳的质量与功效，甚至还会引起不良后果。

4. 药膳烹调制作的综合利用

提倡节约的原则，做到既保证药膳质量，又充分利用原材料，尽量降低药膳成本。由于药膳在质量和功效上的要求，在取材用料上非常严格，很有讲究。如动物的头、蹄、爪、内脏及植物的根、茎、叶、花、果实在药膳应用上都是各取所需。所以在选取主要部位之外的剩余部分，还要考虑综合利用，做出其他各式的药膳食品。另外，对那些烹调药膳后的副产物也应做到物尽其用，如鸡内金、鳖甲、龟板都是紧缺的药材，应收集与利用。

第二节　药膳的配伍

药膳是以药物和食物为原料，按照一定的方法结合制成的。如何结合得当，行之有效，就看药膳配伍及采取的制作方法是否正确。过去流传于民间的一些做法，单纯从疗效上考虑，因而在色、香、味、形上不大讲究。我们现在所使用的药膳制作方法，既继承了前人和民间的制作方法，又总结了近年来新型制作工艺，从性味、功效及色、香、味、形等多方面研究而制订的。

一、药膳配伍的选料方法

药膳作为膳食，其配伍具体方法涉及两个方面，一是药物的选用，二是传统食物的选用。

作为主食或点心的选料，大米、小麦类是用膳者均适应的食物，用作煮粥或制作点心，都具备健脾和胃的基本功能。菜肴的肉、禽、蛋等原料，在中医学中已被作为“血肉有情之品”而用于调补方中。由于这些传统的“主菜”品种多，性味功能各异，需要根据其性味选用，如偏阴虚者多用甲鱼、猪肉、海产类，偏阳虚者用狗肉、羊肉类。至于蔬菜类，也是人们素常食用者，用作药膳原料，则需考虑其性味差别。

药物原料的选用，必须遵循药物方剂的组成变化规律具体运用。选用原则有以下几方面：

1. 单行

即单独用一味药物制作药膳，不存在配伍的关系，如独参汤、参须茶。

2. 相须

与相似性味功效的食物或药物配合运用，以相互增强作用。如怀山药配母鸡，能增强滋补作用；附片炖狗肉，能增强壮阳功能。

3. 相使

与相似功效的药食相配，明确君臣作用，有主有辅。如用石膏竹叶粥治中暑，以石膏清热为主，辅以竹叶清心，米粥养阴。

4. 相畏

相畏或称“相杀”。用不同性味功效的药食相配，用一味减轻另一味的不良反应或毒性，如生姜与螃蟹相配，生姜能减轻蟹的寒性。

二、药膳配伍禁忌

药膳是具有治疗效果的食品，因而一种药膳多半只能适应与辨证相应的机体状态，虽然亦是“膳食”，但它仍有其适应证，应正确辨证与施膳。因此，配伍就必须注意其禁忌。

未经辨证，不宜混施。药膳毕竟是一种疗效性的膳食，应在辨证指导下运用，不可混同寻常餐食随意长期进食。如附片炖狗肉为补阳膳，适用于肾阳不足、四肢欠温的体质，若心烦失眠、目赤眼胀、虚热盗汗等具有阴虚特点的人则不宜进食。

相恶相反，尽量避免。相恶、相反是药物配伍中的“七情”内容。一种药物能降低另一种药物功效的称“相恶”，两种药物相配合能产生毒性或不良反应为“相反”。由于每款药膳所用药物本就不多，常为 2 ~ 3 味，必须十分强调药物所承担的主要功效，不能允许相恶、相反的原料配伍，从而使药膳功能丧失。如人参恶萝卜，萝卜能耗气降气而减低人参补气功效，这两种原料就不能同时配伍组合。至于作用相反的药物，则更不容许在药膳中出现。因此，中药的“十八反”“十九畏”应当列为药膳的禁忌。至于一些传统的禁忌，如猪肉反乌梅、桔梗，狗肉恶葱，羊肉忌南瓜，鳖肉忌苋菜，鸡蛋、螃蟹忌柿、荆芥，蜂蜜忌葱，等等；还有现代的一些认识，如胡萝卜、黄瓜等含分解维生素 C 的成分，不宜与白萝卜、旱芹等富含维生素 C 的食物配伍，牛奶等含钙高的食物不宜与菠菜、紫草等含草酸多的食物配伍，这些都可作为药膳配伍禁忌的参考。

身体状态特殊时要注意药食宜忌。不同的体质应用不同的药膳，这属于辨证范围，如阴虚内热者不宜温阳助火。但某些特殊的身体状态，如女性的经期、孕期，属于正常的生理变化，但又与平常的体质状态不同。此时，中药应用中的“妊娠禁忌”同样应列为药膳禁忌。至于一些基本原则，如“产前不宜热，产后不宜凉”，在疾病状态下或可以治病为主，不必十分顾及这一训诫。但在正常状态下，这种原则应是必须尽量遵循的，以避免不必要的误伤。

三、药膳的烹制方式

药膳的烹制方式，包括药食共烹与药食分制再结合这两种方式。

（一）药食共烹

此法是将药物和食物同时在锅内进行烹制，属于“食疗”沿用的传统习惯制法。其优点是制作工艺比较简便，药食同制能使药物和食物中的有效成分直接地进行复杂的化学反应，相互发生作用，以达到“食借药力，药助食威”的目的，并可使一些脂溶性的有效成分便于煎出。药食共烹分为席上见药和不见药两类药膳，而席上见药的药膳又分为可食药与不食药两种。

1. 药食同上席的药膳

药膳中用的比较名贵的药材及无不良气味的色鲜、形美的药材，均可采用这种制法，如天麻鱼头、田七炖鸡、虫草鸭子等，就是药物和食物始终在一起的。采用这种制法，对药物和食物的味与形、清洁卫生都有严格要求，在烹调制作过程中应做到以下 4 点：①投料准确：药食同上席的药膳，一般都是单份烹制，一定要按药膳谱的剂量准确投料，这样既保证了药膳的质量，又使其经济价值准确。②清洁卫生：对所用药物必须择净杂质，除去泥沙；对所用食物要洗涤干净，除去毛渣，按规定的形状加工成形，保持外观的洁美。③工艺考究：按照既定的工艺规范进行烹制，保证疗效的确切。④上席前整形调味：使药膳达到色、香、味、形俱佳的效果。

2. 不见药的药膳

在药食共烹中还有一类有药性但上席时不见药物，食后确有疗效的品种。如十全大补汤、八宝鸡汤，在烹调过程中，药物与食物充分结合，在“膳借药力”之后将药渣除去，仅以膳食供人们食用。这种制法适用于药物组成较多，或具有怪味或颜色难看的药物。这类药膳制作方法是：

（1）投料时，按照膳谱配齐药物之后，用纱布将药物包好，再将食物进行烹制前的初加工，然后将药物与食物共同烹制。

（2）烹制中，待药性已进入食物或汤之后，即将药渣除去，只留食物于锅内。

（3）药膳制成后，分装于碗内，调味即成。

（二）药食分制与组合

本法是指在药膳烹调制作的过程中，先将药物和食物分别采用不同的方式进行提取和烹调，然后再按规定的要求组合在一起制成药膳。本法适用于：①药膳中含有不适的气味、难看的色泽和形态不佳的药物，如川芎、熟地黄、乌梢蛇等；②药膳含有太多的药物，如养生保健汤、十全大补汤、八宝鸡汤等；③药膳中的药物与食物不宜采用同一方法进行烹调，如杜仲腰花中的杜仲、首乌肝片中的首乌、山楂核桃茶中的山楂等。其优点是：能使药膳剂量准确，质量稳定，制法科学。而且也适用于工业生产。药食分制再组合的制作程序如下：

1. 药液的提取

在药膳中使用的药物，凡按现代科学认识，认定能采用一定的方法提取其有效成分者，都可预先提取制备。一般说来，单味使用的药物，可以采取单味提取，复方使用的药物，应采取混合提取的方式。同时要根据所提药物的性质和所含有效成分的差异，分别采用相应的溶剂与不同的方法进行提取，把药物制成含有一定药量的预备药液。

2. 食物的烹调

药食分制的药膳，一般都是只见食物不见药的形式，因此食物的烹调办法就灵活多变，不受药物性质的限制。将食物初加工后，依照食物需要的烹调方法进行烹调，其重点在于突出药膳的色、香、味、形。例如杜仲腰花，烹调方法宜用“炒”，而杜仲不能在短时间的炒制过程中释放药性，更不能食用，因此应先将杜仲提取成药液，再按用量调拌腰花炒制而成。

3. 药食成膳

在进行药物提取和食物烹调基础上，把两者按照一定的程序配合在一起制成药膳。

（1）烹调前加入药液：即在未进行食物烹调之前加入药液一起烹调成膳。如丁香鸭、陈皮鸡等，就是在卤制之前先用药液将食物煮至六成熟，再入卤汁锅内卤熟而成。

（2）烹调中加入药液：是在烹调食物的过程中加入药液一起烹调成膳。如陈皮鳝丝、首乌肝片等，都是在烹调过程中加入药液烹制而成的。

（3）烹调后加入药液：即在将食物烹调成膳之后，再直接加入药液调匀而成。如乌鸡白凤汤、雪花鸡汤等，都是待到汤已炖好之后，按规定的剂量将药液放入碗内，加入炖汤调匀而成。

第三节　药膳制作工艺

一、药膳的烹调方法

药膳的烹调方法，是由药膳的特点决定的。因药膳的形式主要是以汤为主，口味上应保持食物和药物自身的鲜味。药膳的烹调办法，主要有炖、焖、煨、蒸、煮、熬、炒、卤、炸、烧、粥等类型。

（一）炖

炖法，是将药物和食物原料同时或先后下入砂锅（一般都用砂锅，不用铁锅、铝锅）中，加入适量的清水，放入调料置武火上烧沸，撇去浮沫再置文火上炖至熟烂的烹制方法。炖是制作滋补药膳最常用、最简单的一种方法。炖法的具体操作方法是：先将原料在沸水锅内焯去血污和腥膻味，然后放入炖锅内。另将所用药物用纱布包好或放入带孔的不锈钢调料盒中，用清水浸漂几分钟后放入锅内，再加入姜、葱、胡椒及清水适量，先用武火（大火）煮沸，撇去浮沫，再改用文火（小火、细火）炖至熟烂。一般炖的时间为 2 ~ 3 小时。本法所制药膳的特点是：质地软烂，原汁原味。如雪花鸡汤、十全大补汤。炖法中还有一种隔水炖法。

（二）焖

焖法，是先将药物和食物原料用油炝加工后，改用文火添汁焖至酥烂的烹制方法。其具体操作方法：先将原料冲洗干净，切成小块，烧热锅倒入油炼至六成熟时，下入食物油炝之后，再加入药物、调料、汤汁，盖紧锅盖，用文火焖熟，本法所制药膳的特点是酥烂、汁浓、味厚，如枣杏焖鸡、参芪鸭条等。

（三）煨

煨法，是指用文火或余热对药物和食物原料进行较长时间加热的烹制方法。其具体操作方法有两种。其一，是将药物和食物原料经炮制后，置于砂锅中，加入调料和一定数量的水，慢慢地将其煨至软烂。本法所制药膳的特点是汤汁浓稠、口味肥厚。其二，是沿袭民间单方的烹制法，即将药物和食物原料预先经过一定方法处理后，再用阔菜叶或湿草纸包裹好，埋入刚烧过的草木灰中，利用其余热将其煨熟，这种方法时间较长，中间要添加几次热灰，保持一定的温度。如盐煨鸡、黄精煨肘等。

（四）蒸

蒸法，是利用水蒸气加热的烹制方法。其特点是温度高，可超过 100℃，加热及时，利于保持形状的完善。其具体操作方法：将药物和食物原料经炮制加工后，装入碗、小盆或小砂锅内，加入调味品、汤汁或清水（有的不加汤汁或清水，称为旱蒸），置蒸笼或蒸锅上待水沸时上笼蒸熟，火候视原料的性质而定。如蒸熟不烂的药膳可用武火，具有一定的形状要求的则可用中火徐徐蒸制，这样才能保持形状和色泽的美观。蒸制的种类：有粉蒸、包蒸、封蒸、扣蒸、清蒸及汽锅蒸 6 种。

1. 粉蒸

药物和食物原料拌好调料后，再包米粉上笼蒸制，如荷叶粉蒸鸡。

2. 包蒸

药物和食物原料拌好调料后，用菜叶或荷叶包好上笼蒸制，如荷香排骨。

3. 封蒸

药物和食物原料拌好调料后，装在容器中加盖用湿棉纸封严上笼蒸制，如虫草鸭子。

4. 扣蒸

药物和食物原料拌好调料后，整齐有序地排放在合适的特定容器内上笼蒸制。其法分明扣与暗扣两种，明扣为面形朝上排列，暗扣为面形朝下排列。蒸好后再翻扣在汤碗或盘中，如毛芋排骨、天麻鱼头。

5. 清蒸

又叫清炖，与隔水炖法相似。将药物和食物原料放在容器内，加入调料、少许白汤或清水后上笼蒸制，如三七鸡。

6. 汽锅蒸

将药物和食物原料调配好后，放在一种特制的陶土汽锅内蒸制。此种锅的底部中心有一汽柱，直通锅内，蒸汽由汽柱冲入锅内的原料中，由于上面有盖子，蒸汽一方面作为热量传递的媒介，另一方面蒸汽与原料结合后的生成物又随水汽凝沉于锅中。本法制作药膳的特点是有利于保持原汁和药性，如虫草汽锅鸡。

（五）煮

煮法，是将药物和食物原料一起放在汤汁或清水中，先用武火煮沸，再用文火煮熟。其具体操作方法是：将药物和原料按初加工的要求加工后，放置于锅中，加入调料，注入适量的清水或汤汁，用武火煮沸后再用文火煮至熟。适用于体小质软的一类原料。本法所制药膳的特点是口味清鲜，煮的时间比炖法短，如石斛花生。

（六）熬

熬法，是将药物和食物原料经初加工炮制后，放入锅中，加入清水，用武火烧沸后改用文火熬至汁稠熟烂的烹制方法。具体操作方法是：将原料用水涨发后，拣去杂质，冲洗干净，撕成小块，锅内先注入清水，再放入原料和调料，用武火烧沸后，撇净浮沫，改用文火熬至汁稠味浓即可。熬的时间比炖的时间更长，一般都在 3 小时以上，多适用于烹制含胶质重的原料。此法所制药膳的特点为汁稠味浓，如冰糖银耳。

（七）炒

炒法，多采用先将药物提取成一定比例的药液，然后再加入食物原料中一起炒制。具体操作方法可以先用药液拌食物，或将药液直接加入锅内，或成膳后勾汁等。炒时先烧热锅，用油滑锅后，再注入适量的油烧至温度适度，下入原料后用手勺或铲子翻炒，动作要敏捷，断生即起锅。有些直接可以食用的味美色鲜的药物也可以与食物一起炒成。而芳香性的药物大多采用在临起锅时勾汁加入，以保持其气味芬芳。炒法一般分为 4 种，即生炒、熟炒、滑炒、干炒。

1. 生炒

生炒的食物原料不上浆，先将食物和药物投入热油锅中炒至五六成熟时，再放入配料一起炒至八成熟，加入调味品，迅速颠翻几下，断生即好。如生煸枸杞子。

2. 熟炒

先把食物原料加工成半生不熟或全熟后，再切成片、块，放入热油锅煸炒，依次加入药物、辅料、调味品和汤汁，翻炒几下即成，本法所制药膳的特点是鲜香入味。如解暑酱色兔。

3. 滑炒

将食物原料和药物加工成丝、丁、片、条，用食盐、淀粉、蛋清等调匀上浆后，放入武火热油锅里迅速划散翻炒，兑汁投料，急火速成。本法所制药膳的特点是滑嫩香鲜。如杜仲腰花。

4. 干炒

将食物原料和药物经刀工切制后，再调味拌渍（不用上浆），放入八成热的油锅中翻炒，待水汽炒干微黄时，加入调料同炒，汁尽起锅。本法制作药膳的特点是干香脆嫩。如枸杞肉丝。

（八）卤

卤法，是将经过初加工后的食物原料，先按一定的方式与药物结合后再放入卤汁（用肉汤、绍酒、八角、桂皮等制成的汁水）中，用中火逐步加热烹制，使其渗透卤汁，直至成熟。本法所制药膳特点是味厚气香。

（九）炸

炸法，是武火多油的烹调方法。一般用油量比要炸的原料多几倍。具体操作方法：将要炸的药食备好，先在锅内放大量菜油，待油热后，将药食放入油锅内，用武火烹炸。要求用武火、热油，原料下锅时要有爆炸声，掌握火候适度，防止过热烧焦。本法所制药膳特点是味香酥脆。根据药物和食物的特点分为清炸、干炸、软炸及酥炸。

1. 清炸

清炸是将食物生料或半熟料加酱油、绍酒、食盐、调料和药汁拌渍后，下入油锅炸的烹调方法。一般清炸的原料都不挂糊。本法所制药膳的特点是外脆内嫩，如山楂肉干。

2. 干炸

干炸是将药物和食物原料加调料拌渍后，经过药糊挂糊再下入油锅中炸熟的烹调方法。

3. 软炸

软炸是将无骨食物切成形状较小的块、片、条等形状，用调料、药粉调浆挂糊后，下到五六成热的温油锅里烹调的方法。本法对温度很讲究，不宜过高过低，以免发生烧焦或脱浆的现象。炸时应避免粘连，炸到外表发硬时用漏勺捞出，待油温升高后再炸一次。本法所制药膳的特点是略脆鲜嫩，如软炸怀山。

4. 酥炸

酥炸是将食物原料加工后，在外挂上蛋清和药粉调糊后下油锅炸至深黄色发酥为止。本法所制药膳的特点是香脆肥腻，如怀山肉麻丸。

（十）烧

烧法，一般是先将食物经过煸、煎、炸的处理后，进行调味调色，然后再加入药物和汤或清水，先用武火烧滚，后用文火焖透，烧至味入、食熟、汤汁稠浓即可。本法所制药膳的特点是汁稠味鲜，如参杞红烧熊掌。烹制时所加的汤或清水必须适量，且要一次加足，避免烧干或汁多。

（十一）粥

药粥也是药膳的一个重要组成部分，《本草纲目》中就记载着常用的药粥几十种，《粥谱》中则有 200 多种。这些药粥都是按照药膳谱的要求，选用一定的中药材和米谷之物共同煮制而成的。对于疾病初愈、身体衰弱者是很好的调养剂，有的还能治疗或辅助治疗某些疾病。药粥的特点是吸收快、不伤脾胃、制法简易、服食方便、老少皆宜，长期服用使人滋补强壮、疗病抗衰、延年益寿。药粥的品种繁多，功效各异，煮粥的方法也不尽相同，归纳起来有下列两类：

1. 药、米同煮

此法与前面药膳中的药、食共制相似，主要适用于药物可以食用又宜于与米谷之物同锅煮制的药粥。这种药粥不仅具有确实的功效，而且还能够增添药粥的滋味和形色，如莲实粥、薏苡仁枣粥。

2. 药、米分制

具体制作方法有以下两种形式：

（1）提汁：先将药物提成浓汁，再与米谷之物同煮成粥。其法又分为“汁煮粥”和“粥掺汁”两种。汁煮粥，是先将药物榨汁或提汁，再与米谷同煮成药粥，此法适用于药不宜食用或不宜与米谷同煮的药粥，如甘蔗粥、竹叶粥。粥掺汁，是先将药物榨汁或提汁，待米谷已煮熟成粥之后，再将药汁掺入粥内调匀而成药粥，适用于药鲜嫩汁多的一类药粥，如生地黄粥。

（2）打粉：即将药物打成细粉，待粥煮熟后，撒下药粉，一边撒一边搅匀，粥稠即成。主要适用于药不宜久煮而又可以食用的一类药粥，如荜茇粥。

（十二）药膳饮料

药膳中的饮料，是以水或酒、糖等为原料制作的含有药物有效成分和具有某种效用的液态食品。其中分为以水作溶剂的保健饮料和以酒作溶剂的药酒两类。

1. 保健饮料

保健饮料是以药物、水、糖为原料制作的水溶剂。它具有一定的保健治疗作用，同时又有退热解暑、清心润燥的作用。具体制作方法：先将药物拣净，适当粉碎之后采用清水煎煮法或沸水冲泡法、蒸馏法制成药液，经澄清过滤后再加入冰糖或蜂蜜调味制成，如双花饮、五神汤等。

2. 药酒

药酒是将药物用白酒浸制而成的澄清液体制剂，主要使药物之性借酒之力遍布到身体的各个部位，多用于风湿痹痛及气滞血瘀之证。具体制作方法：先将药物适当粉碎后加入白酒，用浸泡法、渗滤法或其他适宜的方法制备成酒剂，再经静置、澄清、过滤而成。有的在澄清后加入冰糖或蜂蜜调味。目前药膳餐厅大都采用浸泡法，工业生产多采用渗滤法制取，如人参枸杞酒、三蛇酒等。

二、药膳的成形与调味

药膳毕竟不是单纯的药剂，它除了药用功效外，同时又作食用，是一种特殊的食品。药膳的功效再好，但无好的色、香、味、形来诱发用膳者的食欲，就发挥不了美食应有的作用，因此在药膳的烹调过程中，还存在一个成形与调味的问题。

（一）药膳的成形

一般分为三个阶段，即烹调前的基本形状、烹调中的加工形状、烹调后的形状。

1. 烹调前的基本形状

在药膳原料未进行烹调之前，就要首先构思这个药膳的初形，称为基本形。初加工时采用的工艺要为此奠定基础，尤其是刀法工艺的讲究最为重要。如有用全只的，或者为片、丝、丁、末、茸等形状。全鸡、全鸭的开剖方式和鱼的剖法等，都是决定药膳基本形状的关键。

2. 烹调中的加工形状

烹调时，应考虑到药膳制成后的形状，并有意识地向这一形状过渡。全鸡的形状，应先在沸水中焯一下，注意掌握好火候，将鸡置于大盘内，头颈向上腹部朝下摆好，两腿骨弯曲撑在腹部两侧，还可用筷子、竹签固定支撑，上笼屉蒸制，掌握好火候，出笼后将竹筷、竹签撤去即成定形。炒菜中的片、丝、丁、条之类的形状，受烹调火候的影响较大，故掌握火候时，片、丝的火候要使之嫩些，丁与条则可使之老一点，如菊花肉片就要嫩些，枸杞鸡相对要老点儿。在做蒸菜时，应把做面子的一面朝下放，待蒸好后翻转过来，面子则朝上。卤菜，在卤的过程中要做出要求的形状，其关键仍是火候。卤的时间不够，则不熟；卤的时间过长，则肉缩而现骨头，鸡、鸭久卤则垮架，所以要掌握适度的火候。

3. 烹调成膳的形状

在烹调完一个药膳之后，上席前还须进行整形，这是在前两项加工形状的基础上，再进行辅助整形。主要包括装盘、勾汁、上色、亮油、定形。如对成膳之后盛装的器皿的形状、色泽，尤应讲究，并与药膳搭配好，如片、大丁宜用圆盘盛，小丁、丝宜用条盘。装碗的，则需注意汤的多少与碗的美观。卤菜除整只出售外，一般还可斩成块，切成片、条的形状。蒸菜还应注意加汁的色泽与主食搭配协调。

（二）药膳的调味

调味分3个阶段，即初加工时药食本身的鲜味、加工中的除去腥膻味和成形后的辅助调味。

1. 在初加工时，要保证药物的洁净和食物的新鲜，对发臭腐烂变质的药食应禁用，这是保证药膳味美的关键。所以，在初加工时，应注意保持原料的鲜香气味。

2. 在药膳烹调中，对牛羊肉等有腥膻味的肉类，要加一些必要的调料，如姜、葱、花椒等，以去除腥膻味。在炖狗肉、鹿肉时，还可加生姜块同煮，以除腥膻。在用丝、丁、片、条炒菜时，也须加用适当调料。

3. 药膳成形之后，还需进行必要的调味。这是因为药膳制作时，往往不能把调料加入同烹，以免减弱药膳的功效。

第五章　辨证施膳

第一节　辨脏腑施膳

辨证施治是中医有别于西医的一大特点。西医强调辨病，中医则不然，只辨病不能确定其具体的治疗方法，必须辨证，才能处方用药。同一个病，证型不同，治法方药也不同；不同的病，证候相同，也可用同一方药治疗。食疗同样要在辨证基础上应用才能取得疗效，所以要辨证施膳。辨证，是辨认证候。证，即证候，或叫证型。证不同于症。症状如发热、头痛、呕吐是患者各种不适的感觉和异常的病理表现，包括中医诊查的舌苔、脉象、面色、气味、二便等。单凭一个症状，中医是无法处方用药的。要对证候进行治疗，才能解决这个证候引起的一系列的症状。证候，是通过患者表现出来的症状、体征，进行全面分析、辨别，然后对其病因、病位、病性所做出的病理概括。这就是通常所说的“证”或“证型”。中医根据“证”，确定治疗法则，选择针对性的药物或食物组成方剂。这个过程中医称为“理、法、方、药”。用食疗药膳治疗也必须遵循这个过程，才能取得预期疗效。

中医辨证的方法很多，有八纲辨证，即辨别所患病证的寒、热、虚、实、表、里、阴、阳。此外又有“六经辨证”“脏腑辨证”“卫气营血辨证”“三焦辨证”等。

运用药膳防治疾病，同样要进行辨证施膳。多采用辨脏腑施膳、辨体质施膳和辨四季施膳。

对于慢性病而言，以脏腑辨证为好。因为慢性病多由各种致病因素损伤脏腑，引起脏腑功能虚衰或失调。下面就从脏腑辨证入手，介绍辨证施膳。

一、心虚、实证之辨证施膳

（一）心虚证有心气虚、心阳虚、心阴血虚等证候

1. 心气虚证

心悸、气短，活动时加重，易汗出，面色㿠白，精神疲倦，舌淡苔白，脉弱无力。

治宜补养心气，可选用蘑菇、黄花菜、大枣、莲子、米、大豆制品、鹌鹑蛋和肉等配餐；而施以补养心气的药膳如黄芪莲米粥、人参汤圆、人参莲肉汤等效果更佳。

2. 心阳虚证

心悸气短，畏寒肢冷，面色晦滞，舌淡苔白或舌质胖嫩有齿印，脉缓无力，有的兼见胸闷作痛。病情危重的可见心阳虚脱（休克），患者出冷汗或大汗淋漓，呼吸微弱，唇舌青紫，神志模糊，甚至昏迷，脉微欲绝。病情轻者，宜温补心阳，可选肉桂、薤白、胡椒、鹿肉等温热性食物配膳，最好选用温补心阳的药膳，如桂心粥、薤白粥、砂仁胡椒肚、红烧鹿肉等。

若心阳虚脱，则应急予回阳固脱，用人参汤（独一味红参煮成汤）、生脉饮频频与服，且需中西医结合抢救。

3. 心阴血虚证

心悸，健忘，失眠，面无血色，唇舌淡，脉细，或见口咽干，舌红少津。心血虚与心阴虚多同时并见，难以截然辨明。无论心血虚或心阴虚或阴血俱虚，都宜用补心血养心阴的治法。可选用龙眼肉、莲子、菠菜、酸枣仁、猪血、鸡血、动物心脏等配餐；还宜选用养心安神的药膳如蜜饯姜枣龙眼、百合粥、枣仁粥、玉竹心子、玫瑰枣仁心、归参山药猪心等。

（二）心实证有心火亢盛、痰迷心窍、心血瘀阻等证候

1. 心火亢盛证

心烦，失眠，面赤口渴或口舌生疮，小便黄赤短少，舌红苔黄，脉数（脉搏快）有力。宜用清心泻火的方法，可选用苦瓜、竹笋、黄瓜、西瓜等配餐；还宜选用清心泻火的野菜如苦苣菜、天荞麦等；药膳西瓜白虎汤、芦根汤、菊花玄麦饮也可酌选。

2. 痰迷心窍证

神识痴呆，精神抑郁，或神志昏蒙，举止失常，或昏倒不省人事，喉中痰鸣，或胡言乱语，狂躁妄为，舌苔厚白腻或黄腻。宜用涤痰开窍的治法，平时宜选用化痰健脾的食物如白萝卜、生姜、薏苡仁、扁豆、橘皮、柚子皮、芥菜、葱等配餐；药膳白萝卜汤、蜜饯柚肉、菖蒲酒等化痰涤痰。但痰迷心窍病情较重者还宜配合中成药苏合香丸之类疗效才显著，药膳只起辅助治疗作用。

3. 心血瘀阻证

心胸憋闷或刺痛，时发时止，舌质紫暗或见紫黑色瘀斑、瘀点。宜用活血化瘀治法，可采用黑木耳、洋葱、姜黄等配餐；还宜选用有活血化瘀功效的木耳烧豆腐、薤白粥、丹参三七鸡、丹参酒、葡萄酒等药膳。

二、肺虚、实证之辨证施膳

（一）肺虚证有肺气虚、肺阴虚等证候

1. 肺气虚证

咳嗽，气短，声音低，自汗，易感冒，面色㿠白，舌质淡，苔白润，脉无力。宜用补益肺气治法，可采用香菇、蘑菇、大枣等配餐；更需选用补益肺气的药膳如黄芪汽锅鸡、黄芪大枣粥、红枣炖兔肉等。

2. 肺阴虚证

干咳痰黏，痰少难以咯出，咽干口燥，声音嘶哑，舌红少津，脉细数；重则出现肺肾阴虚证，表现为午后潮热，五心烦热，盗汗，两颧发红，或见痰中带血或咯血。临床上活动性肺结核辨证多属肺肾阴虚证。宜用滋阴润肺的治法，可选用百合、杏子、梨、柿子、柚子、橘子、苹果等配餐；更宜用滋阴润肺化痰的药膳百合粥、川贝酿梨、银耳羹、七味鸭；肺肾阴虚宜用虫草全鸭、藕梨蒸饼、白果梨肺膏、甲鱼汤等。

（二）肺实证有风寒犯肺、风热犯肺、痰浊阻肺等证候

1. 风寒犯肺证

发冷发热，怕风，鼻塞流清涕，咳嗽气喘，痰稀清白，兼见头身痛楚，舌苔薄白而津润，中医又称此证为风寒表证，即风寒感冒。治宜疏风宣肺，散寒邪，可用生姜、葱白、紫苏叶、香菜等配餐；更宜用宣肺散风寒的药膳如姜糖饮、姜糖苏叶饮、葱豉茶、五神汤、神仙粥之类。

2. 风热犯肺证

发热，微恶内寒，咳喘气粗，咳吐黄稠痰，咽喉疼痛，口渴喜饮。甚则风热入肺，形成肺热壅盛证。风热犯肺，中医又称风热表证，即风热感冒。风热犯肺，宜用清热疏风宣肺治法，可选鲜薄荷叶、鲜忍冬叶、大白菜、小白菜等配餐；更宜用疏风清热的药膳如双花饮、桑叶薄荷饮、菊花玄麦饮之类；若肺热壅盛宜用西瓜白虎汤、鱼腥草枇杷饮、丝瓜根汁、香蕉根汁等。

3. 痰浊阻肺证

咳嗽痰多，色白而稀，胸部满闷，气喘痰鸣，舌淡苔白腻，宜用燥湿化痰治法，可选芥菜、橘皮、柚皮、生姜、葱白、萝卜等配餐；更宜选用化痰涤浊的药膳如生姜橘皮汤、萝卜海带汤、八仙茶等。痰浊阻肺，郁滞时久可转化为痰热阻肺，出现咳痰黄稠，舌红苔黄腻，可用清肺化痰药膳如海蜇萝卜、牛胆黑豆、竹沥粥等。

三、脾虚、实证之辨证施膳

（一）脾虚证有脾气虚、脾阳虚、脾气下陷、脾不统血等证候

1. 脾气虚证

食少纳呆，食后腹胀，少气难言，四肢倦怠，或见大便稀溏，舌淡苔白润。宜用健脾益气治法，可选用薏苡仁、山药、扁豆、鲫鱼等配餐；更宜用健脾益气的药膳如益脾饼、八珍糕、八仙白云糕、长寿粉、茯苓酥等。

2. 脾阳虚证

食少腹胀，腹痛喜热饮喜按，口淡不渴，四肢不温，大便稀溏，甚或腹泻，或见肢体浮肿，妇女可出现白带多而清稀，舌质淡嫩，苔白滑润。脾阳虚的患者常常胃阳也虚，出现胃虚寒证，除见脾阳虚的症状外，多有胃脘冷痛、呕吐清涎。宜用温运脾阳（含温胃散寒）治法，可选用老姜、胡椒、山药、桂皮、辣椒等配餐调味；更宜用温运脾阳的药膳，如理中鸡蛋清、酿羊肚、橘皮椒姜羊肉羹等。

3. 脾气下陷证

头昏目眩，气短乏力，语声低微，懒于言语，食入腹胀，脘腹坠胀（胃下垂）或久泻脱肛，或妇女子宫脱垂，舌淡苔白，脉无力。脾气下陷，脾胃相连，常常胃气也下陷，故又称“中气下陷”。脾胃同居中土故名。宜用补中益气举陷治法。可选蘑菇、大枣、山药、牛肉、大豆制品、糯米、鸡肉、鳝鱼等配餐；更宜选用补气药膳如人参菠饺、参芪羊肉粥、参芪鸭条、养元鸡子等。

4. 脾不统血证

短气懒言，面色苍白或萎黄，舌质淡苔白，便血，皮下出血（紫斑），妇女月经过多，崩漏（功能性子宫出血），以及其他出血量大的病证，宜用益气摄血的治法，可选用乌贼鱼、大豆制品、土豆、大枣、山药、鸡肉、红砂糖等配餐；药膳可选参芪羊肉粥、芪杞炖乳鸽、猪肉墨鱼、醋煮豆腐等。

（二）脾实证有水湿困脾、脾胃湿热等证候

1. 水湿困脾证

腹胀，不思饮食，恶心欲吐，口淡不渴，身重困倦，或便溏，或腹泻，舌苔白厚腻。此证又名“湿邪困脾”或“寒湿困脾”，宜用燥湿健脾、温中化湿治法，可采用薏苡仁、橘皮、藿香叶、香椿芽、荠菜、姜、胡椒、花椒等食物香料配餐；药膳可选用干姜粥、胡椒葱汤、苍术粥、豆蔻汤等。

2. 脾胃湿热证

脘腹痞闷，呕恶厌食，肢体困重，大便稀，泻下不爽，舌苔黄厚腻。此证又称“湿热困脾”或“中焦湿热”。今之急性胃肠炎或慢性肠炎急性发作多见此证候。宜用

清热化湿治法，可选用马齿苋、大蒜、豆芽菜、藿香叶、马兰等配餐；药膳可选凉拌马齿苋、胆汁绿豆粉等。

四、肝虚、实证之辨证施膳

（一）肝虚证有肝阴血虚、肝阳上亢、肝风内动等证候

1. 肝阴血虚证

眩晕，夜寐多梦，眼睛干涩，视物模糊或成夜盲，肢体麻木，爪甲枯黄，妇女月经量少或经闭，舌淡红少津液，脉细弦（如手指按在琴弦上）。宜用滋肝阴、养肝血治法，可选用菠菜、银耳、枸杞子、猪肝、淡菜、甲鱼、龟肉等配餐；药膳可用补肝猪肝汤、玄参炖猪肝、羊肝羹、银耳枸杞汤等。

2. 肝阳上亢证

头晕昏涨，面目红赤，性急易怒，失眠多梦，腰酸膝软，舌质红，脉弦数。今之高血压患者多见此证，宜用滋肝阴、平肝阳治法，可选银耳、芹菜、莲藕、莴笋、水芹菜、香蕉、苹果、醋花生仁、淡菜、甲鱼、龟肉等配餐；药膳可配选天麻鱼头、清脑羹、蛤蟆鲍鱼、海带决明汤等。

3. 肝风内动证

眩晕欲倒，头痛如掣，肢体震颤，手足蠕动，语言不利，步履不正，舌红，脉弦。今之高血压危象、脑卒中先兆、震颤性麻痹易出现此证型，宜用育阴潜阳、平肝息风治法，可采用治肝阳上亢的食物配餐；药膳可用补髓汤、双耳汤、清脑羹、地龙炒蛋清、虫草猪脑髓等。

（二）肝实证有肝气郁结、肝火上炎、肝胆湿热、寒滞肝经等证候

1. 肝气郁结证

情志抑郁，胸闷，常长吁短叹，两胁胀痛，妇女乳房胀痛，或痛经（月经来时小腹痛），或月经不调，脉弦。宜用疏肝解郁治法，可选用香椿芽、豆芽、芹菜、薄荷、玫瑰花、佛手、苹果、柚子等配餐；药膳可选香附川芎茶、香椿拌豆腐、香橼饮、青皮粥、荔枝香附饮等。

2. 肝火上炎证

头昏头痛，眩晕，耳鸣如潮，面红目赤，口苦咽干，胁肋不舒或灼痛，烦躁易怒，不寐或多噩梦，便秘，尿黄赤，舌质红，苔黄燥，脉弦数。今之高血压、慢性肝炎和慢性胆囊炎及慢性胰腺炎急性发作、神经衰弱可见此证型。宜用清泻肝火治法，可选芹菜、苦瓜、丝瓜、苋菜、荠菜、仙人掌、芦荟等配餐；药膳可选牛肝仙人掌、猪胆绿豆丸、栀子莲心茶、凉拌茼蒿白菜等。

3. 肝胆湿热证

胁肋胀痛，口苦呕恶，腹胀，大便秘结或不爽，小便短赤，舌红苔黄腻，脉弦数，或身目发黄（黄疸），或寒热往来，甚或寒战高热，或阴囊湿疹，或睾丸肿胀热痛，或带下黄臭，外阴瘙痒，等等。今之慢性活动性肝炎、慢性胆囊炎和慢性胰腺炎急性发作、阴囊湿疹、慢性盆腔炎急性发作、急性睾丸炎等病可见此证候。宜用清利肝胆湿热治法，可采用治疗肝火上炎食物配餐；药膳可选茵陈粥、蒲公英粥、夏金茶、茵苍粥、鸭粥等。

4. 寒滞肝经证

小腹牵及睾丸坠胀疼痛，或阴囊收缩，受寒则甚，得热则缓解，舌苔白润，脉弦。老人疝气多见此证，宜用暖肝散寒治法，可采用蚕豆、荔枝、茴香、桂皮等配餐；药膳可选吴茱萸粥、肉桂粥、荔枝香附饮等。

五、肾虚、实证之辨证施膳

（一）肾虚证有肾阴虚、肾阳虚、肾气不固、肾精不足等证候

1. 肾阴虚证

耳鸣目眩，视力减退，腰膝酸软，形体消瘦，咽干，夜间为甚，甚或五心烦热，午后潮热，盗汗，男子遗精，女子梦交，舌红，苔少而干，脉细数。多种慢性病均可见此证型，宜用滋补肾阴治法，可选用甲鱼、河蟹、牡蛎、龟肉配餐；药膳可选蛤蟆鲍鱼、补髓汤、虫草全鸭、虫草红枣炖甲鱼、清炖龟肉、杜仲杞鹑汤、地黄粟米粥、鳖鱼滋肾汤、清蒸鳗鱼等。

2. 肾阳虚证

面色㿠白，形寒肢冷，精神不振，腰膝酸冷，阳痿，妇女宫冷不孕，舌淡苔白，脉无力。许多慢性病都可见此证型，宜用温补肾阳治法，可采用鹿肉、肉桂、蚕豆、蚕蛹、栗等食物配餐；药膳可选用壮阳饼、丁香鸡、龙马童子鸡、起阳鸽蛋、法制虾米、桂心粥、双鞭壮阳汤等。

3. 肾气不固证

神疲，腰膝酸软，小便频数而清长，尿后余沥不尽，或夜尿多，遗尿，男子滑精、早泄，女子白带清稀、胎动易流产，舌质淡，苔白，脉无力。肾气不固多由肾阳虚发展而来，肾气不固也常兼有肾阳虚的症状；男女性功能减退多见此种证型，老年男子慢性前列腺炎亦有此证。治宜在温肾阳的基础上固摄肾气，可采用温养肾阳的食物配餐，并根据病情选用温补肾阳的药膳。若老人夜尿频数、滑精、早泄，小儿经常遗尿，还可加用固摄收涩的补骨脂、金樱子、益智仁、芡实入药膳中，以固肾气。

4. 肾精不足证

男子精少不良，女子经闭不孕，小儿发育迟缓，身材矮小，智力呆钝，骨骼痿弱，囟门迟闭，成人早衰，发早白易落，健忘恍惚，足痿无力，神志痴呆，动作迟缓。肾阴虚可发展为肾精不足，肾阳虚亦可发展为肾精不足，小儿则多为先天性肾精不足。补养肾精主要靠血肉有情之品，一般草木药性效力不足。故宜选用健康妇女胎盘，动物脑髓、脊髓，男子加用动物睾丸，女性加用雌性动物胎盘或羊胎之类。中药菟丝子、枸杞子、胡桃肉与血肉有情之品配成药膳，可以增强疗效。

（二）肾实证主要有肾与膀胱湿热证、肾石证等证候

1. 肾与膀胱湿热证

尿频、尿急、尿涩少而痛，尿黄浑浊或尿血，可伴发热、腰痛，舌苔黄腻，脉数有力。慢性肾盂肾炎急性发作、慢性前列腺炎急性发作、尿路感染都可出现此证候。宜用清热利湿通淋的治法，可选绿豆芽、苦瓜、冬瓜、西瓜、葵菜、荠菜、苦苣菜等配餐；更宜选药膳如葵根饮、车前子饮等。

2. 肾石证

尿频、尿急、尿血，尿有砂石，腰及小腹剧痛。此为尿路结石所致，中医又称为石淋。宜用溶石排石治法，可采用清淡饮食，少吃菠菜、杨梅、番茄、巧克力、胡椒、土豆、辣椒、肥肉、蛋黄等酿生湿热之品，平时多饮水或淡茶水；药膳可用车前草汤冲服鸡内金粉、冬葵子粥、苜蓿菜汤、鸡内金汤。

六、胃虚、实证之辨证施膳

（一）胃虚证有胃阴虚、胃虚寒等证候

1. 胃阴虚证

口干舌燥，饥不欲食，或干呕呃逆，胃脘痞胀，大便干结，小便短少，舌红少津，脉细数。癌症化疗后损伤胃中津液，或热病后伤及胃阴，或慢性萎缩性胃炎、慢性肝炎等病可见此证候。宜用养胃阴治法，可选苹果、梨、香蕉、葡萄、猕猴桃、梅子等汁液丰富的水果配餐；药膳可用石斛花生、玉竹心子、麦门冬汤、酸菜青元汤、麦冬粥、山药粥等。

2. 胃虚寒证

胃脘（上腹部）冷痛，轻则绵绵不已，重则拘急（痉挛）剧痛，遇寒加剧，得温则减，口淡不渴，口泛清水，舌淡，苔白滑。慢性胃炎、溃疡病多见此证。宜用温胃散寒治法，可采用胡椒、桂皮、辣椒、老姜等调味品配餐，忌食生冷之物；药膳可选砂仁胡椒肚、桂心粥、姜橘椒鱼羹、砂仁鲫鱼汤、高良姜粥、荜茇粥、丁香桂胡鸡、椒面条、胡椒葱汤等。

（二）胃实证有胃热、食滞胃脘等证候

1. 胃热（火）证

胃脘灼痛，吞酸嘈杂，渴喜凉饮，消谷善饥，口臭，大便秘结，或见牙龈红肿，牙齿出血，舌红苔黄，脉数有力。慢性胃炎活动期、溃疡病、牙龈炎多见此证。宜用清泻胃火治法，平时可用大白菜、莴苣菜、茭白、马兰、苦苣菜、茄子、苦瓜、西红柿、土豆等配餐；药膳可选黄连苏叶饮、土豆汁、甘蓝汁、玉女煎、蒲公英粥等。

2. 食滞胃脘证

脘腹胀痛，嗳气厌食，呕吐酸腐食臭，大便不爽，舌苔滑腻，脉滑有力。老人、小儿易患此证，宜消食导滞，可选白萝卜、山楂、马兰配餐，并节食；药膳可用消积饼、莱菔子粥等。

至于其他六腑的病证，因在有关藏象和脏虚实证中有所介绍，故此从略。

以上脏腑辨证施膳，多是单个介绍。临床上单一证型较少，特别是慢性病，存在多脏同虚，如肺脾气虚，心肺气虚，肝肾阴虚，脾肾阳虚，肺肾阴虚，心肾阳虚，等等。但只要掌握了每个脏器的虚实辨证，两脏或者两脏以上同病，可与相关的脏器合参，在配方上和食疗上也可同时兼顾，综合调配。以一脏为主，另一脏为辅，就可以全面解决。当然，最好能在医生指导之下，实践中便可灵活应用。

第二节　辨体质施膳

辨体质施膳，是中医学“三因施治”原则在药膳领域的具体运用，充分体现了中医学“因人而异”“个体化诊疗”的辨治特点。由于人的性别、年龄、体质、生活习惯的不同，决定了形体特征、生理特征、心理特征、病理反应状态、发病倾向等方面有区别，组方施膳也应不同。这也是中医学“体质学说”对药膳施治的指导。

目前中医学领域把体质多分为：平和质、气虚质、阳虚质、阴虚质、痰湿质、湿热质、瘀血质、气郁质、特禀质九种。

1. 平和质

体质特点：体态均匀健壮，性格开朗随和，对疾病抵抗能力强，对气候冷热变化能够适应。

饮食调理：不暴饮暴食，不偏食，保持膳食平衡。可常食粳米（大米）、小麦、荠菜、胡萝卜、木耳、鹅肉、鸽肉、猪肉、苹果、枇杷等。

2. 气虚质（瘦或胖乏力型）

体质特点：形体消瘦或偏胖，风、冷、热都怕，体倦乏力，面色苍白，语声低沉。

若患病则气短懒言、咳喘无力、精神疲惫，或腰膝酸软、性格内向、情绪不稳定等。

饮食调理：可常食粳米、糯米、小米、黄米、大麦、山药、红薯、莜麦、马铃薯、胡萝卜、香菇、豆腐、鸡肉、鹅肉、兔肉、鹌鹑、牛肉、狗肉、青鱼、鲢鱼、黄鱼、比目鱼、刀鱼。

3. 阳虚质（体胖怕冷型）

体质特点：形体白胖或面色淡白无华、平素怕寒喜暖、四肢倦怠、咳喘心悸、大便溏泻、夜尿频多等。

饮食调理：多食有壮阳作用的食品，如羊肉、狗肉、鹿肉、带鱼、虾、韭菜、大葱、生姜、核桃、栗子、海马等。

4. 阴虚质（体瘦怕热型）

体质特点：消瘦、面色红、口燥咽干、心中易烦、性情较急躁、不耐春夏、多喜冷饮。

饮食调理：宜清淡，远肥腻厚味、燥烈之品。可多吃些芝麻、糯米、绿豆、乌贼、龟、鳖、海参、鲍鱼、螃蟹、牡蛎、蛤蜊、鸭肉、猪皮、豆腐、牛奶、甘蔗等性寒凉食物，对于葱、姜、蒜、韭、辣椒等辛味之品则应少吃。

5. 痰湿质（体肥痰多型）

体质特点：形体肥胖，嗜食肥甘，神倦、懒动、嗜睡。若病则咳喘痰多，或食少、恶心呕吐等。

饮食调理：少食肥甘厚味，酒类也不宜多饮，且勿过饱。多吃些蔬菜、水果，尤其是一些具有健脾利湿作用的食物。

6. 湿热质（体胖怕热型）

体质特点：长期饮酒容易形成此类体质，表现为偏胖，油垢满面，身体一些部位经常出现湿热，对湿热天气难以适应。

饮食调理：应该减少饮酒，可选择食物有薏苡仁、茯苓、莲子、赤小豆、蚕豆、绿豆、鸭肉、鲫鱼、芹菜、冬瓜、黄瓜、莲藕、空心菜等，减少辛辣食物，少食牛肉和羊肉。

7. 瘀血质（体瘦肤暗型）

体质特点：面色及皮肤晦滞，口唇色暗，眼眶暗黑，口唇青紫。瘦人占多数。

饮食调理：可常食山楂、桃仁、油菜、黑大豆、黄豆、香菇等具有活血祛瘀作用的食物，对于非禁忌的人，黄酒、葡萄酒和白酒可少量常饮，醋可多吃。

8. 气郁质（敏感多疑型）

体质特点：形体消瘦或偏胖，面色苍暗或萎黄，平素性情急躁易怒，易于激动，或忧郁寡欢，胸闷不舒，头痛眩晕。性格内向不稳定，敏感多疑。

饮食调理：可少量饮酒，以活动血脉，提高情绪。多食一些能行气的食物，如高粱、蘑菇、柑橘、荞麦、萝卜、洋葱、大蒜、苦瓜、丝瓜、刀豆、萝卜、海带等。

9. 特禀质（先天生理缺陷型）

体质特点：多具有生理缺陷、过敏反应，许多为遗传疾病。

饮食调理：饮食应清淡，根据情况而定，禁忌辛辣油腻生冷食物及高蛋白食物如牛肉、羊肉、海产品等。

第三节　辨四季施膳

中医学认为人与自然是一个整体，自然气候和环境的变化必然对人体的生理病理产生影响。人只有顺应自然调摄养生才能维持正常的生理状态。因此，强调因时因地制宜以进行药食调养。

因时制宜，就是要适应季节气候的变化施膳养生。根据不同季节的气候特点，采取相应的养生方法以预防因气候变化引起的疾病。既病之后，气候变化又可能影响病情的发展，治疗时也要考虑气候因素。早在《黄帝内经》“四气调神大论”就专篇论述一整套适应四季变化的养生理论和方法。此后，这方面的专著层出不穷，如宋代周守忠的《养生月览》、元代丘处机的《摄生消息论》、明代瞿佑的《四时宜忌》及《四气摄生图》等都对顺应四时以养生的理论和方法有所发展和完善。老年人适应力减退，尤其要注重四时调养，宋代陈直在《养老奉亲书》中就专篇论述了“四时养老通用备疾药法”，其中就收载了老人四时食疗药膳方。

现据四季气候变化特点，结合古今食养食疗经验，进行辨四季施膳。

一、春季食疗药膳

早春气候“乍暖还寒”，易患感冒。古人认为春阳升发，早春宜吃辛，如辣椒、生姜之类，且人体之气升发以防初春之寒伤人。今人认为红辣椒、红苹果等红色果蔬能使人体产生一种热能和抗感冒因子，直接抵抗感冒病毒，并加速康复。早春还宜多吃海带，海带为疏肝之品，可加速皮肤血液循环，从而提高抗早春寒的能力。

春天阳气升发，老人体衰阳气不足者可借此之机温养体内的阳气。可吃韭菜辛温助阳，促进阳气生发。还宜常吃大枣粥，以补益脾肺之气，增加体表卫气的防御功能。民谚云：“要使皮肤好，粥里加大枣。”

春天为肝所主，可根据中医学“以脏补脏”的理论，以肝补肝。肝阴血不足的人适应春天气候变化的能力弱，可常有口角炎、嘴唇干裂发生。宜吃猪肝煮菠菜。猪肝、菠菜滋养肝阴，可增强防御作用，抵御外邪的入侵。

但是高血压、肝阳上亢的患者，春天不宜过吃辛辣和升发之品，以防肝阳升发太过，加重病情。

二、夏季食疗药膳

夏季气候炎热，烈日如火，耗损人体津液，加之人体通过出汗以调节体温，汗出过多，即伤阴液，气随汗出，又耗阳气，所以体衰或高龄老人夏季易中暑，易感冒。此时宜吃甘凉的瓜果清热生津，如西瓜、黄瓜、苦瓜、丝瓜、冬瓜、椰子、草莓、香蕉、柠檬之类。西瓜汁还可防治高血压和夏日哮喘；苦瓜不但能清心火解暑热，还可治糖尿病及夏天易患的胃肠道疾病；柠檬汁饮料既清暑解渴，又健胃助消化；还可用各种果汁自制成清凉饮料，既富营养，又解暑热。

薄荷凉茶：鲜薄荷叶 3 克、太子参 6 克、绿茶 3 克、生姜 1 片，入茶壶内，沸水冲泡片刻即可饮用，有清暑解热、调理脾胃、防止过饮伤阴耗气的作用，可防治老人夏季感冒。

盐姜茶：用绿茶 8 克、生姜切碎 8 克、食盐 3 克，1000 毫升开水冲泡，冷却后即可饮用。有清热解暑、生津补液、消除炎暑致人疲乏的功效。

青果甘草茶：用藏青果 10 克、甘草 2 克，泡开水饮用，可治夏日口干舌燥、咽喉痛、食欲差等热伤津液证。

夏季还常常夹湿热为患，长夏季节（农历七月）暑多夹湿，称为“暑湿”，于慢性病湿热患者极为不利，外界的暑湿更加重体内湿热。因此，对于湿热证患者及健康人在长夏季节必须吃既清火又祛湿的饮食。如藿香佩兰茶、瓜皮绿豆粳米粥、荷叶粥、三豆饮等。

藿香佩兰茶：用鲜藿香、鲜佩兰叶各 10 克，绿茶 5 克，沸水冲泡代茶饮。有清暑化湿功效，可防治暑天感冒和中暑，适于暑湿的湿偏重者。

瓜皮绿豆粳米粥：用西瓜 100 克切条与绿豆 50 克、粳米 100 克煮成粥。有清暑解毒功效，可防治暑天感冒、中暑，适于暑湿的热偏重者。

三豆饮：黑大豆（或薏苡仁）、赤小豆、绿豆各 10 克，加水 600 毫升煮成饮料喝。有清暑利湿功效，可使人平安度夏。中老年人体弱者，三豆饮既补充夏日消耗的营养，又清解暑湿。

三、秋季食疗药膳

秋高气爽，气候干燥。燥气袭人，燥邪侵入人体易伤肺阴，引起肺所主的皮肤干燥，甚至干裂，口干咽燥，咳嗽痰少，甚至痰中带血。对于木火体质和肺肾阴虚或其他脏腑阴虚的慢性病患者极为不利，应多吃滋阴养肺、润燥生津的食物。如梨、葡萄、石榴、柚子、甘蔗、柿子、百合、萝卜、荸荠、银耳、香蕉之类。

梨与荸荠、甘蔗榨汁调入蜂蜜，或与川贝母熬成膏，有润肺生津、止咳化痰的功效，对慢性支气管炎、肺阴虚咳嗽及肺燥、肺热咳嗽，都有较好的疗效。

葡萄，生食或绞汁制成饮料或加蜜熬成膏，有滋阴养液、润燥补血的功效，对贫血患者和神经衰弱患者都大有补益。

石榴，生吃或捣汁饮用，其味甜酸，生津补液。不但润肺止燥咳，还能治慢性腹泻和慢性痢疾。

柚子，性凉味甘酸，能生津止咳、润肺化痰，适宜于慢性气管炎患者及干咳少痰者。但红橘燥火，阴虚火旺之咳嗽不宜。

其他如柿子、百合、萝卜、银耳，都属滋阴养液润燥之品，对肺阴虚、心肺阴虚、肺肾阴虚及胃阴虚都有一定的滋养作用。

四、冬季食疗药膳

冬季气候寒冷。寒冷的气候损伤人体阳气，老年人阳气虚衰，冬寒伤阳，患有慢性病，心肾阳虚衰者，御寒力低，更怕过冬天。阳虚的老人在冬天病情加重，甚至死亡者甚多。所以，在冬天要特别注意防寒保暖，宜多吃温热性食物。

甘温热性的肉类食物，如狗肉、羊肉、鹿肉、牛肉属于中医的甘温热性食品，富含蛋白质、脂肪、糖类。产热量高，御寒效果最好。

甘温热性的根茎类食物如胡萝卜、土豆、山药、牛蒡根、红薯、菠菜根，蔬菜的老黄叶因含有大量的铁、锰、磷、钙等矿物质，与御寒肉食配合食用，不但可以增加御寒力，还可清除肉食中多余的胆固醇。

多吃富含铁的食物如动物肝脏、鸡肉、蛋、豆类、香菇、黑木耳、芹菜、菠菜，与富含维生素C的新鲜蔬菜和水果同吃，可促进铁的吸收，使各种营养成分充分氧化产生热量，提高身体的抗寒能力。

此外，虾米甘温，能补肾兴阳，富含蛋白质、脂肪、糖类和钙、磷、铁等产热量高的营养物质。海虾米、海带等海鲜还富含碘，碘可促进甲状腺素合成，具有产热效应而起防寒保暖作用。

辣椒，辛辣可使末梢毛细血管扩张，流向体表的血液增加，可抵御寒冷。

核桃仁，补肾强精，含脂肪40%～50%，这种不饱和脂肪酸能降低胆固醇，防止动脉硬化和高血压，所含糖类又产生高热量，所含卵磷脂和维生素E能增强细胞活性，促进造血功能。一个核桃就是一个产热的营养方，冬季食用有很好的防寒保暖作用。对老年气喘、脑力减退都有一定的防治功效。

栗子（板栗），甘温补肾，肾虚怕冷而又腰膝无力者常吃有益，与糯米煮粥常吃还可治疗慢性结肠炎的寒泻。

韭菜，属于热性蔬菜，含有大量的维生素 A、B 族维生素和钙、磷、铁，煮熟食可助阳暖肾，增强御寒能力。凡背心冷、腰膝酸冷者，常吃有佳效。

姜枣红糖饮：用生姜 10 克、红枣 5 枚、红糖 15 克煨成汤吃下，会顿觉全身暖和舒畅，还能防治冬天风寒感冒。

防寒保暖的药膳甚多，前述温补肾阳、心阳、脾阳的药膳，可根据慢性病患者的体质、病情选用。

此外，因地施膳，也是中医食疗药膳的特点之一。

我国地域辽阔，不同地区有不同的地理环境、风俗习惯、饮食习惯。每人的生理活动和病理特点也不尽相同，因此食疗药膳要注意“因地制宜”。

我国西北地区，地势高寒而少雨，故其病多燥寒，食养食疗宜辛润，宜选食牛奶、羊奶、牛肉、羊肉，而不能多食辛燥的花椒、辣椒之类；东南地区，地势低而湿热多雨，故其病多湿热，饮食宜清淡，而不能多食油腻味厚的肉类，油脂高的食物及易上火的椒、姜类食物也宜少吃。

总之，因时、因地、因人制宜，是中医治病的一大特点，食疗药膳也应当遵循这一特色。因为人与自然是一个统一的整体，有不可分割的关系。若孤立地看待一病一证，不从整体观出发，是难以收到预期效果的。

第六章　中医药膳食疗

第一节　内科常见病

一、感冒

感冒（俗称“伤风”）为临床上常见的外感疾病。主要是感受风邪所致，多发于气候突变、冷暖失常之时。初起，一般多见头痛、畏寒、鼻塞、流涕、喷嚏、声重，继而发热、咳嗽、咽痒或咽痛等。重则恶寒（甚至寒战）、高热、头痛、周身疼痛、疲乏等。属于“时行感冒”，若无复感新邪，病程一般在 5～10 日。

1. 风寒型

【临床表现】

鼻塞声重、喷嚏、流清涕、喉痒、咳嗽、痰多稀薄，甚则头痛、恶寒发热、全身疼痛，苔薄白，脉浮紧。

【食疗药膳】

葱白糯米粥：葱白头 3 个，生姜 10 克，糯米 100 克，先将糯米煮成粥，再把葱、姜捣烂，同煮热服，出汗即愈。

白胡椒热面汤：白胡椒末 2 克，葱白头 6 个。煮热面条汤 1 碗，加入上料拌匀，趁热吃下后盖被而卧，汗出即愈。

葱姜红糖汤:葱白头（连须）5～7 个，生姜 3～5 片。浓煎后加红糖适量，热服取汗。

黄豆芫荽葱卜汤：黄豆 1 把，鲜芫荽 30 克，葱白 3 根，白萝卜 3 片，水煎温服。

鸡蛋苏叶汤：鸡蛋 2 枚，苏叶 20 克，先煎苏叶数分钟去渣，再将鸡蛋打破搅匀倒入药汁中，文火再煮 3～5 分钟即成。温服，每日 2 次。

2. 风热型

【临床表现】

发热、微恶风寒，或有汗出、头痛、鼻塞，或有少量稠涕、咽喉红肿疼痛、咳嗽痰稠，苔薄黄，脉浮数。

【食疗药膳】

西瓜番茄汁：西瓜500克，番茄200克。西瓜（去皮，去子）用纱布绞挤汁液；番茄用沸水烫，剥去皮，去子，也用纱布绞挤汁液，然后两汁合并，代茶饮用。

苦瓜猪瘦肉汤：苦瓜250克切片，猪瘦肉50克切片，煮汤食，每日2次。

鸡蛋苦参汤：鸡蛋1枚，苦参10克，先将苦参水煎取汁，然后将鸡蛋打碎搅匀，用煮沸的药汁冲鸡蛋，趁热服，一般3次即可见效。

清凉饮料：荷叶、冬瓜（连仁和皮）、薏苡仁、西瓜皮等适量煎水多服，连服3～5日，可作夏季清凉饮料及预防暑天外感之用。

二、急性支气管炎

急性支气管炎是由生物性因素或非生物性因素所引起的支气管黏膜的急性炎症。以咳嗽、发热为主要症状，起病较急，初起伴有恶寒疲倦、头痛身痛、喉干鼻干、胸闷等症。咳嗽初为干咳，1～2天后转咳少量的白色稀痰，有时可见少量血丝，以后逐渐转变为咳黄色黏液脓性痰，发热高低不等，一般在38℃左右，偶达39℃以上，多于3～5天后热退，而咳嗽则往往延续2周方愈。

X线胸部检查，一般无异常发现，胸部听诊可有呼吸音粗糙或稍低，偶尔听到干、湿性啰音及哮鸣音，部分患者血中的白细胞计数增多。

1. 风寒束肺型

【临床表现】

咳嗽、痰白而稀，或见恶寒发热、无汗、头痛、身痛、鼻塞清涕，苔薄白，脉浮紧。

【食疗药膳】

紫苏粥：白术30克，粳米100克，如常法煮粥，趁热时加紫苏叶10～15克，热服。

醋豆腐方：醋50毫升，豆腐300克，植物油30克，葱花少许。将油烧熟后倒入葱花，加少许盐，而后倒入豆腐，将豆腐压成泥状后翻炒，加醋，再加少许水继续翻炒，起锅趁热当菜吃。

鸡蛋生姜方：鸡蛋1枚，生姜12克。将鸡蛋打碎，生姜切碎，然后两味搅匀，炒熟吃，每日2次。

2. 风热犯肺型

【临床表现】

咳嗽、咳痰黄稠，或见发热、微恶风寒、口干咽痛、鼻塞流黄浊涕，舌尖红，苔薄白干或薄黄，脉浮数。

【食疗药膳】

橄榄煲萝卜：青橄榄 250 克，白萝卜 500 ~ 1000 克，煎汤代茶，分多次饮用。

萝卜汁炖麦芽糖：用新鲜白萝卜适量，洗净捣烂，榨汁 1 碗，加入麦芽糖，置蒸锅内隔水炖 15 ~ 20 分钟。每日分数次，随量热饮，连用 3 ~ 5 日。

鸡蛋鱼腥草方：鸡蛋 1 枚，鱼腥草 30 克，将鱼腥草浓煎取汁，滚沸的药汁冲鸡蛋 1 枚，温服，每日 1 次。

苡仁芦根粥：生薏苡仁 60 克，鲜芦根 30 克，白米 60 克，煮粥服食。

3. 燥热伤肺型

【临床表现】

干咳无痰或咳嗽痰少难咯，鼻咽干燥，咳甚则胸痛，或见恶寒、身热，舌尖红，苔薄干或黄或白，脉浮数。

【食疗药膳】

罗汉果猪肺汤：罗汉果 1 个，猪肺 200 克，猪肺洗净切块，煮汤，调味服食。

冰糖炖雪梨：雪梨 1 个（或香蕉 2 个），去皮，加冰糖（或蜜糖）适量，炖服。

西洋菜蜜枣生鱼汤：西洋菜 250 克，蜜枣 5 个，生鱼 500 克，猪瘦肉 50 克。生鱼去鳞，去肠脏，洗净，沥干水，生油起锅，稍煎；猪瘦肉、蜜枣洗净；西洋菜洗净，切短。把上料放入开水锅内，武火煮沸后，文火煲 2 小时，调味食用，每日 1 ~ 2 次。

菜干鸭肾蜜枣汤：腊鸭肾 4 个，猪瘦肉 100 克，白菜干 150 克，蜜枣 5 个。蜜枣用清水浸软，洗净并切细块；白菜干切段；腊鸭肾洗净，用温水稍浸，切块；猪瘦肉洗净并切细块。把全部用料放入锅内，加清水适量，武火煮沸后，文火煲 2 小时，调味食用，每日 1 次。

三、慢性支气管炎

慢性支气管炎是气管、支气管黏膜及周围组织的慢性非特异性炎症。临床以咳嗽、咳痰为主要症状，每年发病持续 3 个月，连续 2 年或 2 年以上。需要进一步排除具有咳嗽、咳痰、喘息症状的其他疾病（如肺结核、尘肺、肺脓肿、心脏病、心功能不全、支气管扩张、支气管哮喘、慢性鼻咽炎、食管反流综合征等疾病）。

本病早期多无特殊体征，大多数在肺底部可听到湿性和干性啰音，有时咳嗽或咳痰后消失，长期发作者可导致肺气肿。

1. 湿痰犯肺型

【临床表现】

咳嗽多痰、痰白而稠，胸脘作闷、肢体困重、纳减，苔白厚腻，脉弦滑。

【食疗药膳】

萝卜腊鸭肫汤：萝卜 250 克，腊鸭肫 1 个，陈皮 5 克，煲汤服食。

柚子肉炖鸡：柚子 1 个（去皮留肉），雄鸡 1 只（约 500 克），去毛脏洗净，共炖饮汤食肉。

枇杷叶生姜薏米粥：炙枇杷叶 15 克，生姜 10 克，薏苡仁 30 克，大米适量，煮粥食。

2. 外寒内饮型

【临床表现】

咳嗽气喘、痰多泡沫，无汗、恶寒、口淡不渴或口干不欲饮，身体疼痛而沉重、甚则肢体微肿，舌质淡，苔白滑，脉弦紧。

【食疗药膳】

姜汁北杏猪肺汤：猪肺 200 克（洗净切块），北杏仁 15 克，煲汤，汤将好入姜汁 1～2 汤匙，食盐少许调味，饮汤食猪肺。

柠檬叶猪肺汤：柠檬叶 10 克，猪肺 150 克（洗净切块），煲汤，食盐少许调味，饮汤食猪肺。

3. 外寒内热型

【临床表现】

咳嗽音哑、痰稠难咳，恶寒、鼻塞、口渴、咽痛，或有身热甚则气逆而喘，舌尖红，苔白腻或微黄，脉浮滑数。

【食疗药膳】

生姜鸡胆饮：生姜 10 克，水煎半杯调鸡苦胆 2～3 个服，每日 2 次。

姜葱萝卜煲豆腐：萝卜 300 克，豆腐 200 克，水煮，将熟加生姜、葱白各适量服食。

4. 肺脾气虚型

【临床表现】

咳嗽痰白而稀或泡沫，自汗、气短、纳减、便溏、神疲乏力、声低懒言，每遇风寒咳痰或喘息发作加重，舌质淡，苔白，脉虚。

【食疗药膳】

姜汁牛肺糯米饭：牛肺 150 克，糯米适量，文火煮饭，饭熟加生姜汁 15 毫升拌服。

党参北杏煲猪肺：猪肺 200 克，党参 20 克，北杏仁 10 克，煲汤，调味饮汤食猪肺。

黄芪百合粥：黄芪、百合各 20 克，白术 50 克，煮粥食用。

5. 肺肾阴虚型

【临床表现】

咳嗽时作、干咳少痰，或痰中带血，或伴喘息，咽干口燥、失眠、盗汗、五心烦热、面色潮红或颧红，舌质红，苔少，脉细数弱。

【食疗药膳】

冬虫草炖水鸭：水鸭 1 只去毛及内脏，洗净；冬虫夏草 10 克置入鸭腹内，放炖盅内炖熟，调味食用。

霍斛炖水鱼：霍山石斛 15 克，水鱼 1 只。将水鱼去肠脏洗净切块，与上药放炖盅内炖熟，调味饮汤吃水鱼。

沙参玉竹煲老鸭：沙参 30 克，玉竹 30 克，老鸭去毛及内脏洗净，取半只，加适量水共煮 1 小时以上，调味后饮汤吃鸭。

百合杏仁粥：鲜百合 50 克，南杏仁 30 克，白米 50 克，煮粥服。

6. 肺肾阳虚型

【临床表现】

咳喘久作、动则尤甚、痰稀白呈泡沫状，畏寒肢冷、腰软，舌质淡，苔白滑，脉沉弱。

【食疗药膳】

冬虫草炖胎盘：冬虫夏草 10 克，鲜胎盘半个切片，隔水炖服。

鹌鹑炖冰糖：鹌鹑 1 只去毛脏，冰糖 20 克，炖熟服。

青蛙炖胡椒：青蛙 1 只去内脏洗净，胡椒 7 粒放入青蛙腹内用线缝合，放炖盅内炖熟烂，饮汤食青蛙。

四、支气管哮喘

支气管哮喘是由多种细胞和细胞组分参与的气道慢性炎症性疾病，这种慢性炎症与气道高反应性相关，通常出现广泛而多变的可逆性气流受限，导致反复发作的喘息、气促、胸闷和（或）咳嗽等症状，多在夜间和（或）清晨发作、加剧，多数患者可自行缓解或经治疗缓解。

临床主要表现是反复发作的、阵发性带哮鸣音的呼气性呼吸困难，于发作将止时伴有轻度咳嗽和黏稠痰，痰中有大量嗜酸性粒细胞。

1. 冷哮型

【临床表现】

喘息哮鸣、痰白清稀或呈泡沫状，口不渴或渴喜热饮，胸膈满闷、面色青白，舌淡，苔白滑，脉浮紧。或兼见头痛、恶寒、发热、无汗等表现。

【食疗药膳】

椒贝蛋肺汤：白胡椒0.5克，川贝母10克，鸡蛋1个，猪肺喉150克。将川贝母及白胡椒共研为细末，和鸡蛋清一起调匀成糊，灌入洗净的猪肺喉中，然后用线结扎管口，置入锅内，水煮至熟，吃猪肺喉饮汤。

白果煲鸡：白果150克（去壳）和嫩鸡肉300克，用猪油同炒熟，加入适量水、盐、味精、葱段，文火再煲半小时，即可食用。

生姜芥菜汤：鲜芥菜250克，洗净切碎，生姜10克，水煎服，每日2次。

2. 热哮型

【临床表现】

面赤唇红、喘息哮鸣、痰黄而黏稠，口渴喜冷饮、大便干结，舌红，苔黄腻，脉滑数。或兼见发热、恶风、自汗等表现。

【食疗药膳】

萝卜马蹄汁：白萝卜、马蹄去皮捣汁各50克，炖热服。

麦芽糖豆腐萝卜汤：豆腐300克，麦芽糖50克，生萝卜汁1杯，混合煮沸食用。

五、肺炎

肺炎是指终末气道、肺泡和肺间质的炎症。可由细菌、病毒、真菌、寄生虫等致病微生物，以及放射线、吸入性异物等理化因素引起。临床主要症状为发热、咳嗽、咳痰、痰中带血，可伴胸痛或呼吸困难等。幼儿性肺炎，症状常不明显，可有轻微咳嗽。细菌性肺炎采用抗生素治疗，7～10天多可治愈。病毒性肺炎的病情稍轻，抗生素治疗无效。药膳的作用有三，一是可作为抗菌抗病毒的辅助疗法，二是滋补强壮以增强免疫功能，三是调补气阴促进康复。

1. 风热犯肺

【临床表现】

发热恶寒，咳嗽，气急，头昏头痛，全身不适，舌红，苔黄，脉浮数。

【食疗药膳】

复方银菊茶：金银花21克，菊花、桑叶各9克，杏仁6克，芦根30克（鲜者加倍），水煎，去渣，加入蜂蜜30克，代茶饮。

桑麻蜜饮：桑白皮15克，麻黄6克，杏仁10克，大青叶30克，蜂蜜30克。将诸药水煎2次，去渣，合并滤液，调入蜂蜜即成。

2. 痰热壅肺

【临床表现】

高热，只发热不恶寒，咳嗽，气喘咳吐黄稠痰，或痰呈铁锈色，或痰中带血，胸痛，口渴，便秘，舌红苔黄腻，脉滑数。

【食疗药膳】

芦根竹沥粥：芦根 60 克（鲜者加倍），水煎，滤汁去渣，加粳米 50 克和适量水，共煮为稀粥，加入竹沥 30 克，冰糖 15 克，稍煮后即可服食，每日 1～2 次。

水牛角蜜参汤：水牛角 100 克，黄连 10 克，生地黄、玄参、丹参各 30 克，金银花、连翘各 15 克，淡竹叶 10 克，蜂蜜 60 克。先煎水牛角 2 小时，去渣取药液；再水煎诸药 2 次，去渣，合并两次滤液，加入水牛角汁、蜂蜜，搅匀即成。

3. 正虚欲脱

【临床表现】

身热骤降，冷汗淋漓，面色苍白，四肢厥冷，神志模糊，舌质紫暗，脉微欲绝。

【食疗药膳】

参麦莲心汤：生晒参或西洋参 6 克，麦冬 20 克，五味子 15 克，莲子心 6 克，蜂蜜 30 克。先煎诸药 2 次，去渣，取药汁，调入蜂蜜即成。

4. 气阴两亏

【临床表现】

低热不退，干咳少痰，口咽干燥，自汗，神疲，气短，手足心热，或手指蠕动，唇焦，舌干红少津，脉虚数。

【食疗药膳】

玉参冰糖饮：玉竹 20 克，沙参 30 克，麦冬 20 克，乌梅 2 枚，冰糖 20 克。将诸药水煎 2 次，去渣，取药液，加入冰糖溶化即成。

三甲蛋花汤：鳖甲、牡蛎壳、龟甲各 15 克，生地黄 30 克，枸杞子 20 克，鸡蛋 1 枚。先水煎三甲 1 小时以上，去渣取液；三甲液与生地黄同煎，再去渣取液，加入枸杞子，煮沸后，打入鸡蛋，冲成蛋花汤即成。吃枸杞子喝汤。

六、肺结核

肺结核是结核分枝杆菌复合群引起的慢性肺部感染性疾病，其中痰中排菌者称为传染性肺结核病。人体感染结核菌后不一定发病，当抵抗力降低或细胞介导的变态反应增高时，才可能引起临床发病。

肺结核的临床表现以长期低热、咳嗽、咯血、盗汗、身体消瘦为主要特征。

1. 肺阴亏损

【临床表现】

干咳少痰，痰中时带血丝、血点，午后颧红，或有低热、盗汗，口干咽燥，胸部可有隐痛，舌尖边红，脉细或细数。

【食疗药膳】

百部獭肝汤：百部 30 克，生地黄 15 克，麦冬 30 克，獭肝 100 克。将百部、生地黄、麦冬水煎 2 次，去渣，取药液；獭肝切片，与药液同煮，沸后放酱油、醋、麻油少许即成。

百部玉竹冰糖汤：百部 30 克，玉竹 30 克，冰糖 20 克。将百部、玉竹水煎 3 次，去渣，取 3 次滤液合并，加入冰糖溶化即成。

2. 阴虚火旺

【临床表现】

咳呛气急，痰少质黏，难以咳出，时时咯血，血色鲜红，午后潮热，颧红，五心烦热，骨蒸盗汗，形体日瘦，男子遗精，女子梦交或经闭，舌质红绛而干，舌苔黄或花剥，脉细而数。

【食疗药膳】

百合鳖肉汤：百合 15 克，白及 30 克，地骨皮 12 克，生地黄 30 克，知母 15 克，鳖肉 200 克。将诸药（白及除外）水煎 2 次，去渣，取药液；鳖肉切块，用药液炖至烂熟；白及研成细粉，加食盐少许调入汤内，煮成羹状即成。

清蒸鳗鱼：鳗鱼 1 尾，大蒜 100 克，葱、姜少许，料酒、食盐适量。将鲜鳗鱼剖去肚肠、刮鳞去腮，洗净滤干水分，用盐适量涂抹全身和内腹。将大蒜瓣、葱、姜放鱼上，加料酒，置锅中蒸熟即成。

3. 气阴两虚

【临床表现】

咳嗽声低，短气懒言，神疲无力，痰中带血，血色淡红，面色白而颧红，午后潮热，舌质嫩红，边有齿印，苔薄而少津，脉细弱而数。

【食疗药膳】

山药罗汉肉：山药 20 克，罗汉果 1 个，白及 15 克，猪肉 100 克。将山药、罗汉果切片煮成汤，将白及研粉调水与半肥半瘦猪肉切片拌匀，待汤沸时下锅煮熟，加调料即成。

银耳蒜肉：银耳 5 克，蒜泥 10 克，猪瘦肉 100 克，白及 30 克，酱油适量。将银耳用温水泡发，猪肉切条用白及粉调水拌和上浆，用银耳煮汤，沸时入上浆肉条，煮熟即成。蒜泥调酱油，蘸肉吃。

4. 阴阳两虚

【临床表现】

咳逆喘息，短气难续，痰中带血，血色暗淡，潮热，肢冷，自汗，盗汗，声嘶失音，面浮肿，心慌，唇紫，舌糜烂，形体消瘦，男子滑精阳痿，女子经少经闭，舌红津少，或舌淡边有齿痕，脉微细而数，或虚大无力。

【食疗药膳】

参鹿龟肉汤：生晒参 6 克，鹿肉 50 克，龟肉 50 克，姜、葱、食盐少许，大蒜 30 克，料酒适量。将生晒参加水单煎，取煎液；药渣与鹿肉、龟肉（均切成块）、紫皮大蒜同入砂锅加水炖。先武火煮沸，去浮沫，加入料酒、食盐，再文火炖至肉烂熟，加参液于汤中，下姜、葱即成。

冬虫夏草胎盘：冬虫夏草 10 克，胎盘 1 具，料酒 15 克，大蒜 30 克，姜粒 6 克，食盐 5 克，胡椒粉适量。将胎盘（人胎盘最好，猪胎盘或兔胎盘亦可）反复洗净，在沸水中氽去血水，切成条状，加水煮沸，去浮沫，加大蒜、冬虫夏草、料酒、食盐炖至胎盘烂熟，撒下姜粒、胡椒粉即成。

七、高血压病

高血压病又称“原发性高血压”，是一种病因尚不明确，以体循环动脉血压升高为特征，可伴有血管、心、脑、肾等器官损害的全身性疾病。高血压病是中老年人的常见病、多发病，发病率较高，病程长，并发症多，对人类健康有很大危害。

高血压病有一个缓慢的发展过程，病人自觉症状很多，如头晕、耳鸣、心慌、胸闷等，随着病情的加重，症状也越明显。

1. 肝阳上亢

【临床表现】

眩晕，头痛，头胀，耳鸣，易怒，口干，口渴，心烦，不寐，面红，目赤，便秘，尿赤，舌质红苔黄，脉弦数有力。此证多见于高血压病 I 期。

【食疗药膳】

山楂菊花代茶饮：山楂 12 克，菊花 9 克，开水沏，代茶饮。高血压病或兼高脂血症、冠心病者均可常服。

决明子粥：炒决明子 12 克，白菊花 9 克，粳米 50 克，冰糖适量。先水煎决明子和菊花，去渣取汁，后入粳米煮粥，粥成加冰糖调匀即可食用。

2. 气滞血瘀

【临床表现】

头晕头痛，胸胁胀痛，或兼有健忘、失眠、心悸，面或口唇紫暗，舌有瘀斑或瘀点，苔薄白或薄黄，脉弦涩。此证多见于高血压病 I 期。

【食疗药膳】

双叶汤：山楂叶 15 克，罗布叶 15 克，蜂蜜适量。水煎二味取汁，加蜂蜜调味。

荷叶郁金粥：新荷叶 1 张，郁金 15 克，粳米 100 克，冰糖适量。将荷叶、郁金共煎汤去渣，再同粳米、冰糖共煮成粥。

3. 痰浊中阻

【临床表现】

眩晕，头痛，头重如裹，倦怠，心烦欲呕，或胸闷时吐痰涎，少食多寐，舌胖质淡，苔白腻，脉滑或弦滑；或苔黄腻，脉弦滑而数。本证多见于高血压病Ⅱ期。

【食疗药膳】

瓜蒌薤白天麻粥：瓜蒌、薤白各 15 克，天麻 10 克，粳米 100 克，冰糖适量。瓜蒌、薤白、天麻共煎取汁，用药汁与粳米共煮成粥，再加入冰糖调味。

山楂荷叶薏米汤：山楂、荷叶、薏苡仁各 50 克。将 3 味加水适量煎后去渣，取汁待服用。

4. 肝肾阴虚

【临床表现】

眩晕，头痛，耳鸣，眼花，手足心热，腰膝酸软，肢体麻木，舌红少津，脉弦细稍数尺弱。本证多见于高血压病Ⅱ、Ⅲ期。

【食疗药膳】

杞子核桃汤：枸杞子 30 克，核桃肉 15 克，天麻 15 克。将 3 味用水洗净后，加水煎煮 20～30 分钟。

黄精熟地脊骨汤：黄精 50 克，熟地黄 30 克，猪脊骨 500 克，盐少许。将猪脊骨洗净切块，与黄精、熟地黄一起加水炖 2 小时，入盐调味。

5. 阴阳两虚

【临床表现】

头晕眼花，耳鸣，腰酸软无力，心悸气短，肢冷麻木，腹胀腹泻，阳痿早泄，舌质淡红，无苔或少苔，脉结代尺弱。多见于高血压病Ⅲ期。

【食疗药膳】

昆布海藻黄豆汤：昆布、海藻各 30 克，黄豆 150～200 克。将昆布、海藻两味用水洗净，与黄豆同放入锅内，加水适量，用小火炖汤，汤成加少许白糖调味。

天麻黄精猪脑羹：猪脑 1 个，黄精、天麻各 10 克。将猪脑、黄精、天麻同放入锅内，加水适量，以文火煮炖 1 小时成稠羹汤。

八、冠状动脉粥样硬化

一般指冠状动脉粥样硬化性心脏病，是冠状动脉血管发生动脉粥样硬化病变而引起血管腔狭窄或阻塞，造成心肌缺血、缺氧或坏死而导致的心脏病，常被称为“冠心病”。动脉粥样硬化是动脉硬化中最重要的类型，其特点是受累动脉的内膜先后有多种病变合并存在，包括局部有脂质和复合糖类积聚、出血和血栓形成、纤维组织增生和钙质沉着，并有动脉中膜的逐渐退化和钙化。由于在动脉内膜积聚的脂质外观呈黄色粥样，故称为动脉粥样硬化。病变常累及大、中型动脉，多呈偏心性分布，如发展到足以阻塞动脉腔，则此动脉所供应的组织或器官将缺血或坏死。

1. 痰浊内阻

【临床表现】

病人肥胖少动，嗜睡，晨起口中黏腻乏味，舌质淡胖或淡暗，边有齿痕，舌苔白腻，脉沉缓或滑。

【食疗药膳】

昆布玉米粥：昆布 30 克，玉米粉 30 克，粳米 30 克。昆布水浸半日，洗净，切丝，与粳米加水先煮，玉米粉加水适量调成糊状，待煮至粳米开花后，将玉米糊搅入粥中，再煮片刻即可，可酌加少许食盐调味。

海藻昆布山楂汤：海藻 15 克，昆布 15 克，山楂 15 克。前两者浸泡半日，漂洗干净，切碎，山楂片洗净，入砂锅加水煎煮，去渣取汁，必要时稍加糖调味。

2. 气滞血瘀

【临床表现】

平素易怒心烦，时感胸胁胀闷不适，时或头晕，舌质暗或有瘀斑，舌下静脉迂曲，脉弦或涩。

【食疗药膳】

山楂香橙露：山楂肉 30 克，香橙 2 枚，荸荠 20 克，淀粉 10 克，白糖适量。将山楂肉加水两碗，在砂锅内煮后用纱布隔渣留汁待用，香橙捣烂用纱布滤取橙汁，荸荠取汁。三汁调匀，煮沸，加入白糖，待熔化后，用淀粉勾芡成糊状即成。

消脂软脉代茶饮：山楂 15 克，红花 10 克，决明子 10 克，荷叶 6 克。诸药净选，为粗末，水煎或沸水沏，即可代茶饮用。

3. 肾精亏虚

【临床表现】

眩晕头痛，失眠健忘，记忆力减退，腰膝酸软，发脱齿摇，耳鸣耳聋，行动迟缓，动作笨拙，精神呆钝，舌质淡暗，舌苔薄白，脉象沉弱，尺部为甚。

【食疗药膳】

首乌芹菜粥：何首乌 15 克，芹菜 100 克，猪瘦肉 50 克，粳米 100 克，盐、味精适量。何首乌浓煎取汁，粳米同何首乌汁同煮，粥将好时，下瘦肉末、芹菜末，煮至米烂，加盐、味精调味。

淡菜皮蛋粥：淡菜 30 个，皮蛋 1 个，粳米适量。粳米洗净，与切成块的皮蛋、淡菜一同放入锅内，倒入清水，置武火上煮，水沸后，改用文火煮至米开花即成。

香笋炒枸杞子：枸杞子头500克，熟笋50克，精盐5克，姜末1克，白糖20克，绍酒20克，味精0.5克，花生油30克。选枸杞子头嫩者用清水洗净，沥干水分，熟笋洗净切细丝。炒锅烧热加花生油，烧到八成熟，放精盐．再投入枸杞子头、笋丝一起煸炒，加绍酒、糖、味精至卤汁起滚，迅速起锅装盘。

九、心律失常

心律失常是由于窦房结激动异常或激动产生于窦房结以外，激动的传导缓慢、阻滞或经异常通道传导，即心脏活动的起源和（或）传导障碍导致心脏搏动的频率和（或）节律异常。心律失常是心血管疾病中重要的一组疾病。它可单独发病，亦可与其他心血管病伴发。常见的有心房或心室早搏、阵发性室上性或室性心动过速、心房纤维颤动、房室传导阻滞、病态窦房结综合征等。多数与器质性心脏病有关，应予高度重视。

1. 气阴两虚

【临床表现】

心悸，怔忡，面色无华，倦怠无力，舌红少津，脉结代。

【食疗药膳】

洋参莲肉汤：西洋参6克，莲子15克，冰糖20克。将西洋参切薄片，莲子不去心，与冰糖一齐入锅，加水适量，小火煎煮至莲子软烂即成。

生脉粥：红参6克，麦冬15克，五味子10克，粳米50克，冰糖15克。先将红参、麦冬、五味子水煎2次，取汁300毫升，去药渣；用药液与粳米同煮粥，沸时放入冰糖，糖化粥熟即成。

2. 心血不足

【临床表现】

心悸怔忡，面色萎黄，失眠多梦，唇甲无华，舌质淡，脉细而结代。

【食疗药膳】

蛋黄油：鸡蛋100个，蜂蜜适量。用鲜鸡蛋，去蛋清，留蛋黄，在锅中熬煎，取蛋黄油瓶装备用。

龙眼枣仁粥：龙眼肉15克，酸枣仁15克，粳米50克。酸枣仁洗净，与龙眼肉、粳米煮成稀粥。

3. 阴虚火旺

【临床表现】

心惊不宁，心烦少寐，头晕目眩，手足心热；甚或心慌心悸，心中痛，脉细促，舌质红，少苔或无苔而干。

【食疗药膳】

黄连阿胶鸡子黄汤：黄连 10 克，阿胶 15 克，鸡蛋 2 个，黄芩 9 克，白芍 12 克。先煎黄连、黄芩、白芍，取煎液 300 毫升，阿胶单独烊化，与药液同煮沸时，冲入鸡蛋黄，搅匀即成。

三甲复脉鲜汤：炙甘草 3 克，生地黄 15 克，白芍 12 克，麦冬 15 克，阿胶 10 克，麻仁 20 克，鲜牡蛎 100 克，龟 100 克，鳖 100 克。牡蛎、龟、鳖都取部分鲜肉，或三者取一种之鲜肉，但牡蛎壳、龟甲、鳖甲必用，加水适量，熬成稠汁后去甲壳，留稠汁和肉。将诸药煎煮 2 次，取滤液，去渣，混合两次滤液约 500 毫升，与三甲汁肉再同煮，沸后即可。

4. 心阳不振

【临床表现】

心悸不安，胸闷气短，面色苍白，形寒肢冷，或下肢浮肿，舌质淡白，舌苔白润，脉沉迟或结代，或细促。

【食疗药膳】

桂术薏苡仁粥：桂枝 15 克，白术 12 克，甘草 6 克，薏苡仁 50 克。将前 3 味水煎 2 次，去渣，取 2 次煎液合并为 200 毫升，与薏苡仁煮成稀粥。

麻黄牛肉汤：麻黄 10 克，麻黄根 10 克，牛肉 50 克，姜粒、葱花、酱油少许。先将麻黄、麻黄根加水煎煮 2 次，取 2 次煎液合并，去渣；用煎液煮牛肉，至牛肉烂熟，加姜粒、葱花、酱油，煮沸即成。

5. 痰热扰心

【临床表现】

惊悸不宁，少寐易惊，心常感恐惧而实无事，舌苔黄腻，脉滑而歇止。

【食疗药膳】

连夏竹枣汤：黄连 9 克，半夏 10 克，竹茹 10 克，生姜 6 克，大枣 12 克。将上药一齐入砂锅中，加水适量，煎煮 2 次，滤去渣，取 2 次滤液合并即成。

苦参蜂蜜饮：苦参 25 克，竹沥 15 克，蜂蜜 20 克。将苦参水煎 2 次，取煎液约 200 毫升，加入鲜竹沥、蜂蜜搅匀即成。

6. 心血瘀阻

【临床表现】

心悸不安，胸闷不舒，心痛时作，或见唇甲青紫，舌质紫暗，或有瘀斑，脉涩或结代。

【食疗药膳】

玫瑰花烤羊心：玫瑰花 60 克，红花 10 克，羊心 50 克，食盐 5 克。将玫瑰花、红花、盐，加水适量，煎取药液，备用；将羊心切成小块，洗净，用铁签串上，在旺火上烤炙，边烤边蘸玫瑰、红花水，直至肉烤熟即可。

桃仁红花羹：桃仁 12 克，红花 9 克，冰糖 10 克，藕粉 20 克。将桃仁、红花水煎 2 次，去药渣，合并 2 次煎液 150 毫升；药液与冰糖煮化后下藕粉，边下边搅，成稀糊状即可。

十、慢性胃炎

慢性胃炎是由多种病因引起的胃黏膜的慢性炎症。在病因上有原发性和继发性两种：原发性胃炎一般分为浅表性、萎缩性和肥厚性 3 种，但肥厚性胃炎临床极少见，因此，慢性胃炎主要指浅表性胃炎和萎缩性胃炎。随着纤维胃镜的推广和普及，此病的研究正逐渐深入。本病分类依据部位和病理变化的程度、活动性及有无肠腺化生、细胞异型增生等，如发生在胃窦部的，叫作胃窦炎；组织病理学上胃黏膜固有腺体明显萎缩甚至消失者，叫作胃萎缩，属严重萎缩性胃炎的一种；镜下所见胃黏膜糜烂的，称糜烂性胃炎或胃黏膜糜烂；由糜烂引致出血的，叫出血性胃炎；胃黏膜病变以萎缩为主、浅表为次的称萎缩－浅表性胃炎，反之则称浅表－萎缩性胃炎；肠腺化生如出现于萎缩性胃炎被认为与胃癌的发生有密切关系。

1. 脾胃虚寒

【临床表现】

胃脘胀满疼痛，食后加重，或呕吐清涎，面色无华，神疲乏力，舌淡苔白，脉沉细无力。

【食疗药膳】

暖胃鸡：公鸡 1 只，去皮及内脏，洗净，剁成块，放入砂锅内，加水适量，放入生姜 6 克，砂仁、丁香、高良姜、肉桂、橘皮、荜茇、川椒、大茴香各 3 克，葱、酱油、食盐适量，以文火炖烂，撒入胡椒面少许。酌量吃鸡肉饮汤。

营养暖胃粉：黄豆 500 克，糯米 1000 克，干橘皮 30 克，生姜 10 克。黄豆用清水浸泡 4 小时，至泡胀，再用清水洗净，滤干。取干净粗砂 1500 克倒入铁锅内炒热，加入黄豆，不断拌炒，至黄豆香，发出炸声，豆皮呈老黄热时，出锅，磨成细粉。橘皮、生姜切成碎烂，烘干备用。将黄豆粗粉与橘皮、生姜粒拌匀，共磨成细粉，再拌入糯米粉共磨 1 次，使之极细，装瓶，盖紧，防潮。

温中健胃饼：山药、白术、茯苓各 60 克，干姜 30 克，陈皮 15 克，共为细末，加胡椒面 3 克，混匀，与面粉 1000 克一起加水和面，做成饼干样的小饼，置烘箱内烘熟。

桂花莲子羹：桂花 3 克（糖腌），莲子 50 克，红糖 1 匙。莲子用开水泡胀，剥皮去心。加水适量以小火慢炖约 2 小时，至莲子酥烂，汤糊成羹，再加入桂花、红糖煮约 5 分钟。

草蔻羊肉汤面：草豆蔻5枚，高良姜10克，生姜捣汁1小杯，白胡椒粉2克，面粉适量。用草豆蔻、高良姜煎汤，再加生姜汁；和面适量，做细面条。用羊肉汤下面，待熟后撒入白胡椒粉、食盐适量调味食用。

荜茇粥：荜茇5克，白胡椒粉1克，肉桂皮3克，糯米适量。以糯米煮粥。荜茇、白胡椒粉、肉桂皮三者为末，同煮令熟，去渣，兑入糯米粥中。

胡椒砂仁炖猪肚：猪肚1个，洗净，置砂锅中，加水适量；加入胡椒、砂仁、干姜各6克，陈皮、肉桂各3克，葱、酱油、食盐适量。以文火炖烂，酌量食用。

2. 阴虚胃热

【临床表现】

胃痛隐隐，饥不欲食，口干咽燥，大便干结，形体消瘦，舌红少津，脉细数。

【食疗药膳】

健胃茶：徐长卿、麦冬、丹参各3克，黄芪4.5克，乌梅、生甘草、绿茶各1.5克。将上药共为粗末，沸水冲泡。

行气健胃粥：砂仁3克，橘皮、枳壳、佛手各6克。水煎，滤汁去渣，加粳米100克及适量水，共煮成粥。1日内分2次服食。

石斛玉竹粥：石斛12克，玉竹9克，大枣5枚，粳米60克。石斛、玉竹水煎后去渣取汁，入大枣、粳米同煮成粥。

3. 肝胃气滞

【临床表现】

胃脘胀痛，攻撑连胁，嗳气频作，口苦吐酸，恶心呕吐，苔薄白或薄黄，脉弦。

【食疗药膳】

健胃茶：徐长卿4克，麦冬、青梅叶、白芍各3克，生甘草2克，玫瑰花1.5克，绿茶1.5克。将上药共为粗末，沸水冲泡。

玫瑰露酒：鲜玫瑰花3500克，白酒15000毫升，冰糖2000克。将玫瑰花浸入酒中，同时放入冰糖，浸月余，用瓷坛或玻璃瓶贮存，不可加热。

佛手柑粥：佛手柑15克，粳米50克。先煎佛手柑，去渣取汁，入米煮粥。

香附煮猴头菇：香附9克，猴头菇30克，食盐少许。将香附煎汤，去渣后加入猴头菇煮熟，以食盐调味服食。

胡萝卜炒陈皮瘦肉丝：胡萝卜200克，陈皮10克，猪瘦肉100克，植物油、细盐、黄酒、香葱适量。胡萝卜切细丝，猪瘦肉切丝后加盐、黄酒拌匀，陈皮浸泡至软切丝。先炒胡萝卜至八成熟后出锅，再用油炒肉丝、陈皮丝3分钟，加入胡萝卜丝、少许盐、黄酒同炒至香，添水焖烧七八分钟，撒入香葱即成。

吴茱萸粥：吴茱萸3克，粳米50克，葱白少许。吴茱萸焙干，研为末。粳米煮粥，熟后加吴茱萸末与葱白和匀。

炒木须肉片：黄花菜干品 20 克，黑木耳干品 10 克，猪瘦肉 60 克，植物油、细盐、黄酒、香葱适量。黑木耳用温水浸泡发胀后，再用冷水浸没，备用。黄花菜浸泡片刻，滤干。猪瘦肉切薄片，用刀背打松，加细盐、黄酒拌匀。植物油 2 匙，用中火烧热油，倒入肉片，炒 2 分钟，再倒入木耳、黄花菜同炒，加细盐、黄油适量，炒出香味后，加淡肉汤或清汤半小碗，焖烧 8 分钟，撒上香葱，拌炒几下即成。

金橘饮：金橘 200 克，白蔻仁 20 克，白糖适量。金橘，加水适量，用中火烧 5 分钟，加入白蔻仁、白糖，用小火略煮片刻即可。

十一、消化性溃疡

消化性溃疡主要指发生于胃和十二指肠的慢性溃疡，是多发病、常见病。溃疡的形成有各种因素，其中酸性胃液对黏膜的消化作用是溃疡形成的基本因素，因此而得名。目前认为，溃疡的形成是胃和十二指肠黏膜的损害因素和保护因素失调所致。调控各种攻击因子和防御因子的神经、体液（包括消化道激素）经常处于动态平衡是常人不发生溃疡的主要原因。若攻击因子超过防御因子，就可出现黏膜损害而形成溃疡。攻击因子包括胃酸、精神因素、幽门功能失调、饮食、吸烟、药物及幽门螺杆菌等，防御因子包括黏液与黏膜屏障、细胞再生、黏膜血供、前列腺素及十二指肠激素等。一般认为，十二指肠溃疡的发病机制中，以攻击因子增强为主，而胃溃疡则以防御因子减弱为主。在攻击因子中，胃酸被认为是最重要最关键的。胃酸和胃蛋白酶的自身消化作用是溃疡形成的最基本因素，这在病因学上占有重要地位。

1. 脾胃虚寒

【临床表现】

胃脘隐痛，喜按，倦怠腹胀，舌淡苔薄白，脉沉细。

【食疗药膳】

姜韭牛奶茶：韭菜 250 克，生姜 25 克，牛奶 250 克。将韭菜、生姜洗净切碎，捣烂，绞取汁液，倾入锅内，再加牛奶，加热煮沸。

猪肚小茴香首乌汤：猪肚 1 个，炒小茴香 30 克，何首乌 60 克。将猪肚洗净，诸药用纱布包好扎口，一同放入砂锅内，加水适量炖煮，以猪肚烂为度。取出药料，猪肚连汤分 9 份。

三珍甜饭：赤小豆 250 克，莲子 60 克，糯米 500 克，白糖、猪油各适量，糖腌青红丝、桂花各少许。将赤小豆加水煮极烂，搅碎成稀糊，用大纱布袋装赤小豆泥糊，边拧边加水，进行洗沙，直至袋内剩下渣壳，弃渣，将过滤的赤小豆水沉淀 1 小时后，除去上清液，沉下赤小豆沙。炒锅内放猪油 3 匙，中火烧热后，倒入豆沙炒 3 分钟，再加白糖 5 匙，继续翻炒。10～15 分钟后，白糖溶化，豆沙发热、发亮时，离火盛起，开水浸泡莲子 1 小时，剥衣去心。糯米淘净，冷水浸 2 小时，捞出沥干后倒入笼屉，旺火蒸 20 分钟。饭熟时，加猪油 1 匙，白糖 1 匙，拌匀备用。取大瓷盆 1 只，内涂少许猪油，撒上青红丝、桂花，并将莲肉均匀放于盆底。将一半量糯米饭放入盆中，摊成碗形，放入豆沙，再将剩下一半糯米饭放在上面摊平。用旺火隔水蒸 2 小时，离火，将三珍甜饭翻倒入大瓷盆中即可。

2. 肝气犯胃

【临床表现】

胃脘胀痛，攻窜两胁，气怒加重，苔薄白，脉沉弦。

【食疗药膳】

橘花茶：橘花、红茶各 3 克。4 月底收集橘花，晒干备用，用时与茶叶同入茶杯，沸水冲泡。

蜂蜜草陈汤：蜂蜜 60 克，生甘草 10 克，陈皮 7 克。用水适量，先煎甘草、陈皮，去渣取汁，调入蜂蜜。

白扁豆佛手粥：白扁豆 60 克（鲜者加倍），佛手 15 克，粳米 60 克。先将佛手加水煎汤，去渣后再加入扁豆、粳米煮成稀粥。

3. 肝郁胃热

【临床表现】

胃脘灼痛，痛势急迫，泛酸嘈杂，口干口苦，便秘尿赤，舌红苔黄，脉弦数。

【食疗药膳】

溃疡茶：茶叶、白砂糖各 250 克。上 2 味加水适量，煮数沸，候冷沉淀去渣，贮于洁净的容器中加盖，于干燥处贮藏。经 6～12 日后，着色如陈酒，结面如罗皮，即可服用；若未结面，则再经 7～14 日后，就可饮用。

甘蓝饴糖液：鲜甘蓝 500 克，饴糖适量。将甘蓝切碎，加盐少许搅拌使软，绞取汁液后，入饴糖令溶。

4. 气滞血瘀

【临床表现】

胃脘疼痛，痛处固定拒按，如刺如割，甚则呕血黑便，舌紫暗，脉涩。

【食疗药膳】

枳壳白及粥：枳壳、白及各 9 克，糯米 100 克，大枣 5 枚，蜂蜜 25 克。先煎枳壳、白及，取汁去渣，再加入糯米、大枣、蜂蜜同煮至粥熟。

白及牛奶：牛奶 250 毫升，蜂蜜 50 克，白及粉 6 克。将牛奶煮沸后，调入蜂蜜、白及粉。

三七蛋羹：鲜藕汁1小杯，三七粉3克，生鸡蛋1个。上3味充分搅匀，加油盐适量，制成汤羹。

5. 胃阴不足

【临床表现】

胃脘隐痛，口燥咽干，大便干结，舌红少津，脉细数。

【食疗药膳】

旱莲草红枣汤：鲜旱莲草50克，红枣8～10枚。上2味加水2碗煎至1碗。

土豆汁：鲜土豆250克。将土豆洗净，去皮及芽眼，捣烂绞汁。

石斛粥：鲜石斛30克，粳米50克，冰糖适量。鲜石斛水煮取汁（石斛久煮方可出效），与粳米、冰糖同入砂锅内煮粥。

6. 寒邪犯胃

【临床表现】

胃脘疼痛暴作，遇冷加剧，得热缓解，喜热饮热食，苔薄白，脉弦紧。

【食疗药膳】

橘椒鱼羹：生姜30克，橘皮10克，胡椒粉3克，鲫鱼250克。将生姜、橘皮、胡椒粉用纱布包扎后，塞入去鳞、腮和内脏的鱼腹内，加水适量，小火煨炖成羹，加少许食盐。

干姜粥：干姜1～3克，高良姜3克，粳米60克。先水煎干姜、高良姜，取汁去渣，再入粳米，同煮成粥。

良附蛋糕：鸡蛋5个，高良姜、香附各6克，熟猪油130克，精盐2克，葱白50克，湿淀粉15克，味精1克。将高良姜、香附洗净烘干研末。葱白洗净切成颗粒状。将鸡蛋打入大碗内，用筷充分搅打1分钟，加入中药末、精盐、湿淀粉、葱白、味精及清水12克继续搅拌均匀。炒锅置中火上，下熟猪油烧至六成热时，改用小火，用汤瓢舀出油约30克，及时将蛋浆倒入锅内，并再将舀出的30克油倒入蛋浆中间，盖好锅盖，约烘10分钟，再翻面烘烙2～3分钟，用刀划成三角形入盘。

7. 饮食积滞

【临床表现】

胃脘胀满疼痛，嗳腐吞酸，恶心吐食，或大便不爽，苔白厚腻，脉弦滑。

【食疗药膳】

内金粉粥：鸡内金6个，干橘皮3克，砂仁2克，粳米50克。前3味研末备用；粳米加水适量煮粥；粥成入药粉，加白糖适量调服。

健脾消食蛋羹：山药、麦芽、茯苓、莲子肉各15克，山楂20克，鸡内金30克，鸡蛋数个。上药共研细末，每取5克，加鸡蛋1个调匀蒸熟，再以适量白糖或精盐调味。

莱菔子散：莱菔子适量。莱菔子炒黄研末，每取6克，水调服。

十二、脂肪肝

脂肪肝是指由于各种原因引起的肝细胞内脂肪堆积过多的病变。肝脏是人体重要的消化器官，对脂类的消化吸收代谢等起着重要的作用，正常情况下，肝脏只含有少量脂肪，占肝脏重量的 4% ~ 7%。当在某异常情况下，肝内脂肪含量增加，超过 10% 时即为脂肪肝。由于生活习惯、饮食结构等多种因素的影响，我国脂肪肝发病率有逐渐增加的趋势，肥胖、酗酒、糖尿病、食物中毒、妊娠、肝炎病毒或其他病原体感染等都可以引起脂肪肝。

1. 肝郁气滞

【临床表现】

胁肋胀满不适，隐痛，嗳气，腹胀，或便秘，倦怠乏力，舌苔薄，脉细弦。

【食疗药膳】

玫瑰糕：玫瑰酱 100 克（或干玫瑰花 25 克），粳米粉、糯米粉各 250 克，白糖适量。将粳米粉和糯米粉拌匀，用水化开白糖，调入玫瑰酱（或干玫瑰花揉碎拌入）；糖水徐徐拌入粉内，迅速搅拌，使粉均匀受潮，并呈半透明色糕粉状，然后放入糕模内成形，用武火蒸 2 ~ 15 分钟。

柴胡粥：柴胡 9 克，郁金 15 克，佛手 9 克，生山楂 15 克，海藻 15 克，粳米 60 克，红糖适量。将前 5 味煎汤，去渣后入粳米、红糖共煮粥。

疏肝化脂饮：柴胡 12 克，白芍 15 克，川芎 15 克，香附 12 克，枳壳 10 克，生麦芽 15 克，生山楂 15 克，决明子 12 克，甘草 6 克，白糖适量。将以上诸药洗净，加水适量，煎煮 2 遍，去渣取汁，加入白糖稍煮即成。

2. 脾气虚弱

【临床表现】

脘腹、胁肋隐痛不适，乏力气短，易出汗，纳差，舌质淡，舌体胖或边有齿痕，脉细。

【食疗药膳】

补中益气糕：党参、黄芪、红枣各 20 克，炙甘草 6 克，当归 9 克，白术 9 克，升麻 5 克，柴胡 5 克，陈皮 9 克，生姜 15 克，鸡蛋 10 个，白糖适量，苏打 2 克。将前 10 味净选，烘干，研成细末；将鸡蛋打入盆内，加入白糖，搅匀，加入面粉、药粉末、苏打，继续搅匀，合为一体。在蒸笼内垫一层细草纸，将蛋浆倒入擀平，蒸约 10 分钟，取出翻于案板上，刀切成块。

兔肉健脾汤：山药 30 克，枸杞子 15 克，党参 15 克，黄芪 15 克，香橼 9 克，大枣 30 克，兔肉 200 克。将前 5 味装纱布袋内，扎口，与兔肉、大枣共煮熟，去药袋，调味即成。

3. 痰湿困阻

【临床表现】

形体肥胖，胸胁隐痛，头昏，胸闷，思睡，疲倦，舌苔白腻，脉弦滑。

【食疗药膳】

菖蒲郁金粥：石菖蒲 12 克，郁金 12 克，姜制半夏 5 克，粳米 50 克，冰糖适量。前 3 味水煎，去渣取汁；入粳米煮粥，粥熟时加冰糖调味即成。

荷叶竹茹乳：荷叶、竹茹、苍术、郁金各 6 克，牛乳 250 毫升。将前 4 味加水同煎 3 次，去渣取汁，兑入乳汁中和匀。

4. 瘀血阻络

【临床表现】

胁肋胀痛成刺痛，痛有定处拒按，头痛，肢麻，皮肤瘀斑，面色晦暗，舌质紫暗或有瘀斑，瘀点，脉弦细或涩。

【食疗药膳】

丹参山楂蜜饮：丹参 15 克，山楂 13 克，檀香 9 克，炙甘草 3 克，蜂蜜 30 克，将前 4 味加水煎煮后，去渣取汁，调入蜂蜜，再煎几沸即成。

丹红黄豆汁：丹参 100 克，红花 50 克，黄豆 1000 克，蜂蜜、冰糖、黄酒适量。将黄豆洗净，用冷水浸泡 1 小时，捞出入锅，加水旺火烧开，加黄酒少许。小火煮至浓汁，滤出豆汁；前 2 味冷水浸泡 1 小时，中火烧开，小火煎半小时，如此煎 2 次，滤出汁合在一起，将黄豆汁、药汁混合，加入蜂蜜、冰糖，蒸 2 小时，冷却装瓶。

5. 肝肾阴虚

【临床表现】

胁肋隐痛，口干舌燥，心中烦热，头晕目眩，舌质红，少苔，脉细弦。

【食疗药膳】

首乌玉竹粥：何首乌 12 克，玉竹 12 克，金樱子 12 克，枸杞子 12 克，粳米 100 克。先煎前 3 味，去渣取汁，后入后 2 味，共煮作粥。

枸杞子女贞兔肉汤：枸杞子、女贞子各 10 克，兔肉 100 克，调料适量。兔肉洗净切片，与前 2 味同入砂锅，加水适量，以旺火烧开后改小火煨 30 分钟即可。

十三、胆囊炎

胆囊炎有急性与慢性之分。急性胆囊炎是由化学性刺激和细菌感染引起的急性胆囊炎症性疾病。

其临床表现可有发热、右上腹疼痛和压痛、恶心呕吐、轻度黄疸和白细胞增多等，临床较为常见，占胆囊炎患者的 11.6%。

（一）急性胆囊炎

急性胆囊炎属于中医“结胸”“黄疸”“胁痛”等，中医治疗注重辨证论治，采用医食相结合的方法，往往获得佳效。

1. 气郁有胆火

【临床表现】

右上腹间歇性绞痛或闷痛，有时向右肩背放射，右上腹有局限性压痛，但腹壁尚软。体温正常或有低热，口苦，食欲减退，或有轻度恶心呕吐，无黄疸，舌淡红，苔微黄，脉弦细或弦紧。本型相当于发病初期的胆绞痛或单纯性急性胆囊炎。

【食疗药膳】

消炎利胆煎：金钱草 20 克，黄芩 12 克，川楝子 10 克，枳实 10 克，木香 6 克，大黄 6 克。上述药物加水煎煮 30 分钟后去药渣。

双花连翘粥：金银花 60 克，连翘 15 克，薏苡仁 30 克。金银花、连翘水煎去渣取汁，与薏苡仁共煮成粥。

荠菜汤：荠菜、蜜枣各 50 克。荠菜洗净切碎，蜜枣去核，加水煎煮，至菜、枣如泥时停火。

金钱草饮：金钱草 15～60 克（鲜品 150～300 克）。金钱草水煎代茶饮。

冰糖藕粉：藕粉 30 克，冰糖 10 克。藕粉、冰糖加水调匀即可。

陈皮山楂饮：陈皮、山楂肉、鸡内金各 10 克，乌梅肉 6 克，蜂蜜少许。陈皮、鸡内金研细粉；山楂肉、乌梅肉捣烂如泥。4 味与蜂蜜共调均匀。

苦瓜汤：鲜苦瓜 1 个。苦瓜洗净，剖开去瓤，切碎水煎至烂熟。

绿豆饮：绿豆、玉米须各 30 克，冰糖少许。绿豆捣碎备用。玉米须水煎去渣取药液，加水与绿豆共煮，至豆软时加入冰糖，再煮 15 分钟即成。

2. 湿热蕴结

【临床表现】

右上腹持续性胀痛，多向右肩背放射，右上腹肌紧张，压痛明显，有时可触及肿大的胆囊，并伴有寒战发热、恶心呕吐、口渴尿赤、大便秘结，部分患者出现黄疸，舌红苔黄腻，脉弦滑而数。本型相当于化脓性、坏疽性胆囊炎，急性发作时，应及时前往医院积极就治，以防不测。一般在病情基本得到控制的情况下，配合如下饮食疗法。

【食疗药膳】

桃仁薏米粥：桃仁 10 克，薏苡仁 50 克，冬瓜子 15 克，鱼腥草 15 克。桃仁、冬瓜子、鱼腥草共煎去渣取汁，加水与薏苡仁煮成稀粥。

丝瓜米汤：干老丝瓜 5 个，大米 50 克。丝瓜烧焦存性，研末备用。大米加水煎取浓米汤，调入丝瓜末、冰糖少许服之。

茵陈赤豆粥：茵陈 20 克，赤小豆 30 克，薏苡仁 10 克。茵陈水煎去渣取药液备用。赤小豆加水煮烂。加入薏苡仁及茵陈药液，至薏苡仁烂熟即成。

冬瓜汤：冬瓜 1 个。冬瓜去皮瓤，切成小块，加水煮烂后，调味服用。

扁豆饮：白扁豆 10 克，全瓜蒌 30 克，白芍 10 克，绿豆 20 克。上 4 味水煎取汁。

金钱草玉米须茶：金钱草 40 克，玉米须 30 克。金钱草、玉米须水煎取汁。

金钱败酱陈皮茶：金钱草 30 克，败酱草 30 克，陈皮 15 克。上 3 味水煎至 500 毫升去渣。

（二）慢性胆囊炎

慢性胆囊炎属于中医“胁痛”“胃脘痛”“腹痛”“肝胆气滞”等范畴。中医学采用饮食疗法，在治疗本病方面积累丰富经验，可以根据以下不同病变类型，结合患者具体情况灵活选用。

1. 胆胃不和

【临床表现】

恶心呕逆，口苦纳呆，嗳气频作，大便不调，右上腹时有隐痛，常在饮食油腻后或情志不遂时诸症加重，舌淡红，苔薄白，脉弦细。

【食疗药膳】

利胆和胃粥：竹茹 12 克，陈皮 6 克，枳实 6 克，生姜 4 片，大枣 10 枚，大米 100 克。前 4 味水煎 20 分钟，去除药渣，加入大枣、大米煮粥。

曲米粥：神曲 12～15 克，山楂 6 克，粳米 50 克。先将神曲捣碎，加水煎 15 分钟，去渣，取药汁与粳米煮粥，将熟时加入山楂。食用时，可调入鲜竹沥及白糖少许。

乌梅饮：乌梅 5 枚，粳米 50 克。乌梅洗净，与粳米共煮为粥。

萝卜饮：胡萝卜 120 克，生山楂 10 枚。胡萝卜、山楂洗净，加水 3 碗，共煎成 1 碗。

土豆汁：鲜土豆 250 克。土豆洗净，切碎，加开水捣碎，用纱布包绞汁，可酌加竹沥水。

炖鸡肫：鸡肫 150 克，生姜 10 克。鸡肫洗净，生姜切片，隔水炖烂。

益胃饼：红枣 250 克，白术 30 克，生姜 6 克，鸡内金 15 克，面粉 500 克。前 3 味共煮 1 小时，去药包，除枣核，小火煮，并把枣肉压成泥，鸡内金研粉与面粉混匀，并加水和面，擀饼烙熟，食用。

绿豆饮：绿豆 16 克，冰糖 10 克，山楂 3 枚。前 3 味水煎取汁。

2. 肝胆气滞

【临床表现】

胸胁胀满，食欲不佳，或食后腹胀恶心，嗳气频繁，右上腹及胃脘不适或隐痛，每因情志不遂时诸症加重，舌淡边尖红，苔薄白或薄黄，脉弦。

【食疗药膳】

利胆散结饮：木香、广郁金、海金沙、鸡内金、陈皮等量。上 5 味研末，调服。

梅花粥：白梅花 3 ~ 5 克，粳米 50 ~ 100 克，竹沥水 5 毫升。先用粳米加水适量煮粥，粥将成时，放入白梅花，同煮片刻。下火，调入竹沥水，或山楂片及白糖少许。

槟榔粥：槟榔 10 ~ 15 克（用于兼驱蛔虫，可用至 30 ~ 60 克），粳米 50 ~ 100 克。先水煎槟榔取药液，与粳米共煮成粥。

拌香椿：香椿嫩芽 100 克。香椿嫩芽洗净后，酌加水，煮片刻。再捞出沥干加调味品拌匀。

橘饼煎：橘饼（鲜橘以蜜糖渍制而成）30 克，冰糖 15 克。2 味水煎取汁。

萝卜饼：白萝卜 500 克，面粉、肉末适量。萝卜洗净切丝，用素油炒五成熟，加肉末少许调馅，另和面，包馅烙小饼。

海带汤：海带 20 克，草决明 12 克，竹茹 10 克。3 味加清水煎汤取汁。

3. 湿热内蕴

【临床表现】

右上腹或胃脘胀闷，甚则疼痛，四肢倦怠，小便热赤，大便不调，舌质红，苔黄腻，脉滑数。

【食疗药膳】

清淡利胆茶：玉米须、蒲公英、茵陈各 30 克。共加水 1000 毫升，煎煮 30 分钟后去渣，加白糖适量。

茵陈粥：茵陈 30 ~ 60 克，粳米 100 克。先水煎茵陈取药液，再与粳米共煮为粥，加入白糖适量。

滑石粥：滑石 30 克，瞿麦 10 克，粳米 100 克。先用纱布包扎滑石，与瞿麦同入砂锅，加水煎取药液，再与粳米共煮为粥。

赤小豆粥：赤小豆 50 克，粳米 100 克。先将赤小豆煮烂，然后加入粳米熬成粥。

炒苦瓜：苦瓜 150 克，生姜 10 克。2 味用牛油炒熟，调入食盐适量。

芹菜汁：鲜芹菜适量。芹菜洗净后水煎服，或绞汁服。

西瓜水：西瓜 1 个。取西瓜瓤挤汁。

4. 气结血瘀

【临床表现】

右上腹或胃脘痛有定处，痛如针刺或刀割，并向肩背放射，面色无华，唇舌紫暗，脉弦细。

【食疗药膳】

鳖甲枣粥：鳖甲 30 克，丹参 12 克，生姜 6 片，大枣、赤小豆、大米适量。前 3

味水煎30分钟后去渣，加入大枣、赤小豆、大米煮粥。

山楂粥：山楂30～40克（鲜山楂可用60克），橘皮5克，粳米100克，白糖8克。先用山楂、橘皮煎药液，去渣，再纳入粳米、白糖，并加水共煮为粥。

甘松粥：甘松（又名香松）15克，粳米50克。先煎甘松取汁，去渣。另用粳米加水煮粥，将熟时，放入甘松药汁，片刻即成。

桃仁粥：桃仁12克，粳米50克。先将桃仁捣烂如泥，加水研汁去渣，与粳米共煮为稀粥。

益母草汁粥：新鲜益母草0.5～1千克，生姜10片，粳米100克。益母草、生姜洗净，捣烂绞汁。先煮粳米成粥，加入药汁再煮片刻即可。

橘叶饮：鲜橘叶120克。橘叶洗净后，水煎取汁。

素菠菜：鲜菠菜250克，鸡内金10克。鲜菠菜放进开水中略烫几分钟后捞出，鸡内金研粉，加香油、味精、食盐拌匀。

山楂荷叶饮：山楂30克，荷叶12克。2味加水3碗，煎至1碗，去渣取汁。

藕粉粥：藕粉10克，丹参10克。藕粉开水调匀，丹参水煎去渣趁热与藕粉共拌为糊状。

十四、便秘

便秘是指粪便干燥坚硬，排便艰难，丧失正常频率。便秘有急性与慢性之分，急性便秘病程短，多伴随腹腔内炎症、肠梗阻、肠痈及肛门疾患，症状多重。慢性便秘，病程长，有的无症状，有的伴腹胀、口苦、口臭。导致便秘的原因较多，但大肠传导功能失常是最基本的病机。

1. 实热秘

【临床表现】

大便干结，小便短赤，面赤身热，或兼有腹胀、腹痛、口干、口臭，舌红，苔黄或黄燥，脉滑数。

【食疗药膳】

番泻鸡蛋汤：番泻叶5～10克，鸡蛋1个，菠菜少许，食盐、味精适量。鸡蛋磕入碗中搅散备用。番泻叶水煎，去渣留汁，倒入鸡蛋，加菠菜、食盐、味精，煮沸即成。

决明炖茄子：决明子10克，茄子2个，食盐、酱油、豆油、味精适量。决明子加水适量，煎煮取汁备用。茄子油炒，放入药汁及适量佐料炖熟食之。

鲜笋拌芹菜：鲜嫩竹笋、芹菜各100克，熟食油、食盐、味精适量。竹笋煮熟切片。芹菜洗净切段，用开水略焯，控净水，与竹笋片和上述调味品拌匀。

海蜇荸荠汤：海蜇100克，荸荠150克，香菜少许，香油、食盐、味精适量。以温水泡发海蜇洗净，切碎。荸荠去皮切片，共煮汤至熟，加香菜、食盐、味精、香油适量即成。

2. 气滞秘

【临床表现】

大便秘结，嗳气频作，胸胁胀满，脘腹痞闷，食少纳呆，或腹痛、烦热、口干，舌淡红或红，苔薄腻，脉弦。

【食疗药膳】

香槟粥：木香、槟榔各 5 克，粳米 100 克，冰糖适量。水煎木香、槟榔，去渣留汁，入粳米煮粥。将熟时加冰糖适量，稍煎待溶即成。

实明黄糕：枳实 10 克，决明子 5 克，大黄 3 克，玉米面 400 克，白糖适量。将枳实、决明子、大黄共研为末，入玉米面中拌匀，再加白糖适量，以水和面，蒸糕。

香参炖大肠：木香 10 克，降香 5 克，海参 10 克，猪大肠 1 具，盐、酱油、葱、姜、味精适量。将海参泡发，洗净切片；猪大肠洗净，切细；降香、木香装入布袋中。锅内加水适量，入大肠，煮沸去沫，加葱、姜，煮至肠将熟时，放海参、药袋，煮至大肠极软，再加适量盐、酱油，稍煮即成。

油焖枳实萝卜：枳实 10 克，白萝卜、虾米、猪油、葱、姜、盐适量。水煎枳实，取汁备用。将萝卜切块，用猪油煸炸，加虾米，浇药汁适量，煨至极烂，加葱、姜丝、盐适量即可。

3. 气虚秘

【临床表现】

虽有便意，临厕努挣乏力，难于排出，挣则汗出气短，便后疲乏尤甚，面色㿠白，神疲气怯。舌淡嫩，苔白，脉弱。

【食疗药膳】

黄芪苏麻粥：黄芪 10 克，紫苏子 50 克，火麻仁 50 克，粳米 250 克。将黄芪、紫苏子、火麻仁洗净，烘干，打成细末，倒入 300 毫升温水，用力搅匀，待粗粒下沉时，取上层药汁备用。洗净粳米，以药汁煮粥。

麻仁栗子糕：火麻仁 10 克，芝麻 5 克，栗子粉 50 克，玉米面 50 克，红糖适量。将火麻仁、芝麻打碎，与栗子粉、红糖同入玉米面中拌匀，以水和面蒸糕。

芪香蜜膏：黄芪 300 克，木香 45 克，蜂蜜适量。将黄芪、木香洗净，加水适量煎煮。每 30 分钟取煎液 1 次，加水再煎，共取煎液 3 次，合并煎液，再以小火煎熬浓缩，至较稠黏时，加蜂蜜 1 倍，至沸停火，待冷装瓶备用。

人参黑芝麻饮：人参 5 ~ 10 克，黑芝麻 15 克，白糖适量。黑芝麻捣烂备用，水煎人参，去渣留汁，加入黑芝麻及适量白糖，煮沸即可食用。

土豆苁蓉蜜膏：鲜土豆1000克，肉苁蓉20克，蜂蜜适量。肉苁蓉水煎取汁适量备用。将土豆洗净切碎，以洁净纱布绞汁。二汁相兑入锅中，煎熬浓缩至稠黏为止。加入蜂蜜1倍量，至沸停火，待冷装瓶备用。

4. 血虚秘

【临床表现】

大便干结，血色无华，头晕目眩，心悸健忘，或颧红耳鸣，舌淡，脉细，或舌红少苔，脉细数。

【食疗药膳】

柏子仁炖猪心：柏子仁15克，猪心1个，酱油适量。将柏子仁放入猪心内，隔水炖熟，切片，加酱油少许即可食之。

何首乌煲鸡蛋：何首乌50克，鸡蛋2个。将何首乌与鸡蛋加水同煮，鸡蛋熟后，去壳取蛋再煮片刻，吃蛋饮汤。

当归柏仁粥：当归20克，柏子仁15克，粳米100克，冰糖适量。将当归、柏子仁洗净，锅内放水1碗，微火煎至半碗，去渣留汁，备用。粳米淘洗干净，加水适量和药汁同入锅内煮粥。先用大火煮沸，再改用微火熬至粥香熟时，加冰糖适量继续熬至汁稠黏为度。

凤髓汤：松子仁、核桃仁各50克，蜂蜜500克。将松子仁、核桃仁以水泡过，去皮，烘干研为细末，与蜂蜜和匀即成。

生地炖香蕉：生地黄20克，香蕉2只，冰糖适量。水煎生地黄去渣留汁，入去皮切段香蕉和冰糖适量同煮。

桑椹地黄蜜膏：桑椹500克，生地黄200克，蜂蜜适量。将桑椹、生地黄洗净，加水适量煎煮。每30分钟取煎液一次，加水再煎，共取煎液2次，合并煎液，再以小火煎熬浓缩，至较稠黏时，加蜂蜜1倍，至沸停火，待冷装瓶备用。

5. 阳虚秘

【临床表现】

大便艰涩，排出困难，小便清长，面色青白，四肢不温，喜热畏寒，腹中冷痛，或腰脊冷重，舌淡，苔白润，脉沉迟。

【食疗药膳】

苁蓉羊肾羹：肉苁蓉30克，羊肾1对，葱、姜、酱油、味精、香油各少许，淀粉适量。羊肾切开，剔去筋膜，洗净切细，用酱油、淀粉拌匀备用，锅内加水适量，下肉苁蓉，约熬20分钟，去渣留汁，再下羊肾入锅同煮至熟，放葱、姜、盐、味精、香油，搅匀即成。

胡桃仁粥：胡桃仁15克，粳米100克。将胡桃仁打碎，同粳米入锅中煮粥。

锁阳红糖饮：锁阳 15 克，红糖适量。水煎锁阳，去渣留汁，加红糖适量。

牛膝当归蜜膏：牛膝 50 克，肉苁蓉 500 克，当归 50 克，蜂蜜适量。牛膝、肉苁蓉、当归加水适量浸泡透发，再加热煎煮，每 20 分钟取煎液 1 次，加水再煎，共取 3 次，合并煎液，再以小火煎熬浓缩成稠膏时，加蜂蜜 1 倍，至沸停火，待冷装瓶备用。

锁蓉羊肉面：锁阳、肉苁蓉各 5 克，羊肉 50 克，面粉 200 克，姜、葱、盐各适量。水煎锁阳、肉苁蓉，去渣留汁适量，待凉，以药汁和面做面丝；另煮羊肉汤煮面，放入姜、葱、盐适量，至熟即成。

十五、慢性肾小球肾炎

慢性肾小球肾炎（以下简称慢性肾炎），是指由各种原因引起的以慢性肾小球病变为主的疾病。临床起病隐匿，病程冗长，病情多发展缓慢。

临床表现不一致，多数病人以水肿为首现症状，轻重不一，亦有以高血压、无症状蛋白尿或血尿为首现症状。在疾病发展过程中可发生轻至中度肾小球滤过功能损害，表现为血肌酐和尿素氮升高，内生肌酐清除率降低的慢性肾小球肾炎氮质血症期，这一期是发展为慢性肾衰竭的前奏期。

1. 肺失宣降，脾不健运

【临床表现】

恶寒发热，咳嗽喘促，胸闷憋气，有汗或无汗，高度水肿，以头面、上半身为重，腹胀便溏，纳食不佳，尿少色黄，舌苔薄白，脉滑数。

【食疗药膳】

葱白粥：新鲜连根葱 15 根，粳米 60 克，淡豆豉 10 克。将连根葱白洗净，切成长 3 厘米的节，粳米淘洗干净。再将粳米放入锅内，加水适量，置武火上烧沸，再用文火煮至将熟时，加入葱白、豆豉，继续煮至熟即成。

生姜粥：鲜生姜 6 克，红枣 2 枚，粳米 60 克。将生姜洗净、切片，红枣洗净，粳米淘洗干净，一同放入锅内，加水适量，置武火上烧沸，再用文火煮至熟即成。

枇杷萝卜粥：枇杷叶 15 克，萝卜 100 克，粳米 60 克，冰糖少许。将枇杷叶 15 克，加水适量煎汁去渣，入萝卜 100 克、粳米 60 克煮粥，粥成后入冰糖少许，煮成稀薄粥。

2. 脾肾阳虚，水湿泛滥

【临床表现】

面色皖白或萎黄，高度水肿，腹部膨胀，腰部酸痛，食欲不佳，大便溏，小便少，舌质淡而胖大，舌苔薄白，脉沉细或沉缓。

【食疗药膳】

茯苓包子：茯苓 50 克，面粉 1000 克，鲜猪肉 500 克，生姜 15 克，胡椒粉 5 克，芝麻油 10 克，绍酒 10 克，食盐 20 克，酱油 100 克，大葱 25 克，骨头汤 250 毫升。将茯苓去净皮，用水润透，蒸软切片，每次加水约 25 毫升，加热煎煮取汁 3 次，合并药汁再滤净。面粉倒在案板上，酵面 300 克，温热茯苓水 500 克，和成发酵面团。亦可将茯苓研成细末，直接加入面粉中。将猪肉剁成茸，倒入盆内，加酱油拌匀，再将姜末、食盐、芝麻油、绍酒、葱花、胡椒粉、骨头汤等倒入盆中搅拌成馅。待面团发成后，加碱水适量，揉匀碱液，试剂子酸碱合适，然后搓成 3 ~ 4 厘米粗的条子，按量切成 20 块剂子，把剂子压成圆面皮后，左手打馅，逐个包成生坯。将包好的包子摆入笼内，置沸水锅上，用武火蒸约 15 分钟即成。

黄芪粥：生黄芪 60 克，粳米 60 克，红糖少许。将生黄芪切成薄片，放入锅内，加水适量，煎煮取汁。粳米淘洗干净，连同黄芪汁一起放入锅内，加水适量，置武火上烧沸，再用文火煮熟即成。

赤豆鲤鱼：赤小豆 50 克，陈皮 6 克，大鲤鱼 1000 克，苹果 6 克，生姜、葱、胡椒粉、食盐各适量。将鲤鱼去鳞、鳃和内脏，洗净。将赤小豆、陈皮、苹果洗净后，塞入鱼腹内，再将鲤鱼放入盘子中，用适量的生姜、葱、胡椒粉、食盐调好味，灌入鸡汤，上笼蒸制。经蒸制约 1.5 小时，待鲤鱼熟后，立即出笼。另加葱丝或其他绿叶鲜菜，用沸汤略烫，投入汤中捞出即成。

3. 肝脾不足，精血亏虚

【临床表现】

初起身重腹胀，继则高度水肿，全身㿠白，按之凹陷不起，腹部膨隆胀满，尿量极少，面色萎黄，神疲，肢麻，舌质淡体胖大边有齿痕，脉滑数。

【食疗药膳】

母鸡黄芪汤：黄芪 120 克，母鸡 1 只。母鸡宰后取出内脏，和黄芪炖烂，撇去浮油即成。

枸杞芝麻粥：枸杞子 30 克，黑芝麻 15 克，红枣 10 枚，粳米 60 克。上 4 味如常法煮粥。

二菜汤：淡菜 10 克，荠菜 30 克。先加水适量，文火煮淡菜半小时，放入荠菜水沸即成。

4. 脾肾两亏，精气外泄

【临床表现】

面色苍白，神疲倦怠，腰膝酸软，肿及全身，以下半身为重，小便不利，尿有蛋白，舌质淡，脉细无力。

【食疗药膳】

黄芪炖乳鸽：黄芪 30 克，枸杞子 30 克，乳鸽 1 只。先将乳鸽去毛去内脏，和黄芪、枸杞子炖熟。

香菇海参：水发海参 250 克，水发香菇 100 克。将香菇与海参同炖，加调料适量即成。

5. 肝肾阴虚，肝阳上亢

【临床表现】

头晕头痛，视物模糊，五心烦热，耳鸣，口干欲饮，夜寐不安，腰酸腿软，舌红苔白，脉弦细数。

【食疗药膳】

地黄粥：干地黄 20 克，枸杞子 30 克，粳米 100 克。干地黄煎汁去渣，枸杞子同粳米煮粥，粥熟后入地黄汁，搅匀即成。

山茱萸煨鸭：山茱萸 30 克，老鸭 1 只。老鸭去毛及内脏后，将山茱萸纳入鸭腹内，加水煨熟，调味即成。

十六、慢性肾盂肾炎

肾盂肾炎是指肾盂、肾盏和肾实质因细菌感染而引起的炎症。一般来说，由病原体感染尿路而引起的尿路炎症，包括尿道炎、膀胱炎、输尿管炎、肾盂肾炎。在急性感染时可同时存在且不易区分，统称泌尿系统感染，而肾盂肾炎则指病原体感染肾脏所致。

根据发病时间将肾盂肾炎分为急性肾盂肾炎和慢性肾盂肾炎。急性肾盂肾炎为活动性化脓性感染，常有局部或全身感染症状，发病在 1 年以内。慢性肾盂肾炎由既往活动性感染所留下的病理损害引起，有时有活动性炎症，故常间歇性排菌排脓，病史在 1 年以上。病程不明确而在急性症状控制后仍有肾功能减退，或 X 线检查肾盂、肾盏异常者亦列为慢性肾盂肾炎。

1. 肾气虚损

此期相当于慢性肾盂肾炎病情相对稳定或轻型肾盂肾炎。

【临床表现】

腰膝酸软，头晕乏力，神疲倦怠，排尿不适，尿黄，舌淡苔薄白，脉沉细。

【食疗药膳】

菟丝子粥：菟丝子 30 克，粳米 100 克，白糖适量。水煮菟丝子，取汁去渣，入米煮粥，加入白糖。

生地胡桃粥：生地黄 15 克，胡桃 30 克，玉米须 30 克，粳米 100 克。将生地黄、胡桃、玉米须煎煮取汁 250 毫升，与粳米同煮成粥即成。

2. 气阴两虚，湿热留恋

此期相当于慢性肾盂肾炎急性发作或近期内反复发作。

【临床表现】

小便频急，淋涩不已，反复发作，遇劳尤甚，伴头晕耳鸣、乏力多汗、腰酸膝软，舌红，少苔，脉细数或沉弱。

【食疗药膳】

桑椹山药粥：桑椹 30 克，山药 30 克，生薏苡仁 30 克，大枣 10 枚，粟米 60 克。以上 5 味用常法煮粥。

地黄茯苓鸡：生地黄 50 克，茯苓 20 克，龙眼肉 15 克，母鸡 1 只，饴糖 50 克，大枣 5 枚。将母鸡宰杀后去净毛及内脏，将生地黄、茯苓、龙眼肉、大枣去核切碎，再掺入饴糖，塞入鸡腹内，然后将鸡上笼蒸约 2 小时，待熟烂后，加白糖调味即成。

3. 脾肾亏损，湿浊缠绵

此期相当于慢性肾盂肾炎反复发作不愈至晚期。

【临床表现】

尿急尿涩，尿滴沥不尽，时好时发，遇劳复发，伴倦怠肢软，腰酸膝软，纳呆腹胀，面浮肢肿，便溏呕恶，舌淡，苔白，脉沉弱或滑。

【食疗药膳】

山药茯苓包：山药粉、茯苓粉各 100 克，面粉 200 克，白糖 300 克，猪油、果料适量。将山药粉、茯苓粉调成糊状，蒸半小时，加白糖、猪油、果料调成馅。将面粉发酵，加入适量的食用碱，将馅包入面皮中，做成包子，蒸熟即成。

十七、泌尿系统结石

泌尿系统结石是指一些晶体物质（如钙、草酸、尿酸、胱氨酸等）和有机基质在泌尿系统中的异常聚集。根据所在部位不同而有肾结石、输尿管结石、膀胱与尿道结石等。

本病多见于 20 ~ 40 岁，男女之比为 4.5∶1。肾结石形成时多位于肾盂或肾盏，可排入输尿管和膀胱；原发于膀胱与尿道的结石很少。本病与饮食关系密切，有很高的复发率。结石梗阻或反复感染者可并发肾积水、梗阻性肾病及肾衰竭等严重并发症，临床上危害很大。对病人辅以药膳食疗可帮助减轻症状，在防止结石增长，促进排石和防止结石复发方面，均有重要作用。

1. 下焦湿热

【临床表现】

腰部胀痛，牵引少腹，涉及外阴，尿中时夹砂石，小便短数，灼热赤痛，色黄赤或血尿，或有寒热、口苦、呕恶、汗出，舌质红，舌苔黄腻，脉弦数。

【食疗药膳】

金石赤豆粥：金钱草 50 克，石韦 15 克，赤小豆 30 克，粳米 50 克。先将前 2 味水煎取液，后入赤小豆、粳米煮粥。

海金沙茶：海金沙 15 克，绿茶 2 克。沸水冲泡代茶饮。

2. 湿热夹瘀

【临床表现】

腰酸胀痛或刺痛，小腹胀满隐痛，小便淋沥不畅，尿色深红，时夹砂石或夹有瘀块，舌质紫暗或有瘀点，舌苔黄，脉弦涩。

【食疗药膳】

二金藕节饮：金钱草 30 克，海金沙 15 克，藕节 15 克。水煎或沸水冲泡代茶饮。

酸甜藕片：山楂糕 50 克，鲜藕 150 克。鲜藕去皮切成薄片烫熟，在 2 片藕片中夹 1 片山楂糕。

3. 气虚湿热

【临床表现】

腰脊酸痛，神疲乏力，小便艰涩，时有中断或夹砂石，脘腹胀闷，纳呆或便溏，舌质淡红，舌苔白腻，脉细弱。

【食疗药膳】

茯苓核桃饼：茯苓 60 克，鸡内金 15 克，核桃仁 120 克，蜂蜜适量。将茯苓、鸡内金（焙）研成细粉，调糊做薄层煎饼，核桃仁用香油炸酥，加蜂蜜调味，共研成膏作茯苓饼馅。

花生莲肉汤：连衣花生仁 30 克，连衣莲子肉 30 克，白糖适量。莲子用温水浸半小时，剥开，去莲心，加花生共炖至酥软，加白糖。

4. 阴虚内热

【临床表现】

腰酸耳鸣，头晕目眩，面色潮红，五心烦热，口干，小便艰涩，尿中时夹砂石，舌红少苔，脉细数。

【食疗药膳】

旱莲二金茶：旱莲草 15 克，金钱草 30 克，海金沙 15 克，绿茶 2 克。水煎或沸水冲泡代茶饮。

二石知金粥：石斛 10 克，知母 10 克，金钱草 30 克，石韦 10 克，粳米 50 克。前 4 味洗净，水煎 2 次，去渣取汁，药汁中放入粳米煮粥，粥成后可加入少量白糖调味。

十八、缺铁性贫血

缺铁性贫血是最常见的营养素缺乏症，为缺铁引起的小细胞低色素性贫血及其他异常。其高危人群为妇女、婴幼儿和儿童。据统计成年男性发病率为10%，女性为20%，儿童可高达50%。

1. 脾胃虚弱

【临床表现】

面色萎黄，口唇色淡，爪甲无泽，四肢乏力，食少纳呆，大便溏泻，呃逆，舌质淡，苔白腻，脉细弱。

【食疗药膳】

大枣木耳粥：大枣50克，黑木耳30克，粳米100克。黑木耳水发后切成小块，与大枣、粳米加水煮粥。

枣矾丸：去核大枣10枚，皂矾6克。将皂矾研细，枣肉及皮烘干研细，与皂矾粉共捣为泥，做40丸。

2. 气血两虚

【临床表现】

面色苍白，倦怠无力，头晕目眩，少气懒言，心悸失眠，食少纳差，舌质淡，苔薄白，脉濡细。

【食疗药膳】

苡仁大枣粥：薏苡仁50克，大枣50克，粳米100克，红糖适量。将薏苡仁、大枣、粳米加水煮粥。

菠菜粥：菠菜50克，大枣50克，粳米100克。将粳米、大枣加水煮粥，熟后再加入菠菜煮沸即可。

3. 肝阴不足

【临床表现】

头晕耳鸣，两目干涩，面部烘热，胁肋灼痛，五心烦热，潮热盗汗，口干咽燥，或见手足蠕动，舌红少津，脉弦细数。

【食疗药膳】

杞子鸡蛋汤：枸杞子30克，鸡蛋2个。将枸杞子和鸡蛋共水煮至蛋熟，去蛋壳煮即可。

枸杞叶爆炒腰花：猪腰1个，枸杞叶50克，何首乌淀粉15克。切腰花，挂何首乌淀粉，与枸杞叶一起爆炒。口味要求咸鲜为主。

4. 钩虫寄留

【临床表现】

面色萎黄无华，腹胀，善食易饥，恶心呕吐，或有便溏，异食泥土，肢软无力，气短，头晕，舌淡苔白，脉虚弱。

【食疗药膳】

楝皮槟榔糖浆：楝根白皮 30 克，槟榔 20 克，白糖适量。将楝根白皮、槟榔加水浓煎，放入适量白糖，制成 60 毫升糖浆。

当归榧子羊肉羹：羊肉 500 克，黄芪、当归、党参、榧子、生姜片各 25 克，食盐 5 克。羊肉洗净，切成小块，将榧子、黄芪、当归、党参用纱布包好，共放砂锅中，加水适量，以小火煨煮至羊肉将烂时，放入生姜片、食盐，待羊肉烂熟，捞出纱布包即可。

5. 脾肾阳虚

【临床表现】

面色萎黄或苍白无华，形寒肢冷，唇甲淡白，周身浮肿，甚则可有腹水，心悸气短，耳鸣眩晕，神疲肢软，大便溏薄或有五更泻，小便清长，男子阳痿，女子经闭，舌质淡或有齿痕，脉沉细。

【食疗药膳】

胡桃小米粥：胡桃肉 25 克，小米 50 克，黑芝麻 5 克。将胡桃肉捣碎，和小米一起煮烂，加入炒香的黑芝麻盐。

红枣羊胫糯米粥：羊胫骨 1～2 根，红枣 30 枚，糯米 100 克。将羊骨敲碎，与米、枣共煮成粥。

十九、血小板减少性紫癜

血小板减少性紫癜是一种以血小板减少为特征的出血性疾病，主要表现为皮肤及脏器的出血性倾向以及血小板显著减少，可分为继发性血小板减少性紫癜、特殊类型血小板减少性紫癜、特发性血小板减少性紫癜。继发性血小板减少性紫癜是指有明确病因或在一些原发病基础上发生的血小板减少症，如理化因素、骨髓病、感染性疾病等所致的血小板生成障碍，免疫性或非免疫性破坏导致血小板破坏增加或消耗过多，以及各种原因脾大致血小板分布异常。特殊类型血小板减少性紫癜较为少见，包括血栓性血小板减少性紫癜、溶血性尿毒症综合征、新生儿同种免疫血小板减少、HIV 感染相关血小板减少等。特发性血小板减少性紫癜临床分为急性型和慢性型。急性型常见于儿童，病程多为自限性，80%以上病人可自行缓解。慢性型常见于年轻女性，起病隐匿，自发性缓解少，除出血症状外全身情况良好。

1. 血分实热

【临床表现】

皮肤忽见青紫或鲜紫色点状斑点或斑块，可伴各种出血如鼻血、尿血、吐血、月经过多，伴发热、口干、便秘、尿黄，舌苔黄，脉数有力。

【食疗药膳】

绿豆苡仁粥：绿豆 50 克，薏苡仁 30 克。将绿豆、薏苡仁同置锅中加水适量，用文火煲成粥。

薄荷白藕汁：薄荷 5 克，生藕汁 100 毫升。水煎薄荷，沸后 5 分钟即去渣留汁约 100 毫升，与藕汁相兑。

2. 阴虚内热

【临床表现】

紫癜时发时止，口燥咽干，手足心热，盗汗，舌红少苔，脉细数。

【食疗药膳】

鳖甲百部饮：鳖甲 250 克，百部 9 克。将鳖甲 250 克、百部 9 克，加水适量，用文火煨炖 1～2 小时。

藕梨荸蔗生地汁：鲜藕 1000 克，生甘蔗 500 克，生梨 500 克，鲜生地黄 120 克，生荸荠 500 克。将藕、梨、荸荠、甘蔗去皮切碎，加生地黄，装入干净布袋中，共榨取汁水。

3. 脾虚气弱

【临床表现】

紫癜色淡，反复出现，尚有气短乏力，食欲不振，腹胀便溏，恶寒肢冷，舌质淡，苔白，边有齿痕，脉沉细无力。

【食疗药膳】

羊胫骨红枣糯米粥：羊胫骨 100 克，红枣 10 枚，糯米 50 克。取鲜羊胫骨 100 克，砸破，红枣 10 枚去核，与糯米共煮成粥。

参杞归枣粥：党参 15 克，枸杞子 10 克，大枣 50 克，当归 10 克，粳米 100 克，糖适量。将党参、枸杞子、当归水煎取汁，加入大枣、粳米煮成粥，加糖适量调味。

4. 瘀血阻络

【临床表现】

皮肤瘀斑色泽紫暗，舌质暗，脉沉细涩。

【食疗药膳】

桃仁粥：桃仁 30 克，粳米 60 克。桃仁水浸，去皮尖，以水两大盏烂研桃仁后绞取汁，加入粳米煮成粥。

二十、糖尿病

糖尿病是在环境因素和遗传因素的作用下，导致胰岛素相对或绝对不足引起的糖、脂肪、蛋白质代谢紊乱的慢性代谢性终生性疾病，临床以血糖升高、多饮、多食、多尿、体重减轻、疲乏等为特征。

糖尿病是一个缓慢发展的过程，血糖控制不佳，常并发急性并发症（酮症酸中毒、非酮症酸中毒、高渗性昏迷）和慢性并发症（糖尿病肾病、糖尿病视网膜病变、糖尿病周围神经病变等），使患者过多、过早地致残，甚至致死。饮食疗法是糖尿病治疗中的重要措施，无论哪一型糖尿病人，不论病情轻重、有无并发症，也不论是否用过药物治疗，合理的饮食配制既可以满足疾病治疗的需要，又可调节口味，增加营养，故饮食疗法必须长期坚持，严格执行，才有利于疾病的康复。

1. 肺热津伤

【临床表现】

烦渴多饮，口干舌燥，尿频量多，舌边尖红，苔薄黄，脉洪数。

【食疗药膳】

止消渴速溶饮：鲜冬瓜皮 1000 克，西瓜皮 1000 克，栝楼根（天花粉）250 克。将二皮削去外层硬皮，切成薄片。栝楼根捣碎，先用冷水泡透后，与二皮一同放入锅内，加水适量，煎煮 1 小时，捞出渣。再用小火煎煮浓缩，至较稠将要干锅时停火，待温加入干燥的白糖粉，把煎液吸尽，拌匀，晒干，压碎装入瓶中。

2. 胃热炽盛

【临床表现】

多食易饥，形体消瘦，大便干燥，苔黄，脉滑实有力。

【食疗药膳】

葛根粥：葛根粉 30 克，粳米 100 克。葛根粉是通过将葛根洗净、切片、加水磨成浆后沉淀，取其淀粉晒干而得。粳米淘净，加水适量，武火煮沸，改文火煮至半小时时加葛根粉，煮至米烂成粥即成。

玉竹粥：玉竹 15 ~ 20 克（鲜品用 30 ~ 60 克），粳米 100 克，冰糖少许。先将新鲜玉竹洗净，去掉根须，剪碎，煎取浓汁后去渣，或用干玉竹煎汤去渣，加入粳米，加水适量煮至为稀粥，粥成后放入冰糖，稍煮一二沸即成。

3. 气阴两虚

【临床表现】

口渴多饮，倦怠懒言，多梦少寐，五心烦热，小便频数，尿如脂膏，舌质红少苔，脉细数。

【食疗药膳】

一品山药：生山药500克，面粉150克，核桃仁、什锦果料、白糖（宜用糖精代替）、猪油、豆粉适量。将山药洗净，去皮，煮熟，放在大碗内，加面粉揉成团，放在盘中按成圆饼状，上面摆上核桃仁、什锦果料，将圆饼盘放入蒸锅内，置于武火上蒸20分钟；将蜂蜜、白糖、猪油、豆粉少许放入另一锅中，熬成糖汁，浇在圆饼上即成。

山药猪胰炖汤：猪胰1具，山药200克。猪胰洗净，山药洗净切片。将二物放入锅内，加水300～500毫升，先武火煮沸，再用文火炖熟，加入少量食盐即成。

4. 肾阴亏虚

【临床表现】

糖尿病日久消瘦，身体疲乏，小便频数量多，浑浊如脂膏，或尿甜，口干舌燥，腰膝酸软，头晕耳鸣，五心烦热，舌红少苔少津，脉沉细。

【食疗药膳】

软炸白花鸽：怀山药粉50克，鸽肉250克，酱油、料酒各3克，豆粉50克，味精1克，菜油1000克（实耗100克），花椒10克，食盐5克，鸡蛋5个。将鸽肉洗净去皮，剥皮十字花刀切成2厘米见方小块，装入碗中，用料酒、酱油、味精腌好；用鸡蛋清调怀山药粉、豆粉成糊状待用；将腌好的鸽肉用蛋清糊拌匀，另烧热油锅六成熟时，离火后逐个下入挂浆的鸽肉块，用漏勺翻着炸，待糊凝后捞起，掰去角叉，整形后，将锅置火上，待油温升高后，将鸽肉复炸一次，待成金黄色时，捞出沥去油，装入盘中，洒上花椒盐即成。

枸杞鸡蛋糕：枸杞子10克，鸡蛋2个。把蛋去壳放入碗内，放入洗净的枸杞子和适当的水，用力摇匀，隔水蒸熟食之。

5. 阴阳两虚

【临床表现】

病久阴损及阳，症见消瘦，浮肿，面色苍白或黧黑，耳轮焦干，腰膝酸软，形寒畏冷，阳痿不举，舌淡苔白，脉沉细无力。

【食疗药膳】

高粱枸杞粥：高粱米100克，枸杞子30克，桑螵蛸20克。将桑螵蛸洗净，加清水煮沸后，倒出汁液，加水再煮，反复3次。将汁液合起来过滤收药液约500毫升，将枸杞子、高粱米分别洗净，共放于锅内，加入药液及适量的清水用武火煮沸后改文火煮至米烂，可食。

二十一、高脂血症

高脂血症是指血液中一种或多种脂质成分异常增高，如高胆固醇血症、高甘油三酯血症，是中老年人的常见病、多发病，发病率较高，病程长，并发症多，对人类健康有很大的危害。随着我国经济的不断发展，人民生活水平有了明显的提高，膳食结构的改变使得高脂血症的发病率呈逐年上升的趋势。20世纪的早期已经开始了对胆固醇与动脉粥样硬化关系的研究，至今已积累了庞大的血脂与动脉粥样硬化、冠心病关系的研究资料。已十分明确特别是血清总胆固醇和低密度脂蛋白的增高、高密度脂蛋白的降低是高脂血症发病的主要危险因素，也是高脂血症患者冠状动脉事件增加的危险因素。由于高脂血症临床症状不典型，无明显的并发症时对患者的日常生活无明显影响，患者往往重视不够。

1. 湿浊内阻

【临床表现】

体态肥胖，头沉身重，嗜睡，胸闷气促，纳呆恶心，大便不畅，舌质淡胖，苔白腻，脉缓。

【食疗药膳】

冬瓜粥：连皮鲜冬瓜100克，糯米、薏苡仁各30克。上3味洗净入锅，加水适量，共煮粥食用。

赤豆鲫鱼汤：赤小豆60克，鲫鱼1条（约200克），紫皮大蒜1枚，葱1段（约10厘米长）。将鲫鱼去鳞及内脏，同上药一起用文火炖熟。

2. 脾肾两虚

【临床表现】

神疲乏力，形寒肢冷，腰背酸痛，或体态肥胖，尿少浮肿，性功能减退，舌质淡胖，脉沉细无力。

【食疗药膳】

生姜杏仁炖胡桃：生姜12克，杏仁15克，胡桃仁30克，冰糖适量。将上述诸品捣烂，同冰糖共入砂锅内，加水适量炖熟即成。

柏仁芡实粥：柏子仁12克，芡实20克，糯米30克，白糖适量。将上述诸品快速淘洗干净，入锅中加水适量，煮粥，待熟时加糖稍炖即成。

3. 痰食阻滞

【临床表现】

胸闷，咳吐痰涎，腹胀呃逆，嗳气，食量减少，或体态肥胖，大便干燥，舌红苔白腻，脉滑。

【食疗药膳】

三鲜饮：鲜山楂60克，鲜白萝卜30克，鲜橘皮6克，冰糖适量。取水700毫升，同上3味一起放入锅中，用文火煮，煮沸后取汁约500毫升，加入少量冰糖即成。

化滞饼：炒莱菔子30克，黑丑、白丑各5克，米粉1000克，白糖适量。将莱菔子、黑丑、白丑各研成细末，加入米粉、白糖，加水调成糊状，以微火在平锅里摊烙成极薄煎饼，每个约 50 克。

4. 瘀血阻滞

【临床表现】

胸闷，时有刺痛，头痛固定，胃纳正常或稍差，肢体麻木，舌质隐紫或有紫斑，脉细涩或结代。

【食疗药膳】

荷叶山楂饮：荷叶 9 克，焦山楂 9 克（研末）。上 2 味加入适量水，微煎作饮料服。

桃仁粥：桃仁 10 ~ 15 克，大米 50 ~ 100 克。先将桃仁捣烂如泥，加水适量，研汁取渣后，同大米煮成稀粥。

二十二、肥胖症

肥胖症是一组常见的代谢症候群。当人体进食热量多于消耗热量时，多余热量以脂肪形式储存于体内，其量超过正常生理需要量，且达一定值时遂演变为肥胖症。如无明显病因者称单纯性肥胖症，有明确病因者称为继发性肥胖症。当前，肥胖症与糖尿病及其他相关疾病的关系已经逐渐成为一个国内外研究的热点。20 世纪 80 年代以来，肥胖症的患病率逐渐上升。肥胖者常与糖尿病、血脂异常、动脉粥样硬化、高血压等集结出现，是糖尿病、心血管疾病的独立危险因素。

1. 胃热滞脾

【临床表现】

多食，消谷善饥，脘腹胀满，面色红润，口干苦，心烦头昏，胃脘灼痛嘈杂，得食则缓，大便干结，小便黄，舌红苔黄腻，脉弦滑。

【食疗药膳】

竹笋汤：竹笋 200 克，银耳 10 克，鸡蛋 1 个，盐适量。竹笋入水浸泡、洗净；银耳浸泡、洗净、去蒂；鸡蛋打碎搅匀。清水煮沸后，倒入鸡蛋糊，再加入竹笋、银耳，用文火烧 10 分钟，加盐、味精，起锅即成。

荷叶粥：鲜荷叶 1 张，大米 100 克，冰糖少许。将荷叶洗净切成 3 厘米的方块，入锅加水适量，用武火烧沸，再用文火煎煮 10 ~ 15 分钟，去渣留汁，再将大米洗净入锅，倒入荷叶汁，加冰糖和适量水熬煮成粥即成。

2. 脾虚不运

【临床表现】

肥胖臃肿，神疲乏力，身体困重，胸闷脘胀，四肢轻度浮肿，晨轻暮重，劳累后明显，饮食如常或偏少，既往多有暴饮暴食史，小便不利，便溏或便秘，舌淡胖边有齿痕，脉濡细。

【食疗药膳】

冬瓜粥：新鲜连皮冬瓜 250 克，大米 100 克。冬瓜洗净切小块，与大米一同入锅，加水适量，煮熟即成。

参苓粥：党参 15 ~ 20 克，白茯苓 15 ~ 20 克，生姜 3.5 克，大米 100 克。先将党参切成薄片，茯苓捣碎，浸泡半小时，加适量水煎取药汁 2 次，把 2 次药汁合并，与大米同煮成粥。

3. 痰浊内盛

【临床表现】

形盛体胖，身体重着，肢体困倦，胸膈痞满，痰涎壅盛，头晕目眩，呕不能食，口干不欲饮，嗜食肥甘醇酒，神疲嗜卧，苔白腻或白滑，脉滑。

【食疗药膳】

橘皮饮：橘皮、杏仁、老丝瓜各 10 克，白糖少许。将老丝瓜、橘皮洗净，杏仁去皮一同入锅，加水适量，置武火上烧沸后，用文火煮 20 ~ 30 分钟，稍凉去渣，加入白糖拌匀即成。

薏米杏仁粥：薏苡仁 30 克，杏仁 10 克，冰糖少许。薏苡仁淘净，杏仁去皮尖洗净，冰糖打成碎屑。先将薏苡仁入锅，加适量水，置武火上烧沸，再用文火熬煮至半熟，放入杏仁，继用文火熬熟，加入冰糖即成。

4. 脾肾阳虚

【临床表现】

形体肥胖，颜面虚浮，神疲嗜卧，气短乏力，腹胀便溏，自汗气喘，动则更甚，畏寒肢冷，下肢浮肿，小便昼少夜频，舌淡胖苔薄白，脉沉细。

【食疗药膳】

鲤鱼汤：鲜鲤鱼 1000 克，荜茇 5 克，川椒 15 克，生姜、香菜、料酒、葱、味精、醋各适量。将鲤鱼去鳞剖腹去肠杂，切成小块，姜、葱洗净，拍破待用，把荜茇、川椒、鲤鱼、葱、生姜放入锅内，加水适量武火烧开，文火上炖约 40 分钟，加入香菜、料酒、味精、醋，即可食用。

虾仁炒黄瓜：青虾仁 400 克，黄瓜 1 根，葱 1 棵，盐少许，蛋清、藕粉、油适量。黄瓜切成短块，葱切 1 厘米段，将蛋清、藕粉加入青虾仁，充分混合，在热油中将虾仁炒至鲜红为度，黄瓜、葱另炒至变青时，加入鸡汤及调味品，并加入虾仁、藕粉勾芡，加入麻油少许即成。

二十三、甲状腺功能亢进症

甲状腺功能亢进症（简称“甲亢”）是指甲状腺功能增高，分泌甲状腺素增多或因甲状腺素在血液循环中水平增高，作用于全身组织器官，造成机体的神经、循环、消化系统兴奋性增强和代谢亢进为主要表现的一组内分泌病。

典型的症状是多食、消瘦、畏热、多汗、心悸、激动、眼球突出、甲状腺肿大等。

1. 气郁痰结

【临床表现】

胸闷不舒，喉有堵塞，甲状腺肿大，颈部觉胀，喜叹息或胸胁窜痛，病情的波动常与情志因素有关，舌尖颤动，舌红苔白，脉弦滑或弦细。

【食疗药膳】

菊蚌怀珠：净蚌肉10个，猪肉馅100克，鸡蛋1个，黄酒15克，鲜菊花10克，鲜竹叶数片，浙贝母3克，葱、姜、盐、味精各适量。将蚌肉捶松，放入锅中，用文火煮至肉烂，取出置凉，把肉馅与浙贝母粉、葱、姜、盐、蛋清搅匀，制成20个丸子，入沸水中煮熟，将每个蚌肉一分为二，夹肉丸2个。大汤碗中铺垫数片竹叶，将蚌肉怀珠摆放在竹叶上，洒少许黄酒，上笼蒸10分钟取下。另取一汤锅，倒入清汤，烧沸，加盐、味精、菊花，再烧沸后，浇在蚌肉上即成。

萝卜海带汤：萝卜250克，海带50克，陈皮10克，生牡蛎30克，海蛤壳10克，鸡汤、盐、味精适量。将海带、陈皮、生牡蛎、海蛤壳同煮，水沸40分钟，将药液滤出。拾出海带切丝，把萝卜切块，同放入煎好的药液中，加入少量鸡汤或肉汤、盐、味精，上火煮至萝卜熟而进味为度。

2. 肝火旺盛

【临床表现】

颈脖粗肿，面红，目赤，口苦，怕热，耳鸣暴聋，易出汗，性情急躁易怒，或见大便干结，小便短赤，舌质红，苔黄。

【食疗药膳】

凉拌芹蜇：芹菜500克，水发海蜇皮150克，小海米30克，盐、味精、醋、白糖适量。芹菜去叶，除粗筋后切成节，在开水中烫一下，沥干水分，小海米泡涨，海蜇皮切丝。然后把芹菜、海蜇丝、海米一起拌匀，加糖、盐、味精拌匀即成。

紫菜蛋卷：紫菜20克，鸡蛋3个，浙贝母粉3克，牡蛎粉3克，鲜橘皮5克，猪肉馅100克，葱、姜、盐、味精适量。将鸡蛋打匀，摊成鸡蛋皮，紫菜发涨。猪肉馅与浙贝母粉用水打成黏稠状，拌入橘皮末、姜末、葱末、盐、味精，搅成馅。蛋皮摊开，铺上一层紫菜，抹上肉馅，卷成卷，摆在盘中，上笼蒸20分钟。出笼后，切成段即成。

芹菜粥：芹菜（连根）120克，粳米250克，盐、味精少许。将芹菜连根一起洗净，切节，入锅，加入洗净的大米和适量的水。将锅置于武火烧沸，用文火煎熬至米烂成粥，加入盐、味精即成。

3. 气阴两虚

【临床表现】

面红畏热，汗出，口渴喜饮，神疲乏力，心烦不宁，形体消瘦，大便溏泻，舌红或淡，苔薄少，脉弱或细数。

【食疗药膳】

百仁全鸭：薏苡仁、芡实、扁豆各30克，莲子50克，活鸭1只，糯米100克，金钩（虾米）15克，熟火腿、蘑菇30克，菜油1000克（实耗50克），料酒、胡椒粉、食盐适量。将莲子去皮、心，扁豆煮熟后去皮，糯米洗净，水漂5分钟，薏苡仁、芡实用温水泡15分钟，金钩用温水发透，蘑菇用温水泡10分钟后，切成小块，火腿切块。将以上原料沥干水分，一同入碗，加料酒、食盐、胡椒粉，拌匀上笼蒸30分钟出笼即成，将鸭子宰杀后，除毛去内脏，洗净，剁去爪，在鸭颈上顺着颈项开一口，长约7厘米，在咽喉开刀处切断颈椎管，使鸭头和鸭颈皮相连，在从刀口处剔去颈骨，然后鸭尾朝下，立放案板上将鸭皮连肉翻着向下褪，同时剔去骨头，除两翅外，其余的骨头全部剔去，成一只无骨的伞鸭，将八宝馅装入鸭腹内，放入汤锅中烫3分钟捞出，用料酒、盐、胡椒粉和匀，抹遍鸭身，放于大蒸碗中，上笼蒸90分钟，取出晾干水分。锅内入菜油烧至七八成熟时，将鸭子下入炸至皮酥，表面成金黄色时捞出。将鸭子照原形摆入盘中即成。

八宝粥：芡实75克，茯苓、莲子肉、扁豆、山药、薏苡仁、党参、白术、大米各150克，白糖适量。将上述8味中药加水适量，煎煮40分钟，捞出党参、白术药渣。把大米淘净，放入药液中，续煮至米烂粥成，分顿加糖服用。

4. 心肝阴虚

【临床表现】

瘿或大或小，心悸易惊，五心烦热，情绪激动，失眠健忘，容易汗出，头晕目眩，两目干涩，手指抖动，或兼胸胁隐痛，形体日渐消瘦，舌红少津，脉象细数。

【食疗药膳】

干烧冬笋：冬笋30克，枸杞子10克，鲜菊花5克，栀子2克，料酒、酱油、白糖、味精、清汤适量。将冬笋入油锅，低温炸成金黄色，捞出，放入另一锅中，入清汤、料酒、味精、白糖、枸杞子、菊花、栀子，置武火上烧沸，用文火煮至汁干即成。

二十四、痛风

痛风是一组嘌呤代谢紊乱所致的疾病，其临床特点为高尿酸血症及由此而引起的痛风性急性关节炎反复发作、痛风石沉积、痛风石性慢性关节炎和关节畸形，常累及肾脏引起慢性间质性肾炎和关节畸形。本病可分原发性和继发性两大类。原发性者少数由于酶缺陷引起外，大多未阐明原因，常伴有高脂血症、肥胖、糖尿病、高血压病、动脉硬化和冠心病等，属遗传性疾病，是由于多种基因表达调控失常引起的疾病。继发性者可由肾脏病、血液病及药物如化疗药物引起血液肿瘤急性溶瘤性综合征等多种原因引起。高尿酸血症是痛风的重要标志，当尿酸生成或（和）尿酸排出减少时，均可引起人类嘌呤代谢的最终产物尿酸在血中浓度增高。

痛风病程颇长，未累及肾脏者经过有效防治预后良好，但如防治不当，不仅急性发作时有很大痛苦，且易致关节畸形、肾脏损害等。

1. 脾虚湿阻经络，郁而化热

【临床表现】

肢体、关节红肿、疼痛、重着或肿胀，痛有定处，手足沉重，活动不利，肌肤麻木不仁，食少纳差，舌苔黄腻，脉濡数。

【食疗药膳】

土茯苓拌面：土茯苓 30 克，粳米 100 克。将土茯苓研成细粉，备用。粳米淘净后，入锅加水煮成粥，粥将成时，兑入土茯苓粉，搅匀后煮沸即可。

秋水仙茶：秋水仙鳞茎 5 克，绿茶 5 克，红枣 10 枚。将秋水仙鳞茎剥成片状，按量与绿茶同放入有盖杯中，用煮红枣之沸水冲泡，加盖焖 10 分钟即可。

2. 热毒蕴滞

【临床表现】

关节红肿热痛，屈伸不利，活动受限，甚则关节僵硬变形。口干心烦，舌红，苔黄燥或微腻，脉弦数。

【食疗药膳】

山慈菇蜜饮：山慈菇 5 克，蜂蜜 10 克。先将山慈菇 5 克切片，入锅加水，浓煎成 150 毫升，去渣后混入蜂蜜，调匀即成。

3. 肾虚络阻

【临床表现】

腰膝酸软，关节疼痛有定处，皮下结节，神疲乏力，头昏耳鸣，健忘，舌淡苔白微腻，脉沉弱或细而无力。

【食疗药膳】

天麻杜仲粉：天麻 150 克，杜仲 150 克。将天麻、杜仲烘干研末，备用。

4. 血瘀气滞

【临床表现】

肢体关节疼痛，时轻时重，关节肿大，甚则僵硬畸形，屈伸不利，皮下结节，舌紫或有瘀点，舌苔白腻，脉细涩或弦细。

【食疗药膳】

红花绿茶：红花 5 克，绿茶 5 克。将红花、绿茶放入有盖杯中，用沸水泡。

凉拌虎杖芽：虎杖嫩芽 150 克。春秋两季采下虎杖嫩芽，开水烫一下，切段，加精盐、味精、白糖、麻油调拌即可。

二十五、更年期综合征

更年期综合征是发生于特定年龄段的中老年人的常见病、多发病。男女均可发病。妇女更年期综合征发生于绝经前后这一过程中。在我国妇女平均绝经年龄为 39 ~ 58 岁，约 75%的妇女更年期都有一些症状，但因人而异，可由几个月至数年，平均持续时间为 2 年，症状严重需特殊治疗的占 10% ~ 30%。因女性更年期阶段卵巢功能退化，生殖能力停止，临床表现以绝经、生殖器官萎缩、血管运动失调、精神神经异常等为特点，病人自觉症状很多。男性更年期变化较为缓慢且不明显，但随着性腺功能由盛转衰，亦可表现出一些与女性更年期综合征类似的症状和体征。一般男性的这种改变较女性晚发生 10 ~ 20 年。临床以精神症状、自主神经功能紊乱、性功能障碍等为主要表现。

1. 肾阴虚

【临床表现】

头目晕眩耳鸣，头部、面颊阵发性烘热、汗出，五心烦热，腰膝酸痛，骨节酸楚疼痛，或心悸怔忡，健忘失眠，多梦易惊，或神疲乏力，注意力不集中，感觉迟钝，精神恍惚，悲伤欲哭；或紧张头痛，两目干涩，视物模糊，四肢麻木、震颤，两胁隐痛；或月经先期或先后不定，经色鲜红，量或多或少，或皮肤干燥、瘙痒、口干、大便干结、尿少色黄等，舌红，少苔，脉细数。

【食疗药膳】

枸杞肉丝：枸杞子 30 克，猪瘦肉 100 克，青笋 30 克，猪油、食盐、味精、淀粉各适量。先将肉、笋切成细丝，枸杞子洗净备用。将锅烧热，放油加热，投入肉丝和青笋爆炒至熟，再放入其他佐料即成。

生地黄精粥：生地黄 30 克，制黄精 30 克，粳米 30 克。先将生地黄、黄精水煎去渣取汁，用药汁煮粳米为粥。

2. 肾阳虚

【临床表现】

面色晦暗，精神委靡，心悸怔忡，形寒肢冷，腰膝酸冷，倦怠乏力，纳呆腹胀，大便溏薄，或经行量多，或崩中暴下，色淡或暗，有块，面浮肢肿，夜尿多或尿频失禁，或带下清稀，或性欲减退、阳痿早泄等，舌淡或胖嫩边有齿印，苔薄白，脉沉细无力。

【食疗药膳】

干姜羊肉汤：干姜 30 克，羊肉 150 克。将干姜、羊肉共炖，至羊肉熟烂。食时加入盐等佐料。

杞鞭壮阳汤：黄牛鞭 1000 克，枸杞子 15 克，肉苁蓉 50 克，肥母鸡 500 克，花椒 6 克，绍酒 20 克，食盐 10 克，生姜 20 克。先将牛鞭用热水发涨 5～6 小时，并反复换热水以维持热度，沿尿道剖成两块并刮洗干净，以冷水漂 30 分钟。母鸡肉（连骨）洗净备用。枸杞子、肉苁蓉洗刷洁净，用适量酒浸透，蒸 2 小时后漂洗干净，切片后用纱布包好。生姜洗净拍松待用。加清水 8000 毫升于砂锅中，放入牛鞭烧开并去浮沫，加入姜、花椒、绍酒、母鸡肉，武火烧开后以文火炖煮，每小时翻动一次，六成熟时，用洁净纱布滤去汤中姜和花椒，再用武火烧开，加入用布袋装好的枸杞子、肉苁蓉，文火炖之，至牛鞭八成熟时取出，切成 3 厘米的条形再入锅内煮烂，鸡肉取出作他用，布包取出不用，再加食盐、油调味而成。

二十六、偏头痛

偏头痛是临床最常见的原发性头痛类型，临床以发作性中重度、搏动样头痛为主要表现，头痛多为偏侧，一般持续 4～72 小时，可伴有恶心、呕吐，光、声刺激或日常活动均可加重头痛，安静环境、休息可缓解头痛。偏头痛是一种常见的慢性神经血管性疾病，多起于青春期。女性发病率高于男性，女性发病以 20～24 岁年龄段最高，男性以 20～29 岁年龄段最高。本病一般病程较长，反复难愈。

偏头痛是一类有家族发病倾向的周期性发作的疾病，属血管性头痛的一种。表现为阵发性发作的偏侧搏动性头痛，伴恶心、呕吐及羞明，经一段间歇期后再次发病，在安静、黑暗环境内或睡眠后可缓解，在头痛发生前或发作时可伴有神经、精神功能障碍。

1. 肝郁气滞

【临床表现】

发病与情志影响或妇女月经来潮有关，头痛偏于一侧，左右不一，或牵延至眉棱骨，多呈涨痛，其痛反复，胸闷不舒，喜叹息，情志抑郁或心烦易怒，或兼胁痛，舌质红，舌苔薄，脉弦。

【食疗药膳】

香附川芎茶：香附 3 克，川芎 10 克，茶叶 3 克。上药共为粗末，沸水冲泡。

2. 肝火上炎

【临床表现】

头痛如裂，面红目赤，心烦易怒，口干口苦，失眠，尿黄便秘，舌质红，舌苔黄，脉弦数有力。

【食疗药膳】

夏枯草粥：夏枯草 30 克，菊花 15 克，决明子 10 克，粳米 50～100 克，冰糖少许。先将决明子入锅内炒至微有香气，取出待冷却后，与菊花、夏枯草同煎汁，去渣，然后与粳米煮粥，粥将熟时加入冰糖，稍煮即可食用。

菊花荷叶茶：菊花 12 克，荷叶 12 克。上 2 味加清水 2 碗，煎至 1 碗，去渣。

3. 肝阳上亢

【临床表现】

头痛且涨，眩晕，口苦咽干，五心烦热，面部烘热，小便黄，大便干，舌质红，舌苔黄，或舌红而少苔，脉弦数。

【食疗药膳】

天麻猪脑羹：猪脑 1 个，天麻 10 克，石决明 15 克。诸品同放砂锅中，加水适量，以小火炖煮 1 小时成稠厚羹汤，捞出药渣即可。

菊楂决明饮：菊花 10 克，生山楂片 15 克，决明子 15 克（捣破），冰糖适量。前 3 味药以沸水冲泡约半小时后，加入冰糖。

4. 痰浊上扰

【临床表现】

头痛昏蒙，舌苔腻，脉沉弦或沉滑。

【食疗药膳】

陈皮天麻炖猪脑：陈皮 10 克，天麻 10 克，猪脑 1 个。将 3 味洗净，置于瓦盅内，加清水适量，隔水炖熟。

5. 瘀血阻络

【临床表现】

头痛经久不愈，其痛如刺，固定不移，或头部有外伤史，面色晦滞，唇色紫暗，舌质紫暗或有瘀斑、瘀点，舌苔薄白，脉沉细或细涩。

【食疗药膳】

芎归炖山楂：川芎 15 克，当归 10 克，鲜山楂 50 克，白糖适量。前 2 味布包，同放锅内隔水炖 1 小时。

川芎红花茶：川芎 6 克，红花 3 克，茶叶 3 克。水煎取汁，或沸水沏，当茶饮。

6. 气血亏虚

【临床表现】

头痛，痛势绵绵，时发时止，遇劳加剧，神疲体倦，口淡乏味，面色㿠白，舌质淡，舌苔白，脉沉细而弱。

【食疗药膳】

参精蒸鸡：黄精、党参各 15 克，山药 30 克，子母鸡 1 只（1000 克左右），生姜、葱、川椒、食盐、味精适量。将母鸡宰杀后去毛及内脏，剁成3厘米见方的块，放入沸水锅内烫3分钟捞出，洗净血，装入汽锅内，加入姜、葱等调料，再将洗净切好的药物放入，上笼蒸3小时即可。

参杞哈士蟆：干哈士蟆仁60克，人参3克（或党参15克），枸杞子30克，罐头青豆25克，甜酒汁50毫升，冰糖250克，葱白20克，生姜片10克。将干哈士蟆仁洗净，放瓦罐内，加水500毫升、甜酒汁25毫升及葱、姜，共入笼蒸约2小时。取去哈士蟆上面的黑色筋膜，入罐中，加清水500毫升、甜酒汁25毫升，上笼再蒸2小时，取出放碗中。枸杞子洗净，人参研成末。将冰糖置大碗内，加开水350毫升，加入参末、枸杞子入笼蒸化，取出去沉淀，倾入哈士蟆碗内，再加青豆即成。

7. 肝肾阴虚

【临床表现】

头痛眩晕，视物模糊，腰膝酸软，神疲乏力，耳鸣，失眠，五心烦热，舌红少苔，脉细无力。

【食疗药膳】

甲鱼滋肾汤：鳖1只（300克以上者），枸杞子30克，熟地黄15克。将鳖宰杀后，去头、爪、内脏、甲壳，洗净，切成小方块，放入铝锅内，再放入洗净的枸杞子、熟地黄，加水适量，武火烧开，改用文火炖熬至鳖肉熟透即成。

杞菊地黄粥：熟地黄15～30克，枸杞子20～30克，菊花5～10克，粳米100克，冰糖适量。先将前2味煎取浓汁，与粳米煮粥。另将白菊花用开水沏茶，在粥欲熟时加入粥中，稍煮下冰糖溶化即可。

二十七、脑梗死

脑梗死是指由各种原因所致的局部脑组织区域血液供应障碍，导致脑组织缺血缺氧性病变坏死，进而产生临床上对应的神经功能缺失表现。脑梗死依据发病机制的不同分为脑血栓形成、脑栓塞和腔隙性脑梗死等主要类型。在我国许多地区，其发病率远高于缺血性心脏病或恶性肿瘤，60岁以上的人群中，脑梗死更是常见病、多发病，对人类健康有很大危害。

1. 肝阳暴亢，风火上扰

【临床表现】

半身不遂，口舌㖞斜，舌强语謇或不语，偏身麻木，头痛，面红目赤，口苦咽干，心烦易怒，尿赤便干，舌质红或绛红，舌苔薄黄，脉弦有力。

【食疗药膳】

天麻鱼头：鲜鲤鱼1尾（约1500克），天麻50克，川芎20克，茯苓10克，葱、姜、水豆粉、清汤、白糖、食盐、味精、胡椒面、香油适量。将鲜鲤鱼去鳞、鳃和内脏，洗净。将川芎、茯苓切成片，用第二次米泔水泡，再将天麻放入泡过川芎、茯苓的米泔水中浸泡 4 ~ 6 小时，捞出天麻置米饭上蒸透，切成片待用。将天麻片放入鱼头和鱼腹中，置盆内，然后放入葱、生姜，加入适当清水后，上笼蒸约 30 分钟，将鱼蒸好后，拣去葱和生姜。另用水豆粉、清汤、白糖、食盐、味精、胡椒面、香油烧开勾芡，浇在天麻鱼头上即成。

蚯蚓炒鸡蛋：活蚯蚓 5 条，鸡蛋 2 个，食油、盐适量。将活蚯蚓放盆内 2 条或 3 条，使其排出体内污泥，再剖开洗净切断。鸡蛋去壳，与蚯蚓同放碗内搅拌后，锅内放油烧热同炒熟。

2. 风痰瘀血，痹阻脉络

【临床表现】

半身不遂，口舌㖞斜，舌强语謇或不语，偏身麻木，头晕目眩，舌质薄白或白腻，脉弦滑。

【食疗药膳】

鲜蘑萝卜条：白萝卜 500 克，鲜蘑 100 克，豆油、精盐、味精、姜末、淀粉、白糖、黄酒适量。将萝卜切片，鲜蘑切条。将萝卜放入水中煮熟捞出，锅烧热加油，将萝卜条和鲜蘑片下锅略炒，加盐、酒、姜、糖，倒入适量煮萝卜汤，再煮 5 分钟加味精、淀粉勾芡即成。

兔肉紫菜豆腐汤：兔肉 60 克，紫菜 30 克，豆腐 50 克，细盐、黄油、淀粉、葱花适量。将紫菜撕成小片，洗净后放入小碗中。兔肉洗净切成薄片，加盐、黄酒、淀粉共拌匀。豆腐磨碎，锅中倒入清水一大碗，入豆腐、盐，中火烧开后倒入肉片，煮 5 分钟，放入葱花，立即起锅，倒入紫菜，搅匀即成。

3. 痰热腑实，风痰上扰

【临床表现】

半身不遂，口舌㖞斜，舌强语謇或不语，偏身麻木，腹胀便干便秘，头晕目眩，咳痰或痰多，舌质暗红或暗淡，苔黄或黄腻，脉弦滑或弦滑而大。

【食疗药膳】

竹沥粥：竹沥 100 ~ 150 克，粳米 50 克。取鲜竹竿截成 30 ~ 50 厘米长，两端去节，劈开，架起，中部用火烤，两端即有液体流出，以碗收集备用。用粳米煮粥，待粥将成时，兑入竹沥，稍煮即可。

复方雪羹汤：鲜荸荠 15 克（去皮），海蜇 30 克（泡发，漂淡，切碎），川贝母 9 克。加适量水，文火煮 1 小时。

4. 气虚血瘀

【临床表现】

半身不遂，口舌㖞斜，舌强语謇或不语，偏身麻木，面色㿠白，气短乏力，口流涎，自汗出，心悸便溏，手足肿胀，舌质暗淡，舌苔薄白或白腻，脉沉细、细缓或细弦。

【食疗药膳】

枸杞桃仁鸡丁：枸杞子 90 克，核桃仁 50 克，嫩鸡肉 600 克，鸡蛋 3 个，鸡汤 150 克，猪油 200 克，食盐、味精、白糖、胡椒粉、芝麻油、淀粉、绍酒、葱、姜、蒜适量。将枸杞子、核桃仁用开水泡后去皮，鸡肉切成 1 厘米见方的丁，用食盐、味精、白糖、胡椒粉、鸡汤、芝麻油、淀粉兑成滋汁待用。将去皮核桃仁用温油炸透，兑入枸杞子即起锅沥油。锅烧热注入猪油，待油五成热时，投入鸡丁快速滑透，倒入漏勺内沥油，锅再置火上，放入热油下入姜、葱、蒜片稍煸再投入鸡丁，接着倒入滋汁，速炒一下投入核桃仁、枸杞子，搅匀即可。

川芎黄芪粥：川芎 30 克，黄芪 30 克，粳米 100 克，冰糖适量。将川芎、黄芪煎熬 3 次，收取 4000 毫升待用。将粳米洗净，放入锅中，加入川芎、黄芪汁，中火烧至米烂。

5. 阴虚风动

【临床表现】

半身不遂，口舌㖞斜，舌强语謇或不语，偏身麻木，烦躁失眠，眩晕耳鸣，手足心热，舌质红绛或暗，少苔或无苔，脉细弦或细弦数。

【食疗药膳】

玉兰鱼球：生鱼肉（海鱼或草鱼均可）200 克，玉兰花瓣 15 个，鸡蛋 5 个，味精、料酒、香油及盐适量。将鱼肉去刺切碎，玉兰花切成丝或末，二者混拌成泥；取 5 个鸡蛋的蛋清，用筷子搅拌发稠，蛋清放入少许香油、料酒、味精及盐。然后，将鱼肉玉兰泥做成数个球状，放入配好的蛋清中蘸匀，捞出后码在盘子中央；另取玉兰花瓣数片，围绕盘子分别贴在鱼盘外沿，最后将整盘玉兰鱼球放在开锅的蒸屉上蒸 5 分钟，即可食。

银耳羹：银耳 20 克，冰糖 175 克。先将银耳用温水发透，摘去蒂头，拣净杂质，洗净。用水将银耳搓碎，用清水漂起待用。将洁净锅置于火上，注入清水 2000 毫升，投入银耳，用武火烧沸，改文火熬 3～4 小时，至银耳熟烂汁稠。冰糖放锅内，加清水 50 毫升，置火上溶化成汁，用双层纱布过滤后，将糖汁兑进银耳锅内，再煨 20 分钟即成。

第二节　外科常见病

一、皮肤瘙痒症

皮肤瘙痒症是指无原发皮损，仅有瘙痒的一种皮肤病。好发于老年人及中年人。多见于冬季，少数也有夏季发病的。中医文献中称“风瘙痒”“风痒”“血风疮”“痒风”等。

1. 风热郁表

【临床表现】

多见于夏秋季，周身皮肤瘙痒，热盛，痒剧，得冷则痒止，皮肤瘙痒鲜红，触之灼热，搔抓出津血后痒止，心烦口渴，食入辛辣食物而瘙痒加剧，舌红苔薄白，脉弦数。

【食疗药膳】

蝉荷冰糖饮：蝉蜕 6 克，薄荷 12 克，冰糖 10 克。将蝉蜕、薄荷入砂锅，加水适量，煮沸后 5 分钟，滤取药液，去渣，加入冰糖熔化即成。

银蒺蜜汁：金银花 12 克，刺蒺藜 12 克，蜂蜜 10 克。将金银花、刺蒺藜入砂锅加入适量水，蒸煮 2 次，合并蒸液，去渣，调入蜂蜜即成。

2. 风寒袭表

【临床表现】

多见于深秋，周身瘙痒，遇风着凉后则痒剧，如入睡脱衣或起床穿衣之际则阵发瘙痒，气温适宜后或入睡被褥温暖则痒止。舌淡红苔薄白，脉浮紧。

【食疗药膳】

桂枝苍耳红糖汤：桂枝 10 克，苍耳子 10 克，红糖 15 克。将桂枝、苍耳子入砂锅，加水适量，煎煮 2 次，合并 2 次滤液，去渣，调入红糖溶化即成。

紫苏叶粥：紫苏叶 15 克，粳米 50 克。将紫苏叶洗净切细，将粳米煮成粥，待粥将熟时，加紫苏叶，煮粥至熟即成。

3. 血虚风燥

【临床表现】

多见于老年及久病患者，周身瘙痒，痒如虫行，夜间尤甚，皮肤干燥，由于反复抓皮肤增厚，间有抓痕或覆细薄鳞屑，病程迁延时间较长，伴精神倦怠、面色白、头晕、心悸、少眠、纳呆，舌淡苔薄白，脉沉细。

【食疗药膳】

生地炖猪蹄：生地黄 50 克，猪蹄 200 克。将生地黄洗净切片与猪蹄同入砂锅，加水适量，文火煨炖至猪蹄烂熟，可加食盐、味精、米醋等调料调味。

麻油鸭血：芝麻油 10 克，鸭血 100 克。将鸭血加盐少许，入锅加水煮熟，起锅后淋上麻油即成。

4. 瘀血阻滞

【临床表现】

多见于妇女，不分季节，瘙痒多见于胁肋、腰围、足背、手腕部等受挤压部位，抓痕累累，伴有紫色条痕，面色晦暗，口唇色紫，口干不欲饮，舌质暗或有瘀点、瘀斑。

【食疗药膳】

益母蜜膏：益母草100克，荆芥30克，蜂蜜250克。将益母草水煎3次，取3次滤液，加热浓缩，荆芥研细末，加入浓缩液中，炼蜜膏。

丹参鸡：丹参30克，三七10克，子母鸡1只。将丹参、三七填入宰杀后的子母鸡腹中，用麻线缝合，入砂锅，加水适量，文火炖鸡肉熟烂即成。

5. 湿热郁滞

【临床表现】

瘙痒多为阵发性，夜间痒甚，摩擦、潮湿、汗出等均可成为诱因，瘙痒多突然发作，瘙痒剧烈，往往抓至血出疼痛，痒才减轻，舌红，苔黄腻，脉弦滑数。

【食疗药膳】

地肤苡仁粥：地肤子15克，薏苡仁50克。先将地肤子蒸水，去渣，取滤液与薏苡仁煮成粥。

鲜皮赤豆鲤鱼汤：白鲜皮15克，赤小豆30克，鲤鱼1条。先将白鲜皮水蒸取滤液，用药液与赤小豆和鲤鱼煮成汤，加入适当调味品即成。

二、痤疮

痤疮是一种毛囊皮脂腺的慢性炎症性皮肤病。以皮肤出现散在性粉刺、丘疹、脓疱、结节及囊肿等皮损，伴有皮脂溢出为临床特征。好发于青春期男女，呈自限性，青春期过后，大多能自然痊愈或减轻。药膳可作为本病辅助治疗措施之一。

1. 肺热血热

【临床表现】

颜面部黑头粉刺，颜面潮红，与毛囊一致的散在丘疹、粉刺，发热，疼痛或有脓疮，舌淡红，舌苔薄黄，脉浮数。

【食疗药膳】

百合荷叶粥：鲜百合30克（或干百合粉20克），鲜荷叶30克，糯米50克，冰糖适量。百合剥皮去须，洗净切碎，荷叶洗净，加糯米与水，煮至米烂汤稠，加入冰糖。

雪梨菜汁：芹菜100克，西红柿1个，雪梨150克，柠檬1/5个。前3味洗净挤汁，加入柠檬汁搅拌均匀。

莲子白果饮：莲子15克（去心），白果9克（去心），玉竹9克，沙参9克，百合9克，山药15克，核桃仁9克，生石膏20克（布包），白糖适量。诸味加适量水煎煮30分钟，弃渣取汁，加入白糖调服。

2. 脾胃湿热

【临床表现】

皮疹色红，或伴有脓疮，炎症显著者可自觉局部皮损灼热疼痛，可伴有纳呆腹胀，便秘溲赤，舌苔黄腻，脉滑数。

【食疗药膳】

枇杷苡米粥：生薏苡仁 100 克，鲜枇杷 60 克（去皮核），枇杷叶 10 克。枇杷叶洗净切碎，煮沸 10 ~ 15 分钟，去渣，纳入薏苡仁煮粥，粥熟后放入切碎的枇杷果肉搅匀。

凉拌三苋：鲜苋菜 100 克，鲜冬苋菜 100 克，鲜马齿苋 100 克，调料适量。上 3 味分别用开水浸至八成熟，捞出，浸入冷水 5 ~ 10 分钟，控去水，切段，入调料拌匀即可。

马齿苋苡米粥：马齿苋 30 克，薏苡仁 30 克，红糖适量。前 2 味洗净，加适量水熬至米快熟时，入红糖调服。

3. 脾虚痰湿

【临床表现】

皮疹以脓疱、结节、囊肿瘢痕为主，或伴有纳呆、腹胀、便溏，舌苔白，脉滑。

【食疗药膳】

苡米粥：薏苡仁 50 克，白糖适量。薏苡仁洗净，加适量水煮成粥，粥快熟时加入白糖稍煮沸即可。

茯苓苡米粥：茯苓粉 15 克，薏苡仁 60 克。将薏苡仁洗净，与茯苓粉同入锅内，加适量水熬成粥。

麻油泡使君子仁：使君子若干（去壳取种仁），麻油适量。使君子仁放铁锅内用文火炒至微有香气，取出放凉，放入麻油中泡浸。

4. 热毒

【临床表现】

以丘疹、脓疮为主，丘疹基底周边伴有红晕，甚者可伴有结节，自觉局部发热疼痛，脓疮破溃或吸收后遗留暂时性色素沉着或凹陷性小瘢痕，伴口苦咽干，大便干结，舌质红，舌苔黄燥，脉数。

【食疗药膳】

萝卜芹菜汁：大红萝卜 1 个（中等大小），芹菜 150 克，小洋葱 1 个。洗净取汁。

双花萝卜煎：萝卜 500 克，甘蔗 500 克，金银花 10 克，竹叶 3 克。萝卜、甘蔗切碎，加金银花、竹叶、适量水，煎煮去渣取汁，加适量白糖。

天葵苡米粥：鲜紫背天葵草 50 克（干品 15 克），薏苡仁 30 克。紫背天葵草洗净，加适量水煮 10 分钟，弃渣取汁，与薏苡仁煮成稀粥即可。

5. 肝郁血瘀

【临床表现】

紫红色素沉着，皮疹在经前增多，伴胸胁胀闷，月经提前，经血中有血块，舌质红，舌苔薄白边有瘀点，脉弦。

【食疗药膳】

丹栀逍遥酒：牡丹皮、栀子、当归、赤芍、白芍各 30 克，柴胡、白术、茯苓各 15 克，炙甘草 10 克，黄酒 1600 毫升。上药和酒同放入锅中，文火加热，沸后止火，密闭贮存。

黑豆坤草粥：黑大豆 150 克，益母草 30 克，桃仁 10 克，苏木 15 克，粳米 50 克，红糖适量。先煎益母草、苏木、桃仁 30 分钟，弃渣取液，加入黑豆和水，煮至八成熟，放入粳米煮成稀粥，加红糖调匀，稍煮一二沸即可。

三、湿疹

急性湿疹是常见的皮肤病，初起时多为红斑，迅速形成肿胀、丘疹或水疱，分布常对称，泛发边缘不清，病变继续发展后，水疱破裂、渗液，出现红色湿润的糜烂面，待炎症消退后，肿胀和渗液消失，表面干燥结痂，以上过程可反复多次。

1. 风盛型

【临床表现】

皮肤泛发潮红，遇风痒甚且肿胀，舌质红，脉浮弦。

【食疗药膳】

芹菜汤：芹菜 250 克，煎汤，吃菜饮汤，连续服用。

苍耳子防风红糖煎：苍耳子 60 克，防风 60 克，红糖 25 克。将苍耳子、防风加水浓煎熬膏，加红糖，每次 2 汤匙，开水冲服。

2. 热盛型

【临床表现】

皮损红肿流水，瘙痒剧烈，尿黄，便秘，舌质红，苔黄，脉弦数。

【食疗药膳】

绿豆苡米海带汤：绿豆 30 克，薏苡仁 30 克，海带 20 克，水煎，加红糖适量服，每日 1～2 次。

白菜根汤：白菜根 200 克，金银花 20 克，紫背浮萍 20 克，土茯苓 20 克，水煎，加适量红糖调服，每日 1～2 次。

白菜萝卜汤：新鲜白菜 100 克，胡萝卜 100 克，蜂蜜 20 毫升。将白菜、胡萝卜洗净切碎，按 2 碗菜 1 碗水的比例，先煮开水后加菜，煮 5 分钟即可食用，饮汤时加入蜂蜜，每日 2 次。

四、脂溢性皮炎

脂溢性皮炎又称脂溢性湿疹，是发生在皮脂腺丰富部位的一种慢性丘疹鳞屑性炎症性皮肤病。本病多见于成人和新生儿，好发于头面、躯干等皮脂腺丰富区。

本病病因尚不完全清楚。脂溢性皮炎的发病可能与皮脂溢出、微生物、神经递质异常、物理气候因素、营养缺乏及药物等的作用有关。近年来，卵圆形糠秕孢子菌与脂溢性皮炎的关系得到了重视，认为其在脂溢性皮炎的发病中起重要的作用。此外，精神因素、饮食习惯、B 族维生素缺乏和嗜酒等，对本病的发生发展也可能有一定影响。

【临床表现】

皮损主要出现在头皮、眉弓、鼻唇沟、面颊、耳后、上胸、肩胛区、脐周、外阴和腹股沟等部位。初期表现为毛囊周围炎症性丘疹，之后随病情发展可表现为界限比较清楚、略带黄色的暗红色斑片，其上覆盖油腻的鳞屑或痂皮，自觉轻度瘙痒，发生在躯干部的皮损常呈环状，皮损多从头皮开始，逐渐往下蔓延，严重者可泛发全身，发展为红皮病。

【食疗药膳】

薏苡仁萝卜缨粥：薏苡仁、萝卜缨、马齿苋各 30 克。将上 3 味洗净，萝卜缨和马齿苋切碎，加水适量，煮粥，每日 1 剂，1 个月为 1 个疗程。具有清热利湿功效。适用于脂溢性皮炎等。

大枣猪油汤：大枣 100 克，生猪油 60 克。将大枣、生猪油放入锅内加适量水，煮熟食用。每周 3 次，12 次为 1 个疗程。具有祛风清热、养血润燥功效。适用于干性脂溢性皮炎等。

五、黄褐斑

黄褐斑是一种颜面部局限性淡褐色或褐色色素改变的皮肤病。以皮损对称分布、形状大小不定、无自觉症状为临床特征，男女皆可发病，多见于孕妇或经血不调的妇女，以及某些慢性病患者，皮损日晒后加重。

1. 肝郁气滞

【临床表现】

皮损为浅褐色至深褐色斑片，大小不定，边缘不整，呈地图状或蝴蝶状，对称分布于目周、颜面，可伴胁肋胸痞，烦躁易怒，纳谷不香，女子月经不调，经前斑色加深，两乳作胀，舌苔薄白，脉弦滑。

【食疗药膳】

消斑汤：丝瓜络10克，白茯苓10克，僵蚕10克，白菊花10克，珍珠母20克，玫瑰花3朵，红枣10个。煎浓汁饮用。

槟榔露酒：槟榔、陈皮各20克，青皮、玫瑰花各10克，砂仁5克，冰糖适量，黄酒1500毫升。上诸药与酒同置锅内，盖严，文火蒸20～30分钟，滤除药渣后贮存备用。

2. 肝脾不和

【临床表现】

皮损多为栗皮色、地图状斑片，边缘不整，对称分布于两颧、目下、鼻周、口周，伴胸脘痞闷，两胁作痛，腹胀便溏，妇女经血不调，舌苔白腻，脉弦滑。

【食疗药膳】

香附茯苓鸡：香附15克，茯苓15克，枳壳10克，金橘饼20克，鸡1只。鸡洗净后去脏杂，把香附等放入鸡腹中，隔水蒸熟，去药渣。

3. 劳伤脾土

【临床表现】

皮损为灰黑色斑片，状如蝴蝶，对称分布于鼻翼、前额、口周，边缘模糊，自边缘向中央逐渐加深，伴短气乏力，腹胀纳差，或素有痰饮内停，舌质淡，舌苔腻，脉弦滑。

【食疗药膳】

红颜酒：红枣120克，核桃肉120克，杏仁30克，蜂蜜100克，酥油70克，白酒1000克。将杏仁泡去皮尖，煮四五沸晒干，与核桃肉、红枣分别捣碎，用白酒将蜜、油溶开入瓶，将前3药入酒内浸泡7日后取出。

地黄苓桂酒：干地黄、茯苓、桂心、干姜、泽泻、川椒各100克，白酒3000毫升。诸药和酒一起放入锅中，煎煮至沸，取出放凉备用。或将上药放入酒中，密闭浸泡15～20天。

五白糕：白扁豆50克，白莲子50克，白茯苓50克，白菊花15克，白山药50克，面粉100克，白糖100克。将前5味洗净，烘干，磨成细面，与面粉调匀，加水和面，或加鲜酵母令其发酵，发好后揉入白糖，上笼武火蒸30分钟，出笼后切成块状。

4. 肾水不足

【临床表现】

皮损为黑褐色斑片，大小不定，形状不规则，边缘清楚，多以鼻为中心，对称分布于颜面，伴头眩耳鸣，腰酸腿软，五心烦热，男子遗精，女子不孕，舌质红，少苔，脉细数。

【食疗药膳】

猪肾山药粥：猪肾 1 对（去筋膜、臊腺，切碎），粳米 200 克，山药 100 克（去皮切碎），薏苡仁 50 克，盐、味精适量。将切碎的猪肾烫去血水后，与山药、薏苡仁、粳米加水适量，小火煨烂成粥，加入适量盐及味精，分顿食用。

核桃豆浆：核桃仁 30 克，牛奶 200 克，豆浆 200 克，黑芝麻 20 克，白糖适量。将核桃仁、芝麻放入小石磨中，边倒边磨，磨好后，均匀倒入锅内煎煮，再加入牛奶、豆浆，煮沸后加入少量白糖。

固本酒：生地黄、熟地黄、麦冬、天冬、茯苓、人参各 30 克，白酒 1600 毫升。上诸药与酒同置于锅内，盖严，文火蒸 20～30 分钟，滤除药渣备用。

六、肩关节周围炎

肩关节周围炎（以下简称肩周炎）是指肩关节疼痛和活动受限，但并无结构上的病理改变。好发于 50 岁左右的女性右肩，症状进展缓慢，发展至一定程度后又自行逐渐消失。最后完全恢复。但痊愈后也可以复发。主要症状为肩周疼痛，肩关节活动受限或僵硬。疼痛可为钝痛、刀割样痛，夜间加重，甚至痛醒，可放射至臂、手、颈部，疼痛亦可因运动而加重。有广泛压痛而无局限性压痛点，肩关节各方向活动受限，但以外展、外旋、后伸障碍最为显著。

1. 肝肾亏虚

【临床表现】

气血两虚，肩痛绵绵，遇劳加重，气短懒言，四肢乏力，不胜劳倦，头晕眼花，肩部肌肉萎缩，舌淡，苔薄白，脉沉细无力。

【食疗药膳】

肩痛药酒：生黄花 30 克，枸杞子 15 克，怀牛膝 12 克，秦艽 9 克，片姜黄 9 克，威灵仙 9 克，桑寄生 9 克，海桐皮 12 克，川桂枝 9 克，甘草 6 克，沙参 9 克，独活 6 克，茯苓 9 克，防风 6 克，杜仲 9 克。诸药用白酒 1000 毫升浸泡 10 天即成。

寄生花蛇汤：白花蛇（活者为佳）1 条，桑寄生 30 克，全当归 9 克，生姜、红枣少许。全部用料一齐放入砂锅内，加清水适量，文火煮 2 个小时，调味即可。

2. 风寒外袭

【临床表现】

肩关节疼痛游走不定，可向其他关节走窜，畏寒畏风，肩关节屈伸不利，舌质淡，苔薄白，脉浮。

【食疗药膳】

追地风鸽肉汤：白鸽 1 只，追地风 25 克，海风藤 15 克，防风 9 克，生姜、红枣少许。红枣去核洗净，然后把全部用料一齐放入锅内，加清水适量，文火煮 2 个小时，调味即可。

黄花蛇肉汤：乌梢蛇（活者为佳）1 条，生黄花 60 克，桂枝 10 克，当归 12 克。取蛇去头及皮、肠（蛇胆另服），将黄花、当归、桂枝洗净，然后把全部用料放入砂锅里，加清水适量，文火煮 2 个小时，至蛇肉熟烂为度，调味即可。

3. 寒邪凝滞

【临床表现】

肩关节疼痛，痛有定处，痛剧如锥刺，得热则舒，遇寒痛剧，舌质淡，苔薄白，脉弦紧。

【食疗药膳】

川姜粥：川乌 5 克，粳米 50 克，姜汁 10 滴，蜂蜜适量。川乌与粳米加水适量共煮粥，待熟后加入姜汁、蜂蜜搅匀，再煮一二沸即可。

细辛鸡汤：鸡肉 90 克，细辛 3 克，桂枝 9 克，黄花 30 克，生姜 9 克。把全部用料洗净，一齐放入砂锅内，加清水适量，文火煮 2～3 个小时，调味即可。

4. 湿邪滞留

【临床表现】

关节肢体沉重，麻木不仁，肩痛有定处，舌质淡，苔白，脉濡缓。

【食疗药膳】

薏苡仁酒：薏苡仁 500 克，白酒 500 克。将薏苡仁碾成细末，放入瓶中，加白酒封固，每日振摇一次，半个月后即可饮用。

5. 湿热内蕴

【临床表现】

肩关节疼痛，发热红肿，得冷则舒，痛不可按，舌红，苔黄，脉濡数。

【食疗药膳】

忍冬藤薏苡仁粥：忍冬藤 100 克，薏苡仁 50 克，粳米 100 克。用纱布将忍冬藤包好放入砂锅中，再加入薏苡仁、粳米和清水适量，煮熟后即可。

七、颈椎病

颈椎间盘退行性改变及其继发性椎间关节退行性变，累及相邻组织而引起相应的症状和体征，称之为颈椎病，又称为颈椎退行性关节炎、颈肩综合征、颈椎综合征。其发病率在成人中占 10%～50%，常在中年以后发病，40 岁以上的病人可占 80%，男性多于女性，比例约为 3∶1。目前认为颈椎病主要是由于椎间盘变性等退行性改变后，引起椎体边缘及关节骨质增生，刺激或压迫颈神经根、脊髓、椎动脉及交感神经等，引起非常复杂的症状，但 X 光图像与临床症状常不符，有时确诊相当困难。大多数病人都能经非手术治疗，一般病人仍以保持治疗为主。

1. 太阳经不利

【临床表现】

项背及颈部疼痛不舒，时轻时重，得热则舒，遇风寒时加重，舌质淡，苔薄白，脉浮缓。

【食疗药膳】

葛根粥：葛根 30 克，桂枝 15 克，白芍 15 克，甘草 5 克，糯米 100 克。将葛根粉碎成末，用纱布包好，然后将所有用料一齐放入砂锅内，加清水适量，用文火煮熟即可。

葛根狗肉汤：狗肉 100 克，葛根 30 克，天花粉 20 克，生姜 15 克，大枣 10 个。将狗肉洗净，葛根、天花粉用纱布包好，将所有用料放入砂锅内，用文火煮 1 个小时，待狗肉熟烂后即可。

2. 风寒痹阻

【临床表现】

颈部疼痛，拘急不舒，恶寒喜温，项部转动时常有声响，痛处喜按，舌质淡，苔白，脉沉细。

【食疗药膳】

三蛇酒：乌梢蛇 1500 克，大白花蛇 200 克，蝮蛇 100 克，生地黄 500 克，白酒 10 千克。将 3 种蛇剁去头，清洗后切成短节；生地黄洗净切成片；把冰糖置锅中，加入适量水，置火上加热溶化，待糖汁成黄色时，趁热用二层纱布过滤去渣备用。将白酒装入酒坛，将蛇、生地黄直接倒入酒中，加盖密闭，每天搅拌 1 次，10 ~ 15 天后开坛过滤，加入冰糖汁后再充分搅拌均匀，密封 15 天后即成。

清炖乌蛇：乌梢蛇 1 条，葱、姜、黄酒、盐各适量。将乌梢蛇去皮、内脏，洗净，切成 5 厘米长的段备用。再将乌梢蛇段放入锅中，加葱、姜、黄酒、清水适量，用武火烧沸后，转用文火炖至熟透，再加入盐即成。

3. 痰瘀交阻

【临床表现】

项背部疼痛，拘急不舒，伴有手足麻木或无力，或转头时突然头晕，舌质暗或见瘀斑、瘀点，苔白厚，脉沉滑无力。

【食疗药膳】

丁香姜糖：丁香粉 5 克，生姜末 30 克，白糖 50 克。将白糖放入砂锅内，文火煮沸，再加丁香粉、生姜末调匀，继续煮至挑起不黏手为度。备一大搪瓷缸，涂以香油，将糖倾入摊平，稍凉后趁软切成 50 块。

4. 肝肾不足，气血两虚

【临床表现】

颈项疼痛多年，或为年老体弱之人，伴头晕眼花，手足痿软无力，步行缓慢，舌质淡，苔薄，脉沉弱。

【食疗药膳】

复方杜仲地黄药酒：熟地黄 100 克，杜仲 50 克，当归 50 克，赤芍 50 克，桂皮 50 克，白酒适量。将上药干燥粉碎成粗粒，用白酒 1000 毫升，浸渍 10 ~ 15 天，过滤，补充一些白酒继续浸渍药渣 3 ~ 5 天。过滤添加至 1000 毫升即得。

八、血栓闭塞性脉管炎

血栓闭塞性脉管炎是一种动静脉的周期性、节段性炎症病变，是由于血管腔发生闭塞引起的以局部组织缺血、肢体末端紫黑溃烂甚至坏死、趾（指）关节脱落为主要特征的一类慢性疾病，本病多发生于青壮年，且以男性为多。年龄多在 20 ~ 40 岁之间；特发部位为四肢末端，尤以下肢更易罹患；本病与寒冷、吸烟有关，寒湿地区发病率较高，吸烟者发病率明显高于非吸烟者。

1. 阳虚寒凝

【临床表现】

肢端发凉、疼痛、酸胀、麻木，间歇性跛行，患肢局部皮肤温度下降，皮肤颜色苍白或萎黄，中、小动脉（趺阳脉、太溪脉等）搏动减弱或消失，舌质淡紫，舌苔白润，脉弦紧。

【食疗药膳】

山鸡桂红汤：山鸡肉 250 克，桂枝 10 克，红花 15 克。先将山鸡肉加水煮八成熟，再加后两者共炖。

鸡丁饭：鸡脯肉 250 克，糯米 250 克。将鸡肉切小丁，加少许盐、葱、姜、黄酒，拌匀放置 1 小时后，加糯米及适量水焖熟成饭。

2. 脉络血瘀

【临床表现】

患肢发凉、酸胀、麻木，间歇性跛行加重，可出现持续性疼痛，夜间痛甚，患肢皮色暗红，或紫红，或青紫，足背动脉波动消失，舌质青紫有瘀斑或瘀点，脉沉细或沉涩。

【食疗药膳】

红花酒：红花 30 克，白酒 500 克。红花泡入白酒中浸泡 7 日。

川芎黄芪粥：川芎 10 克，黄芪 15 克，糯米 50 克。前 2 味加水煮沸 30 分钟去渣取汁，加糯米煮成粥。

3. 脉络瘀热

【临床表现】

患肢酸胀、麻木、烧灼疼痛，遇热痛甚，遇冷痛缓，夜间痛剧，皮肤发绀，足背动脉搏动消失，舌质红或绛，舌苔黄，脉沉涩或细涩。

【食疗药膳】

丹参酒：丹参 30 克，白酒 500 克。丹参泡入白酒中浸泡 7 日。

红丹百合汤：百合 20 克，红花 10 克，牡丹皮 10 克。百合加水煮沸 10 分钟，加后两味再煮 10 分钟，取汁，加白糖调味。

4. 脉络热毒

【临床表现】

趾（指）紫暗或色黑，筋枯肉萎，呈干性坏死，溃破腐烂，痛如火灼，夜间痛甚，常抱膝而坐，严重者腐烂蔓延，可五趾（指）相传，渐见肢节坏死，自行脱落，并伴有发热、口干、便秘、尿赤等，舌质红，舌苔黄燥，脉细数。

【食疗药膳】

银花丹参茶：金银花 10 克，丹参 10 克，黄柏 10 克，绿茶 20 克。丹参、黄柏煮沸 20 分钟取汁，再用此汁泡金银花、绿茶。

马齿苋玄参粥：生马齿苋 250 克，玄参 10 克，生甘草 10 克，麻油 10 克，醋 10 克。玄参与生甘草加水煮沸 20 分钟，取汁，放入切成 3 厘米段的生马齿苋，起锅加麻油数滴，醋少许。

5. 气血两虚

【临床表现】

身体消瘦虚弱，精神倦怠，面色苍白，头晕心悸，气短乏力，畏冷自汗，患肢肌肉萎缩，坏死组织脱落后创面生长缓慢，经久不愈，舌质淡，舌苔薄白，脉沉细无力。

【食疗药膳】

驴肉芪归汤：驴肉 250 克，当归 15 克，黄芪 30 克。后两者布包，与驴肉同煮，以驴肉烂熟为度。

白斩羊肉片：羊肉 1000 克，黄芪 50 克。羊肉与黄芪同煮，肉烂切薄片，调味即可。

九、乳腺增生病

乳腺增生病是指乳腺上皮和纤维组织增生，乳腺组织导管和乳小叶在结构上的退行性病变及进行性结缔组织的生长，其发病原因主要是由于内分泌激素失调。

精神刺激可改变人体内环境，从而影响内分泌系统功能，导致某一种或几种激素的分泌出现异常。精神过于紧张、情绪过于激动等不良精神因素，都可能使本来应该复原的乳腺增生组织得不到复原或复原不全，久而久之，便形成乳腺增生，而且这些不良的精神刺激还会加重已有的乳腺增生症状。另外饮食结构不合理，如脂肪摄入过多，可影响卵巢的内分泌，强化雌激素对乳腺上皮细胞的刺激从而导致乳腺增生。还有许多人为因素和生活方式因素，人流、不生育或30岁以上生育、不哺乳、夫妻不和、含激素的保健品等，佩戴过紧的胸罩易压迫淋巴和血液循环，都有碍乳腺健康。

【临床表现】

常为胀痛或刺痛，可累及一侧或两侧乳房，以一侧偏重多见，疼痛严重者不可触碰，疼痛以乳房肿块处为主，肿块可发于单侧或双侧乳房内，单个或多个，好发于乳房外上象限，亦可见于其他象限。少数患者可出现乳头溢液，为自发溢液，也有少者挤压乳头可见有血性溢液或者乳白色溢体溢出、草黄色或棕色浆液性溢液。

【食疗药膳】

玉米丝瓜络羹：玉米100克，丝瓜络50克，橘皮10克，鸡蛋1个，前3味加水熬1小时，起锅前加入蛋花、水淀粉、冰糖调匀服用，每周2次。

海带生菜煲：海带100克，生菜100克，姜、葱末少许，用清水先煲海带30分钟，起锅前放入生菜、调料、香油，每日1次。

凉拌芹菜海带：海带100克，芹菜100克，姜、葱末少许，海带、芹菜焯熟，捞盘中加入调料、香油，每日1次。

夏枯草当归粥：夏枯草、当归、香附各10克，加水适量煎20分钟，取汁加入白粥、红糖拌服，每周2次。

十、前列腺增生症

前列腺增生症亦称前列腺良性肥大症，是以排尿困难为主要临床特征的男性老年人常见病。40岁以上男子病理均有不同程度的前列腺增生，50岁以后逐渐出现症状。随着我国平均寿命延长，前列腺增生发病率也随之增加，城市居民前列腺增生的发病率高于乡村。

前列腺增生对身体危害不大，但增生的腺体可引起尿路梗阻。尿路梗阻又可引起肾积水、尿路感染、结石，后期可引起上尿路病理改变，最终导致肾功能损害，影响健康甚至危及生命。故宜早期治疗。

1.湿热下注，膀胱涩滞

【临床表现】

小便频数，点滴不净，茎中灼热刺痛，尿色黄赤或见尿血，脘腹胀满，渴不欲饮，烦躁不安，大便不畅或干结，舌质红，苔黄腻，脉滑数。

【食疗药膳】

冬瓜苡米汤：冬瓜 350 克，薏苡仁 50 克，糖适量。将冬瓜洗净，切成块。薏苡仁洗净，加冬瓜煎汤，放糖调味。

茅根赤豆粥：鲜茅根 100 克，赤小豆 100 克，粳米 100 克。将茅根洗净加水煎煮半小时，去渣取汁，赤小豆和粳米淘净，加入茅根汁及适量清水煮粥，豆烂粥即成。

2. 肺热壅滞，水道不利

【临床表现】

小便涓滴不出或点滴不爽，咽干口燥，心烦欲饮，胸中郁闷，呼吸短促，或有咳嗽喘息，舌质红，苔薄黄，脉数。

【食疗药膳】

西瓜汁：西瓜 1 个。将西瓜洗净，取出瓜瓤，用纱布挤出瓜汁（或绞汁）。

鹌鹑粥：鹌鹑肉 150 克，猪五花肉 50 克，粳米 100 克，赤小豆 50 克，葱、姜、盐、肉汤、麻油、味精各适量。将鹌鹑肉和猪肉切块，加葱、姜丝、盐，蒸烂。将粳米、赤小豆加肉汤煮成粥，倒入蒸好的肉，调入麻油、味精，略煮片刻即成。

3. 中气下陷，膀胱失约

【临床表现】

时欲小便，欲解不得，尿色发白，少腹闷胀，肛门下坠，身沉体倦，神疲懒言，气短不续，舌质淡胖，苔薄白，脉细弱或濡。

【食疗药膳】

芋头粥：芋头 20 克，粳米 100 克，砂糖适量。将芋头切小块，与粳米一起煮粥，粥熟加入砂糖，再煮沸即可。

茯苓包子：茯苓 50 克，面粉 1000 克，鲜猪肉 500 克，生姜 15 克，胡椒粉 5 克，芝麻油 10 克，绍酒 10 克，食盐 20 克，酱油 100 克，大葱 25 克，骨头汤 250 克。将茯苓去净皮，用水润透，蒸软切片，每次加水约 250 克，加热煮提 3 次，再次煮提隔 1 小时，3 次药汁合并滤净。面粉倒在案板上，加酵面 300 克，温热茯苓水 500 克，合成发酵面团。亦可将茯苓研成细末，直接加入面粉中。将猪肉剁成茸，倒入盆内，加酱油拌匀，再将姜末、食盐、芝麻油、绍酒、葱花、胡椒粉、骨头汤等倒入盆中搅拌成馅。待面团发成后，加碱水适量，揉匀碱液，试剂子酸碱合适，然后搓成 3 ~ 4 厘米粗的条子，按量切成 20 块剂子，把剂子压成圆面皮后，左手打馅，逐个包成生坯。将包好的包子摆入笼内，置沸水锅上，用武火蒸约 15 分钟即成。

4. 下焦蓄血，瘀阻膀胱

【临床表现】

小便淋沥，点滴而出，或尿如细线，甚至完全阻塞不通，少腹拘急，窘迫难忍，胀满疼痛，舌质紫暗或有瘀点，脉弦滑或涩。

【食疗药膳】

田螺粥：田螺适量，粳米100克。将田螺洗净，放入水中浸一夜，取此汁与粳米同煮粥。

海带通草炖豆腐：海带100克，通草5克，豆腐100克，盐、酱油、味精适量。海带洗净切丝，通草装在布袋内，与海带同煮汤，汤沸后将小豆腐块下汤内，加上调料，至海带煮烂即可。

5. 肾阴不足，水液不利

【临床表现】

尿少黄赤，溺癃不爽，欲解不得或闭塞不通，咽干口渴，手足心热，耳鸣眩晕，面赤心烦，失眠多梦，少腹胀满，大便干结，舌质红少津，苔少，脉细数。

【食疗药膳】

红杞蒸鸡：枸杞子15克，子母鸡1只（约1500克），绍酒15克，胡椒粉3克，生姜、葱白、食盐各适量。将子母鸡宰杀后，除净毛，剖腹去内脏，砍去爪，冲洗净；枸杞子洗净，姜切成大片，葱剖开，切成寸节。将子母鸡用沸水氽透，捞出凉水内冲洗干净，沥净水分，再把枸杞子由鸡裆部装入腹内，然后再放入篮子内（腹部朝上），摆上姜片、葱节，注入清汤，加入胡椒粉、食盐，用湿棉纸封口，上笼用沸水旺火蒸约2小时，立即取出。揭去篮子口棉纸，拣出姜片、葱节，放入味精，调好味即成。

生地黄粥：生地黄200克，赤小豆50克，粳米100克。生地黄先煮取汁200毫升；将米煮粥拌入药汁。食用时加入白糖。

6. 肾阳不足，气化无权

【临床表现】

小便不畅或点滴通，排出无力，面色㿠白，神色怯弱，腰膝酸软，形寒肢冷，舌质淡，苔薄白，脉沉迟或两尺无力。

【食疗药膳】

壮阳狗肉汤：菟丝子10克，狗肉250克，食盐、葱、姜、味精各适量。将狗肉洗净，切成3厘米长块，加姜片煸炒后，倒入砂锅中，加入用纱布袋装好的菟丝子，调味加清汤，武火烧沸后改文火煨炖熟即可。

十一、男性性功能障碍

男性性功能障碍指婚后3年，未采取避孕措施而未能生育，而且女方已被确认有健全的性器官和正常的性功能，具备生育能力，责任在男方者，临床可伴有早泄、阳痿、不射精或逆行射精等表现。

1. 肾精亏虚

【临床表现】

婚后久不生育，阳痿，遗精，早泄，精子数量少、活动力低，伴头晕、神疲、腰腿酸痛，舌质淡红，苔白，脉沉细无力。

【食疗药膳】

核桃五味子蜜糊：核桃仁 8 个，五味子 5 克，蜂蜜适量，洗净共捣成糊状服食。

枸杞子炖鸽蛋：枸杞子 15 克，龙眼肉 15 克，菟丝子 15 克，五味子 10 克，鸽蛋 4 枚，白糖适量。鸽蛋煮熟去壳，同枸杞子、龙眼肉、菟丝子、五味子共炖，加糖食用。每日 1 次。

枸杞黑豆糯米糊：黑豆 30 克，绿豆 30 克，怀山药 60 克（切片），桑椹 30 克，枸杞子 30 克，糯米粉适量。前 5 味加水适量煮熟，再加糯米粉煮沸搅匀即成。每天 1 次，5 天为 1 个疗程。

2. 痰湿内阻

【临床表现】

婚后不育，阳痿，早泄，精子数量少、活力低，或无射精，形体肥胖，痰多欲吐，胸闷恶心，眩晕，头重如蒙，气促懒言，食少多寐，舌质淡红，苔白腻，脉弦滑。

【食疗药膳】

怀山薏苡仁萝卜粥：大萝卜 1000 克，薏苡仁 30 克，怀山药 20 克，大米 50 克。萝卜煮熟绞汁，与薏苡仁、怀山药、大米一起煮粥食用。

怀山大枣藕粉糊：怀山药 60 克（切片），大枣 5 枚（去核），核桃仁 3 个，藕粉 50 克，前 3 味先煎熟，后加入藕粉煮沸搅匀即成，每天 1 次。

3. 肾阴亏虚

【临床表现】

婚后不育，腰膝酸软，神疲乏力，头晕目眩，性欲减退，时或亢进，遗精，精虫少，活力低，精子数量少，五心烦热，夜寐不安，舌质红，苔少，脉细数。

【食疗药膳】

怀山海参粥：怀山药 30 克，海参 30 克，莲子 20 克，大米 60 克，冰糖适量，煮粥食。每天 1 次。

枸杞海参粥：海参 30 克，枸杞子 30 克，怀山药 30 克，糯米 100 克。将海参浸透、剖洗干净，切片煮烂；将糯米、怀山药、枸杞子煮成稀粥并与海参混合再煮片刻，调味食用，每天 1 次。

十二、痔疮

痔疮是直肠末端黏膜下和肛管皮下的静脉丛发生扩大、曲张所形成柔软的静脉团。痔疮多见于成年人，按发生的部位分为内痔、外痔、混合痔。临床上内痔主要症状为便血，较大的内痔伴有脱垂；外痔主要症状为坠胀、疼痛、有异物感；混合痔兼有内、外痔双重症状。本病的发生与便秘、久坐、负重等有关，故预防本病要养成良好的大便习惯，多吃粗纤维食物，经常锻炼提肛动作，保持肛门部位的卫生。中医称本病为“痔”，又名“隐疮”。

1. 风热兼瘀

【临床表现】

痔核初发，黏膜瘀血，肛门瘙痒不适，伴有异物感，或轻微出血，点滴不止或成一线，血色鲜红，大便干结，腹满胀痛，舌质红，或有瘀斑、瘀点，舌苔薄黄，脉弦数。相当于内痔及血栓性混合痔Ⅰ期。

【食疗药膳】

荆芥猪肠汤：荆芥 10 克，苍耳茎叶 30 克，猪肠 250 克。前 2 味布包煎，与猪肠共炖烂，调味。

香蕉粥：香蕉 100 克，空心菜 100 克，粳米 50 克，食盐（或白糖）适量，空心菜取尖，香蕉去皮为泥，粳米煮至将熟时，放入空心菜尖、香蕉泥、食盐（或白糖），同煮为粥。

2. 湿热

【临床表现】

肛门坠胀灼痛，便血，大便干结或溏，小便短赤，口干口苦，舌边、舌尖红，舌苔黄厚腻，脉弦数。相当于内痔炎症期。

【食疗药膳】

凉拌马齿苋鱼腥草：鲜马齿苋 250 克，鲜鱼腥草 250 克，麻油、酱油、味精、醋、白糖适量。前 2 味同入开水中稍焯，捞出待凉，放入佐料拌匀。

公英败酱猪肠汤：鲜蒲公英 50 克（干品 25 克），败酱草 25 克，猪大肠 250 克，食盐少许。前 2 味用纱布包，与猪大肠同用砂锅炖至烂熟，去布袋，加入食盐即可。

3. 气血两虚

【临床表现】

便血日久，眩晕，耳鸣，心悸，乏力，面色萎黄，舌质淡红，舌苔薄白，脉沉细。相当于内痔黏膜糜烂明显，便后反复大量出血，以致造成慢性贫血。

【食疗药膳】

党参无花果炖猪瘦肉：党参 20 克，无花果 100 克，猪瘦肉 200 克，食盐少许。三物同炖至肉熟透，加入食盐。

大枣乌鱼汤：大枣 50 克，乌鱼 500 克，食盐适量，生姜少许。大枣去核，与乌鱼共用砂锅炖至烂熟，放食盐即可。

第三节　妇科常见病

一、痛经

凡在行经前后或月经期出现下腹疼痛、坠胀，伴腰酸或其他不适，程度较重以致影响生活和工作质量者称为痛经。痛经分为原发性痛经和继发性痛经两类。前者是指生殖器官无器质性病变的痛经，后者系指由于盆腔器质性疾病如子宫内膜异位症、盆腔炎或宫颈狭窄等所引起的痛经。药膳治疗主要是针对原发性痛经，通过辨证配餐，对痛经病人辨证求因治本，或在经期调经止痛治标，能够明显减轻患者疼痛发作的频率和程度。根据痛经的临床表现，应属于中医的“经行腹痛”范畴。

1. 肝肾虚损

【临床表现】

经期或经后，小腹隐隐作痛、喜按，月经量少，色淡质稀，头晕耳鸣，腰酸腿软，或有潮热，小便清长，面色晦暗，舌质淡，舌苔薄，脉沉细。

【食疗药膳】

芝麻地黄饮：黑芝麻 15 克，生地黄 15 克，枸杞子 15 克，冰糖适量。将上 3 味煎沸 20 分钟，去渣留汁，加入适量冰糖稍煎待溶即成。

枸杞炖兔肉：枸杞子 15 克，兔肉 250 克，调味品适量。将枸杞子和兔肉放入适量水中，文火炖熟，加入调料。

2. 气血虚弱

【临床表现】

经期或经后小腹隐痛喜按，月经量少，色淡质稀，神疲乏力，头晕心悸，失眠多梦，面色苍白，舌质淡，舌苔薄白，脉细弱。

【食疗药膳】

养血止痛粥：黄芪 20 克，当归 10 克，白芍 20 克，泽兰 10 克，粳米 100 克，红糖适量。将前 4 味水煎 15 分钟，去渣留汁，放入粳米煮粥，将熟加入适量红糖即成。

参归羊肉肚：人参 6 克，当归 15 克，肉苁蓉 10 克，羊肉 250 克，羊肚 150 克，豆豉 10 克，葱、盐、酒适量。将人参、当归、肉苁蓉、豆豉煎沸 20 分钟，去渣留汁 80 毫升左右，备用。羊肉剁成肉茸并与药汁及适量葱、盐、酒合匀，放入羊肚中，扎口，上锅蒸 2～3 小时即成。

3. 气滞血瘀

【临床表现】

经前或经期，小腹胀痛拒按，两胁疼痛，乳房胀痛，经行不畅，经色紫暗有块，血块排下则痛减，每因情志不畅而发病或加重，舌质紫暗，或有瘀点，脉弦或弦涩。

【食疗药膳】

化瘀止痛粥：丹参 20 克，桃仁 10 克，薤白 12 克，香附 10 克，粳米 100 克，红糖适量。将前 4 味煎沸 20 分钟，去渣留汁，放入粳米，将熟加少许红糖，煮成粥后即可食用。

香橼浆：鲜香橼 1～2 个，麦芽糖 50 克。将香橼切碎放入带盖碗中，加入麦芽糖，隔水蒸炖，以香橼稀烂为度。

4. 寒凝血瘀

【临床表现】

经前或经期，小腹冷痛拒按，受寒凉而发或加重，得热则痛减，经血量少，色暗有块，畏寒肢冷，面色青白，舌质暗红，舌苔白，脉沉紧或沉涩。

【食疗药膳】

红糖姜汤：红糖 50 克，生姜 20 克，大枣 10 枚。将红糖、大枣煎沸 20 分钟后放入生姜，再煎 5 分钟即成。

桂椒炖猪肚：猪肚 150 克，肉桂 2 克，川椒 2 克，小茴香 2 克，粳米 30 克，葱、姜及调料适量。将肉桂、川椒、小茴香研末，备用。猪肚洗净，装入药末、粳米及适量的葱、姜、调料，扎口入锅中，加水适量，微火煮至烂熟即成。

5. 湿热蕴结

【临床表现】

经前或经期，小腹灼痛拒按，痛连腰骶，或平时腹痛轻，至经前疼痛加剧，经量多或经期长，经色紫红，质稠或有血块，平素带下量多，黄稠臭秽，或伴低热，小便黄赤，舌质红，舌苔黄腻，脉滑数或濡数。

【食疗药膳】

清热化湿止痛粥：川楝子 10 克，薏苡仁 30 克，益母草 15 克，粳米 100 克，冰糖适量。先将上药煎沸 30 分钟，去渣留汁，放入粳米煮粥，临熟加少许冰糖调味，待溶即可。

车前益母羹：车前子 30 克，益母草 15 克，粳米 50 克，豆豉 10 克，葱、盐、醋适量。将车前子装入纱布袋中，扎口，并与益母草、豆豉同煎 20 分钟，去渣留汁，放入粳米煮熟，再加少许葱、盐、醋，熬稠即成。

二、功能性子宫出血

功能性子宫出血简称“功血”，为妇科常见病。它是由于调节生殖的神经内分泌机制失常引起的异常子宫出血，而全身及内、外生殖器官无器质性病变存在。功血可发生于月经初潮至绝经间的任何年龄，约50%患者发生于绝经前期，育龄期占30%，青春期占20%。常表现为月经周期长短不一、经期延长、经量过多或不规则阴道流血。按照有无排卵功能，可将功血分为无排卵性和有排卵性两类，约85%病例属无排卵性功血。中医药对调节整体内分泌功能和止血都有独到之处，因此，运用药膳辨证施膳辅助治疗功血有着重要的意义。

根据临床表现，本病归属于中医“崩漏”的范畴。出血量多者称之为崩，量少淋沥而下，称之为漏，二者只是程度不同。

1. 肾阴虚

【临床表现】

经血非时而下，出血量少或多，淋沥不断，血色鲜红，经血质稠，头晕耳鸣，腰酸膝软，手足心热，颧赤唇红，舌质红，舌苔少，脉细数。

【食疗药膳】

甲鱼虫草汤：鳖（甲鱼）1只（约500克），冬虫夏草3克，藕节50克。将鳖剖腹去头及内脏，切块，与冬虫夏草、鲜藕节一起放入砂锅中，加水适量，用文火炖1小时，加入调料即可。

猪皮胶冻：猪皮500克（去毛），黄酒120毫升，红糖120克。将猪皮切片，加水适量，炖至稠黏状，加黄酒、红糖调匀，停火，冷藏备用。

2. 肾阳虚

【临床表现】

经血非时而下，出血量多，淋沥不净，色淡质稀，腰痛如折，畏寒肢冷，小便清长，大便溏薄，面色晦暗，舌质暗，舌苔薄白，脉沉弱。

【食疗药膳】

鹿角胶粥：鹿角胶10克，粳米30克，姜末、精盐各少许。先煮粳米作粥，待沸后加入鹿角胶、姜末，同煮为稀粥，加少许精盐即成。

炮姜当归烧羊肉：羊肉500克，当归12克，生地黄10克，炮姜10克，酱油、米酒、糖适量。将羊肉切块，放入砂锅内，加其后诸味，用文火煮熟透即可。

3. 脾虚

【临床表现】

经血非时而下，量多如崩，或淋沥不断，色淡质稀，神疲体倦，气短懒言，不思饮食，四肢不温，或面浮肢肿，面色淡黄，舌淡胖，舌苔薄白，脉缓弱。

【食疗药膳】

参芪鸽汤：西洋参3克，黄芪15克，乳鸽1只。将乳鸽去毛及内脏（不必清洗腹腔内余血），加入参片、黄芪，加水适量，隔水蒸炖1小时，加盐少许即可。

参苓草霜红糖饮：红参3克，茯苓10克，百草霜10克，红糖适量。将前3味加水文火煎煮，去渣取汁，加入红糖再煎片刻即可。

4. 血热

【临床表现】

经血非时而下，量多如崩，或淋沥不净，血色深红，经血质稠，心烦，渴喜冷饮，头晕面赤，舌质红，舌苔黄，脉滑数。

【食疗药膳】

生地藕节饮：鲜生地黄30克，鲜藕节60克，牡丹皮15克，红糖适量。将前3味放入砂锅内，加水适量，煎半小时，去渣，加糖即可。

鸡冠花小蓟鸡蛋汤：鸡冠花15克，小蓟30克，鸡蛋1只。将前2味加水2碗，煎至1碗，去渣，将鸡蛋去壳加入煮熟，加入适量盐和糖即可。

5. 血瘀

【临床表现】

经血非时而下，量或多或少，淋沥不净，血色紫暗有块，小腹疼痛拒按，舌质紫暗或有瘀点，脉涩或弦涩。

【食疗药膳】

田七鸡：三七5克，鸡肉200克。三七（打碎）与鸡肉一起加水适量，隔水蒸炖1小时，加盐少许即可。

藕节三七茶：藕节30克，三七3克（打碎）。加水适量煎煮，或开水沏。

三、妊娠呕吐

孕妇在早期妊娠时出现择食、食欲不振、轻度恶心呕吐、头晕、倦怠等症状，称为早孕反应。因恶心呕吐多在清晨空腹时较重，故又称“晨吐”。轻度早孕反应对生活与工作影响不大，一般不需特殊治疗，多在妊娠12周前后自然消失。少数孕妇早孕反应较重，恶心呕吐频繁，不能进食，影响身体健康，严重者甚至威胁孕妇生命，称为妊娠呕吐。其病因至今还不十分清楚，目前多认为可能与血中绒毛膜促性腺激素水平增高关系密切。但症状的轻重个体差异很大，不一定与绒毛膜促性腺激素含量成正比。临床上观察到有些神经系统功能不稳定、精神紧张的孕妇，妊娠呕吐多见，说明本病可能与大脑皮层和皮层下中枢功能失调，导致下丘脑自主神经系统功能紊乱有关。药膳食疗对于本病的辅助治疗有重要价值。

1. 脾胃虚弱

【临床表现】

妊娠以后，恶心呕吐，纳呆食少，口淡，呕吐清涎，神疲乏力，倦怠思睡，舌色淡，舌苔白而润，脉滑无力。

【食疗药膳】

山药炒肉片：鲜山药 100 克，生姜丝 5 克，瘦肉 50 克，调料适量。将山药切片与肉片一起炒至将熟，然后加入姜丝、调料，炒熟后即可。

姜汁米汤：鲜生姜 6 克，粳米 200 克。先将粳米洗净放入砂锅中，加水适量，文火煮，待米熟烂后，取米汤 100～200 毫升，加入鲜生姜榨取的姜汁 5 滴，即可饮用。

2. 肝胃不和

【临床表现】

妊娠初期，恶心呕吐，时吐酸水或苦水，胃脘不适，胸闷胁痛，嗳气叹息，头涨头晕，烦渴口苦，舌色淡红，舌苔薄黄，脉弦滑。

【食疗药膳】

紫苏姜橘饮：苏梗 5 克，生姜 6 克，大枣 10 枚，陈皮 6 克，红糖适量。前 4 味加水适量，煎后取汁去渣，加入红糖待服。

苏连羊肉汤：苏叶 5 克，黄连 1.5 克，羊肉 150 克，调料适量。前 2 味煎汤去渣，再以药汤文火煮羊肉，待肉烂熟后，以汤泡素饼食用。

3. 气阴两虚

【临床表现】

呕吐剧烈，甚则呕吐带血样物，发热口渴，精神萎靡，尿少便秘，唇舌干燥，舌质红，舌苔薄黄，或少苔，脉细数无力。

【食疗药膳】

洋参西瓜汁：西洋参 3 克，西瓜汁 100 毫升。西洋参切片，加水适量，隔水蒸炖，去渣，加入西瓜汁即可。

芦笋芪茹瘦肉汤：黄芪 15 克，竹茹 6 克，鲜芦笋 100 克，猪瘦肉 100 克，调料适量。将前 2 味煎汤去渣，以药汤加水适量炖肉，适时放入芦笋和调料，炖至肉熟即可。

四、先兆流产

流产是指妊娠不足 28 周、胎儿体重不足 1000 克而终止者。流产发生于妊娠 12 周前者称为早期流产，发生在妊娠 12 周至不足 28 周者称晚期流产。流产又分为自然流产和人工流产。先兆流产属于自然流产，是指妊娠 28 周前，出现少量阴道流血或

（和）下腹痛，宫颈口未开，胎膜未破，妊娠产物尚未排出，妊娠尚有希望继续者。孕妇出现先兆流产征兆时，必须高度重视，及时就医，采取有效措施以阻止其发展。如果先兆流产未能予以逆转，并进一步发展，常可导致不可避免流产，称“难免流产”。中医对于先兆流产的治疗有丰富的经验，辨证治疗可以取得良好的保胎效果。遵循中医药理论辨证指导先兆流产患者应用适当的药膳，可发挥较好的辅助治疗作用。

1. 肾虚

【临床表现】

妊娠期阴道少量下血，色淡暗，腰酸膝软，小腹坠痛，或伴头晕耳鸣，小便频数，夜尿多甚至失禁，或曾屡次堕胎，舌质淡，舌苔白，脉沉滑尺弱。

【食疗药膳】

莲子萸肉糯米粥：莲子肉 60 克，山萸肉 15 克，糯米适量。将 3 味洗净后同放锅中加水，用文火煮熟后即可。

双耳益肾羹：银耳 6 克，猪脑（或牛羊脑）1 个，黑木耳 6 克，香菇 6 克，鹌鹑蛋 3 个，何首乌汁 2 茶匙。将黑木耳、香菇水发后切丝，水发银耳切碎，猪脑洗净去筋，蒸熟切粒。将上述各原料放入开水锅内煮熟，再放入去壳的鹌鹑蛋和何首乌汁，调好口味，勾入稀淀粉勾芡成羹。

2. 气血虚弱

【临床表现】

妊娠期阴道少量流血，血色淡红、质稀薄，或腰腹胀痛，或小腹坠胀，伴神疲肢倦，面色㿠白，心悸气短，舌质淡，舌苔薄白，脉细滑。

【食疗药膳】

乌鱼母鸡粥：母鸡 1 只，乌贼鱼干 1 条，糙糯米 50 ~ 100 克。将母鸡去毛剖去内脏，与乌贼鱼干加水同炖至烂，取浓汤，再加糙糯米，煮至米熟为度，加适量细盐调味即可。

莲子阿胶糯米饭：莲子 30 克，阿胶 10 克，糯米 100 克。先将莲子放入碗中，沸水浸泡片刻，去莲子心后待用。阿胶敲碎，研成细末，放入莲子肉碗中，拌和均匀，隔水蒸煮，待用。将糯米淘洗干净，入锅，加水煮沸，调入蒸熟的莲子和阿胶，拌匀，按常法蒸制成糯米饭即成。

3. 血热

【临床表现】

妊娠期阴道下血，色鲜红，或腰腹坠胀作痛，伴心烦不安，手心烦热，口干咽燥，或有潮热，小便短黄，大便秘结，舌质红，舌苔黄而干，脉滑数或弦滑。

【食疗药膳】

木耳芝麻茶：黑木耳 60 克，黑芝麻 15 克。将黑木耳之半量（30 克）入锅中，炒至略带焦味时起锅待用；再炒黑芝麻，炒出香味即可。然后加水 1500 毫升，同时入生、熟黑木耳及黑芝麻，用中火煮沸约 30 分钟，起锅过滤，装在器皿内待饮。

荸荠豆浆：豆浆 250 克，荸荠 5 个，白糖适量。荸荠去皮，沸水烫 1 分钟，捣茸放入干净纱布内绞汁待用。中火烧沸，掺入荸荠汁水，待再沸后，倒入碗内，加白糖搅匀即成。

五、产后缺乳

哺乳期内，产妇乳汁甚少，或全无，称为“产后缺乳”。本病不仅出现于新产之后，在整个哺乳期均可出现。健康妇女分娩后，就开始分泌乳汁，产后 1 ~ 2 天，每日泌乳量不超过 100 毫升，第 3 天增多，第 4 天突增。一般正常泌乳量平均每昼夜为 1000 ~ 1500 毫升，足够婴儿需要。影响泌乳的神经体液机制十分复杂，现代医学研究表明，雌激素、孕激素、垂体生乳素、胎盘生乳素、甲状腺素、肾上腺皮质激素及胰岛素等激素对于乳腺的生长发育及泌乳功能密切相关。乳汁分泌量与产妇的乳腺发育、健康状况、营养状态，以及精神情绪、饮食、睡眠等因素关系密切。母乳喂养过程中，婴儿强劲、定时、周期的吮吸既是婴儿自身的生活需要，又可反射性刺激母亲子宫收缩，促使子宫早日复原，尽快排出恶露。通过药膳、食疗等促进乳汁分泌，进行母乳喂养，不仅有利于母亲的体质恢复，而且可以增进亲子感情，促进婴儿良好发育。

1. 气血虚弱

【临床表现】

产后乳汁不足，量少清稀，甚或全无，乳房柔软而无胀感，伴面色少华，神疲乏力，心悸怔忡，纳少便溏，舌质淡白或淡胖，舌苔薄白，脉细弱。

【食疗药膳】

猪蹄立效饮：人参 4.5 克，黄芪 20 克，当归、钟乳粉、川芎、赤芍、通草各 9 克，甘草、桔梗各 4.5 克，猪蹄 1 只。诸药加水煎煮，去渣取汁；猪蹄去毛洗净，煮数沸，取浓汁。药汁与猪蹄汁相合即成。

归芪鲤鱼汤：大鲤鱼 1 尾，当归 12 克，黄芪 30 克。将鲤鱼洗净去内脏和鱼鳞，与当归、黄芪同煮至熟即可。

芪肝汤：猪肝 150 克，黄芪 30 克。猪肝洗净切片，与黄芪一并煮汤。

2. 肝郁气滞

【临床表现】

分娩 1 周以后或哺乳期中，乳汁涩少或全无，乳汁浓稠，乳房胀硬或疼痛，胸胁及胃脘胀闷不舒，情志抑郁，食欲不振，或有微热，舌质正常，舌苔薄黄，脉弦或弦数。

【食疗药膳】

秘传涌泉猪蹄：王不留行10克，母丁香6克，漏芦10克，天花粉15克，僵蚕10克，穿山甲10克，猪蹄1对。水煎诸药3次，每次均去渣留汁，用药液煮猪蹄到烂即可。

通草猪蹄：漏芦6克（去芦头），通草6克，猪蹄4个。将前2味药水煎去渣后，加入猪蹄，文火炖熟即可。

橘叶牛鼻：橘叶10克，水牛鼻1个。水牛鼻洗净去毛，与橘叶同煮，至肉熟烂备食。

六、盆腔炎

盆腔炎是指女性内生殖器（包括子宫、输卵管、卵巢）及其周围的结缔组织和盆腔腹膜的炎症。炎症可局限于一个部位，也可几个部位同时发病，按其发病过程、临床表现可分为急性盆腔炎和慢性盆腔炎。主要由各种化脓性致病菌感染引起，如链球菌、大肠杆菌、葡萄球菌、淋球菌等。盆腔炎是一种常见的妇科疾病，多见于育龄期妇女。在盆腔炎中西医结合综合防治中，食疗、药膳具有较好的辅助治疗效果，对慢性盆腔炎的防治及其康复尤为适宜。

1. 热毒壅盛

【临床表现】

高热寒战，下腹疼痛拒按，带下量多，色黄脓样，质稠秽臭，口干口苦，恶心纳呆，小便黄短，大便干结，舌质红，舌苔黄干或黄厚腻，脉滑数。

【食疗药膳】

银花莲子汤：金银花30克，牡丹皮15克，莲子30克，白糖适量。前2味水煎，去渣取汁，放入莲子再煎煮至熟烂，加适量白糖拌匀即可。

鸡冠马齿藕汁饮：鲜鸡冠花（白）250克，鲜马齿苋250克，鲜藕汁250克，白砂糖适量。前2味洗净，加水适量煎煮3次，每次20分钟，去渣取汁，文火浓缩后加入鲜藕汁，再浓缩至稠黏时，拌入白砂糖，拌匀晾干，装瓶备用。

2. 湿热瘀结

【临床表现】

下腹疼痛，腰骶酸痛，带下量多，色黄白质稠，可伴低热，口干口苦，胸闷纳呆，小便黄短，大便干结，舌质暗红，有瘀点、瘀斑，舌苔黄腻，脉弦数或濡数。

【食疗药膳】

解毒化瘀饮：白头翁15克，金银花30克，木槿花12克，牡丹皮12克，赤芍12克，白糖适量。白头翁洗净切片；金银花、木槿花除去杂质。诸药加水适量，煎煮40分钟，去渣取汁，兑入适量白糖，溶化晾温即可。

三黄虎杖汤：黄芩15克，黄连6克，黄柏15克，虎杖30克，丹参20克，白糖适量。上药加水适量煎汤，去渣取汁，加入适量白糖调匀即可。

七、不孕症

凡生育年龄的妇女，配偶生殖功能正常，婚后同居2年以上，未采取避孕措施而未能受孕者；或曾经受孕而此2年又不再受孕者，称为不孕症。前者称为原发性不孕；后者称为继发性不孕。有人主张对于晚婚年龄在30岁以上者，如果1年一直同居，性生活正常，未能受孕者，即应诊治，以免耽误治疗时间。不孕症是一个困扰社会和家庭的实际问题。根据世界卫生组织的统计，各国不孕症的发生率一般为5%～15%，其中西方国家发生率较高，我国的发生率相对较低，报道为1%～10%，但随着人们思想观念的变化，不少妇女推迟婚龄及育龄，不孕症的发生率也有上升趋势。不孕症的病因虽然复杂，但通过针对性的抗感染、激素、手术治疗，同时配合以药膳等进行综合治疗，除个别患者外，绝经前的育龄妇女均有治疗成功的希望。

1. 肾虚

【临床表现】

久不受孕，月经紊乱或先后无定期，量少色淡，或闭经，或月经稀发，腰脊酸痛，头昏目眩，神疲乏力，耳鸣，眼眶暗黑，舌质淡红，苔薄白，脉细弱。

【食疗药膳】

核桃仁炒韭菜：核桃仁50克，鲜韭菜150克，食盐、味精少许。鲜韭菜洗净，切成段。核桃仁先以香油炸黄，后入鲜韭菜段翻炒，调以食盐、味精即可。

枸杞参归腰子：枸杞子20克，人参5克，当归15克，猪腰子2个，生姜、葱、食盐、水适量。人参、当归洗净切片，扎入纱布袋中，枸杞子洗净，猪腰子洗净切小块，共入砂锅，加姜、葱、食盐、水适量，武火烧沸，改文火炖1小时，加味精少许即成。

枸杞肉丝：枸杞子100克，熟青笋100克，猪瘦肉500克，猪油100克，食油、白糖、味精、料酒、水豆粉、酱油适量。猪肉洗净，去筋膜，切成7厘米长的丝，青笋切丝。炒锅加入油烧热，将肉丝、笋丝同时下锅滑散，兑入料酒，加入白糖、酱油、盐、味精等搅匀，投入枸杞子，颠翻几下，装盘即成。

2. 肝郁

【临床表现】

久不受孕，月经延期，量多少不定，经前乳房胀痛，胸胁不舒，小腹胀痛，精神抑郁，或烦躁易怒，舌质红，舌苔薄，脉弦。

【食疗药膳】

开郁调经茶：香附 10 克，柴胡 6 克，当归 6 克，红花 6 克，炒白芍 6 克，玫瑰花 3 克。加水煎汤，去渣取汁即可；或开水沏泡。

二香饮：香附 15 克，香橼 12 克，赤芍 12 克，丹参 20 克，络石藤 15 克，小茴香 6 克，炙甘草 6 克，红糖适量。诸药洗净，入砂锅加水适量，煎煮去渣取汁，入适量红糖调味。

3. 痰湿

【临床表现】

久不受孕，形体肥胖，经行延后，甚或经闭，带下量多，色白质黏无臭，头晕，心悸，胸闷泛恶，面色皖白，舌苔白腻，脉滑。

【食疗药膳】

橘红饮：化橘红 12 克，当归 12 克，白芍 12 克，益母草 20 克，白术 12 克，柴胡 6 克，红糖适量。诸药洗净后，加水共煎汤，去渣取汁，加入红糖适量调味即可。

二陈种玉饮：陈皮 6 克，姜制半夏 6 克，茯苓 6 克，厚朴 3 克，苍术 3 克，香附 6 克，当归 6 克，甘草 3 克，红糖适量。诸药洗净，加水共同煎煮，去渣取汁，加入红糖适量调味。

4. 血瘀

【临床表现】

久不受孕，月经后期，量少或多，色紫黑，有血块，经行不畅，甚或漏下不止，少腹疼痛拒按，经前痛剧，舌紫暗或舌边有瘀点，脉弦涩。

【食疗药膳】

活血化瘀饮：川芎 18 克，当归 15 克，赤芍 12 克，生地黄 12 克，延胡索 12 克，鸡血藤 18 克，益母草 20 克，月季花 12 克，红糖适量。以上诸药洗净后，加水煎汤，去渣取汁，加入红糖调味即可。

川芎丹香饮：川芎 20 克，丹参 20 克，香附 15 克，当归 12 克，半夏 6 克，陈皮 6 克，茯苓 10 克，炙甘草 6 克，黄酒、红糖各适量。诸药洗净，入砂锅加水煎煮，去渣取汁，加入黄酒、红糖即可。

第四节　儿科常见病

一、小儿腹泻

小儿腹泻是一组由多病原、多因素引起的以大便次数增多和大便性状改变为特点的儿科常见病。腹泻长年都可发生，夏秋两季较为多见，6 个月至 2 岁婴幼儿的发病率较高，是造成小儿营养不良、生长发育障碍和死亡的主要原因之一。通过合理的辨证配餐，减轻胃肠负担，改善吸收功能，对小儿腹泻常可以取得较好的疗效。

1. 伤食泻

【临床表现】

大便稀烂夹有乳片或食物残渣，每日 5 ~ 6 次或更多，便前腹痛，吵闹，不思乳食，腹胀拒按，嗳气或呕吐，大便气味酸臭，夜寐欠安，舌质淡红，舌苔厚腻或黄垢。

【食疗药膳】

健脾饮：陈皮 3 克，山楂 3 克，麦芽 10 克，白糖少许。先起锅将山楂炒黄，再将陈皮、山楂、麦芽放入锅内，加清水适量，用武火煮沸后，转为文火煮 30 分钟，去渣留汁，加白糖搅匀即成。

内金苹果糊：鸡内金 12 克，白术 10 克，苹果 1 个。前 2 味炒黄研末过筛。苹果连皮放在瓦片上用武火煨烘后，去皮核，取果肉 50 克，捣烂，与上 2 味药混合成糊状，装罐备用。

2. 风寒泻

【临床表现】

大便稀烂，色淡夹泡沫，气味稍臭，便前便时肠鸣，鼻流清涕，咳嗽，咽痒，或恶风寒，舌质淡，舌苔薄白。

【食疗药膳】

生柿子饮：青柿子（未成熟的）2 个，红糖 25 克。青柿子洗净切片，加水 500 毫升，煮沸 15 分钟，弃柿子，将红糖加入汤汁内溶化煮沸。

柿蒂二皮饮：柿蒂 7 个，生姜 2 片，枣树皮 3 片，石榴皮 1 片。将 4 味加水 2 碗同煮，熬至 1 碗，去渣取汁。

3. 湿热泻

【临床表现】

泻下稀薄，色黄而臭秽，腹部疼痛，身热口渴，肛门灼热，小便短赤，舌苔黄腻，脉滑数。

【食疗药膳】

橘枣茶：红枣 10 个，鲜橘皮 10 克（或干橘皮 3 克）。先将红枣放在铁锅内炒焦，然后将橘皮一起放入保温杯中，用沸水泡，温浸 10 分钟。

马齿苋粥：马齿苋 20 克，粳米 30 克。先将马齿苋洗净、切碎、晾干备用，粳米加水煮成粥，粥成加入马齿苋再沸一下即可。也可酌加入食盐或白糖调味。

4. 脾虚泻

【临床表现】

久泻不愈，时泻时止，大便稀薄或水样，带有奶瓣及不消化的食物残渣，日泻数次或 10 余次，食欲不振，精神疲困，睡时露睛，面黄，口唇色淡，舌质淡红，苔薄白，脉细无力。

【食疗药膳】

芡莲山药粉：莲子 100 克，芡实 100 克，山药 100 克。先将各药焙干后研成细末，混匀，装入瓶内备用。每次用 20 克，加白糖适量，开水调成稀糊状，蒸熟食之。

燕窝糯米粥：燕窝 5 克，糯米 50 克。取燕窝用水泡发，拣净羽毛和杂质，加水适量，文火久炖，待烂熟，再加糯米煮粥。

5. 脾肾阳虚

【临床表现】

久泻不止，大便水样或完谷不化，面色淡白，精神萎靡，四肢厥冷，舌淡，舌苔薄白，脉微细。

【食疗药膳】

白果鸡蛋：干白果仁 2 枚，鸡蛋 1 个。干白果仁研成细粉，装入鸡蛋内。再把鸡蛋竖在烤架上置微火上烤熟即可。

五味子散：五味子 18 克，吴茱萸 6 克。两药一同炒香，共研细末，过筛混匀。

二、小儿营养不良

小儿营养不良是以进行性皮下脂肪减少为特征的慢性营养缺乏性疾病。本病多见于 3 岁以内婴幼儿，患儿形体消瘦，皮色苍白，乏力厌食，智能发育迟缓，应当积极、合理地治疗。药膳作为本病的重要辅助治疗手段，有助于补充患儿缺失的营养，恢复其脾胃功能，提高疗效。

1. 积滞伤脾

【临床表现】

面黄肌瘦，神疲纳呆，腹胀满拒按，呕吐食物残渣，夜睡不宁，大便干结或溏泻秽臭，舌质红，舌苔厚，脉滑数。

【食疗药膳】

莲子饭焦粥：饭锅粑、莲子（去心）各 50 克，白糖适量。前 2 味一起加适量清水煮成烂粥，放适量的白糖即成。

猪肚粥：猪肚 1 个，粳米 50 克，白术 6 克，槟榔 6 克，姜 6 克，茴香、胡椒粉、盐、葱各适量。将猪肚用盐洗干净，去脂；白术、槟榔、姜切成细末，装入猪肚内，缝口。猪肚放入锅内，加适量清水，用武火烧沸后，转用文火炖至熟，去猪肚留汤 1000 克，撇去汤表面浮油。放入粳米，武火煮沸后，转用文火煮至米烂成粥，加入佐料稍煮即可。

2. 气血双亏

【临床表现】

面色苍白无华，形体消瘦，毛发焦枯，困倦神疲，自汗低热，哭声无力，大便溏泻，睡卧不宁，伴有发育障碍，唇舌色淡，脉细无力。

【食疗药膳】

蜜饯姜枣龙眼：大枣 250 克，龙眼肉 250 克，蜂蜜 250 克，姜汁 2 汤匙。将前 2 味洗净后放入锅内，加清水适量，武火烧沸后转用文火烧至七成熟时，加姜汁、蜂蜜，搅匀煮熟，起锅装盆，待凉后装入瓶内，封口即成。

参枣米饭：党参 10 克，大枣 20 枚，糯米 250 克，白糖 50 克。将前 2 味放入锅中，加水泡发，然后煎煮 30 分钟，去渣存汁。将糯米淘洗干净，加水适量，用武火蒸熟后，取出放入盘内，把党参、大枣放在上面。另将药汁、白糖放锅内，文火煎成浓汁，浇在枣饭上即成。

3. 虫积

【临床表现】

面色萎黄，头发稀疏，小儿反复脐周腹痛，食欲好而肢体瘦削，或食欲不振，脘腹胀大，青筋暴露，睡中咬牙，舌质淡，脉细弦。

【食疗药膳】

槟榔饮：槟榔 6 克，炒莱菔子 6 克，陈皮 1 块，白糖少许。将槟榔捣碎，陈皮洗净，与莱菔子一起放入锅内，加清水适量，用武火烧沸后，转用文火煮 30 分钟，去渣留汁，加白糖搅匀即成。

内金鳝鱼：鳝鱼 1 条，鸡内金 6 克，葱、姜、酱油、盐、黄酒、味精各适量。将鳝鱼去肠肚洗净，切成 6 厘米长的段，鸡内金洗净。将鳝鱼、鸡内金放入瓷碗内，加葱、姜、黄酒、盐、酱油，上笼用武火蒸鳝鱼熟透，再放味精调味即成。

三、小儿贫血

贫血包括营养性贫血、再生障碍性贫血、溶血性贫血等，是小儿常见病症，其中以营养性贫血（包括缺铁性贫血和大细胞性贫血）发病率最高。

贫血患儿常表现为皮肤、口唇、黏膜、睑结膜苍白及困倦乏力等症状。

1. 脾胃虚弱

【临床表现】

面色㿠白，食欲不振，困倦嗜卧，四肢乏力，或见腹泻，唇舌色淡，舌苔薄白，脉细弱。

【食疗药膳】

参枣汤：党参 6 克，大枣 20 克，白糖适量。将大枣洗净，用水浸泡 1 小时，与党参一起以文火同煮 20 分钟，去渣取汁，加入白糖即成。

茯苓芝麻饼：茯苓 200 克，粳米 500 克，黑芝麻 100 克，白糖适量。将茯苓、粳米碾成细粉；黑芝麻炒熟，打碎。加水将以上诸品加白糖调成稠糊状，以文火烙成薄饼。

2. 心脾两虚

【临床表现】

面、舌、唇、甲色淡，头发稀疏干枯，倦怠乏力，心悸气短，活动后加剧，舌质淡而胖嫩，脉虚细。

【食疗药膳】

桂圆粥：龙眼肉 10 克，粳米 40 克，白糖适量。前 2 味同煮粥，待起锅时调入白糖即成。

参芪当归羊肉汤：党参、黄芪、当归各 10 克，羊肉 250 克，葱、姜、盐适量。将羊肉切丁，用葱、姜炒至变色，与装入布袋内之前 3 味药同置砂锅中，加水及佐料，文火煨至羊肉烂熟即成。

3. 肝肾阴虚

【临床表现】

面色不华，毛发、指甲枯脆，肌肤干燥，潮热盗汗，五心烦热，舌红少苔，脉细数。

【食疗药膳】

杞子木耳羹：枸杞子、黑木耳各 10 克，鸡蛋 2 个，白糖适量。木耳发好，洗净，切碎，与枸杞子、白糖、适量水放一起，打入鸡蛋，搅拌均匀，上锅蒸 15 分钟即成。

桑椹粥：鲜桑椹 15 克，粳米 50 克，蜂蜜适量。将粳米加适量水煮粥，待米八成熟时加桑椹、蜂蜜，煮至米熟即可。

4. 脾肾阳虚

【临床表现】

面色苍白，畏寒肢冷，食少便溏，精神萎靡，舌体胖，舌质淡，脉沉无力。

【食疗药膳】

炖鲜枣河车：鲜枣 20 克，鲜紫河车 250 克，葱、姜、盐、味精、麻油适量。将紫河车洗净沥干，切丁，用麻油、葱、姜炒过，加适量水炖煮，待烂熟后加大枣、盐、味精，再煮沸 10 分钟即可。

苁蓉虫草鸡：肉苁蓉 6 克，冬虫夏草 3 克，母鸡 1 只，葱、姜、盐适量。将肉苁蓉、冬虫夏草装袋纳入洗净的鸡腹中，加调料及适量水炖煮，至鸡肉烂熟即可。

四、小儿多动症

小儿多动症是儿童时期一种较常见的行为异常性疾患，又称轻微脑功能障碍综合征，以难以控制的动作过多，注意力不集中，情绪、行为异常，以致造成学习困难为特征。本病男孩多于女孩，多见于学龄期儿童。发病与遗传、环境、产伤等有一定关系。

1. 肾虚肝亢

【临床表现】

精神涣散，多语多动，烦躁易怒，好冲动，睡眠不安，舌质红，脉细数或弦细。

【食疗药膳】

百合熟地龙齿汤：百合 15 克，熟地黄 15 克，龙齿 15 克。龙齿先煎 40 分钟，再加入百合、熟地黄同煮，取汁饮服。

枸杞枣仁汤：枸杞子 15 克，酸枣仁 10 克，百合 10 克，红枣 5 枚。酸枣仁纱布另包与另 3 味同煮，以百合软烂为度。

2. 心脾两虚

【临床表现】

精神涣散，多语多动，面色少华，神疲乏力，纳少体瘦，唇舌色淡，脉细弱无力。

【食疗药膳】

甘麦大枣汤：小麦 30 克，甘草 6 克，红枣 10 枚。共同煎煮取汁。

参枣桂圆粥：党参 10 克，炒酸枣仁 15 克，龙眼肉 10 克，粳米 100 克，红糖适量。将前 2 味纱布另包，与后 2 味同煮成粥，加糖即成。

3. 痰热扰心

【临床表现】

精神涣散，多语多动，烦躁，冲动难以抑制，纳呆口臭，便干溺赤，舌质红，舌苔黄腻，脉滑数。

【食疗药膳】

二竹代茶汤：竹叶 10 克，竹茹 6 克。二者共同水煎取汁，或沸水冲泡代茶。

橘茹饮：陈皮 6 克，竹茹 6 克，麦冬 10 克，小麦 30 克。上药共同煎煮取汁。

第五节　五官科及其他常见病

一、慢性咽炎

慢性咽炎为咽黏膜、黏膜下及淋巴组织的慢性炎症，为耳鼻咽喉科中的常见病。弥漫性咽部炎症常为上呼吸道慢性炎症的一部分；局限性咽部炎症则多为咽淋巴组织炎症。根据国内统计，在城镇居民中，其发病率占咽科疾病的 1% ~ 20%，占耳鼻咽喉科疾病的 2% ~ 5% ；农村发病率较低，分别为 5.5%。

中医学早在《黄帝内经》中对本病就有记载，名为“喉痹”“虚火喉痹”“慢咽痹”等。后世医家一般将“痹”作“闭”与“不仁”来解释，故将咽喉肿胀、闭塞不利的证候，统称为“喉痹”，是一种较长时期的咽部隐红、干燥作痛之症。

1. 肺阴虚损

【临床表现】

咽喉疼痛不甚，干灼不适，口干咽燥，吞咽不利，咽中如有物堵塞，干咳痰少黏稠，晨轻暮重，至夜尤甚，全身可见五心烦热，唇红颧赤，午后潮热，盗汗，舌质红苔薄或舌干少津，脉细数。

【食疗药膳】

五汁饮：梨汁 30 克，荸荠汁 20 克，鲜芦根汁 20 克，麦门冬汁 10 克，藕汁 25 克。将此 5 种液汁一同放入锅内，加水适量。先用武火烧沸，用文火煮 30 分钟，稍凉，装入罐中，每日服用。

冰糖木蝴蝶饮：木蝴蝶 30 克，冰糖适量。木蝴蝶用剪刀剪碎，与冰糖适量放入瓷杯中，用沸水冲泡，温浸 10 分钟即成。

2. 肝肾亏虚

【临床表现】

咽喉干灼不适，不甚疼痛，干痒，吞咽不利，咽部如物噎塞，渴欲饮水，咽干口燥，咳嗽痰黏稠而少，咳吐不利。喉部及周围黏膜潮红，喉底或见细小潮红颗粒突起，黏膜干燥少津。全身或可见头晕目眩，耳鸣，健忘，腰膝酸软，潮热，唇红颧赤，五心烦热，舌质红少苔，脉细数。

【食疗药膳】

枸杞百合竹沥粳米汤：枸杞子 30 克，百合 30 克，竹沥 100 克，粳米 100 克。将诸味同放锅内，加水适量，用大火煮开后服用。

丝瓜藤汤：鲜丝瓜藤 30 克，桑叶 30 克。丝瓜藤、桑叶洗净，加水煮汤。

3. 心肾不交

【临床表现】

咽喉疼痛较甚，咽喉灼热不适，颗粒突起。全身可见虚烦少寐，心悸气短，脉虚数。

【食疗药膳】

百合五味子龙骨汤：百合 30 克，五味子 30 克，龙骨 15 克。将龙骨加水先煮 1 小时后放入百合、五味子，煮开后饮汤吃百合。

门冬膏：鲜天门冬 500 克，黄酒适量。天门冬洗净，去心皮，细捣，绞取汁澄清，以纱布滤去粗渣。将汁放入砂锅，文火熬之成膏。

二、牙周病

牙周病，中医称作“牙宣”，是指发生在牙支持组织（牙周组织）的疾病，包括仅累及牙龈组织的牙龈病和波及深层牙周组织（牙周膜、牙槽骨、牙骨质）的牙周炎两大类。主要特征为牙龈肉萎缩、牙根显露、牙齿松动、经常渗出血液或脓液。若不及时治疗，日久牙齿失去濡养，导致脱落。

1. 肾阴亏损型

【临床表现】

牙齿疏松摇动，牙龈溃烂萎缩，牙根显露，溃烂边缘微红肿，或有头晕耳鸣、手足心热、腰疼，舌质微红，少苔，脉细数。

【食疗药膳】

菠菜乌鸡骨汤：乌鸡骨 1 副，枸杞子 30 克，怀山药 30 克，玉竹 20 克，菠菜 100 克。同煮汤，饮汤吃菜，每日 2 次。

苁蓉菟丝子炖猪腰：猪腰 2 个，肉苁蓉 60 克，菟丝子 30 克，红枣 10 枚（去核）。先将猪腰切开，去白脂膜，切片，然后和诸药放入炖盅内，加水适量，隔水炖 2 ~ 3 小时，调味服用。

枸杞枣肉粥：枸杞子 20 克，枣肉 30 克，粳米 60 克，白糖适量。先将枸杞子、枣肉和米煮熟，最后加入白糖食之。

2. 气血不足型

【临床表现】

牙龈色淡白萎缩，牙根显露，齿松动，牙龈经常渗血，刷牙及吮吸易出血，口发酸，面色苍白，头眩，失眠多梦，舌质淡，苔薄白，脉沉细。

【食疗药膳】

党参枸杞鸡肉汤：党参 30 克，枸杞子 30 克，龙眼肉 20 克，鸡肉 150 克。诸物同放入砂锅内煎汤，熟时加入少量酒、盐调味服食。每天 1～2 次。

参芪猪脊骨汤：党参 30 克，北芪 50 克，猪脊骨 200 克。诸物同放入砂锅内文火煎煮 3 小时，饮汤食肉。

黄芪龙眼山茱萸牛肉汤：牛肉 250 克，龙眼肉 10 克，黄芪 15 克，山茱萸 10 克，绿豆苗少许。先将牛肉切片，用水煮成清汤，去除泡沫和浮油，再放入黄芪、山茱萸、龙眼肉煮至水减半即可。最后加入酒、盐调味，再配入豆苗煮熟供食。

芪枣枸杞黄鳝汤：黄鳝 300 克，黄芪 30 克，枸杞子 30 克，大枣 6 枚（去核），生姜 3 片。先将黄鳝洗净，用盐腌去黏液，并用沸水去血腥，切片备用。起油锅，将生姜爆香，加入少许米酒，片刻取出。然后将黄芪、枸杞子、大枣、鳝肉等一齐放入砂锅中，加清水适量，武火煮沸后，改文火煮 1 小时，调味食用。

三、鼻出血

鼻出血是常见的鼻腔疾病之一，也可由全身疾病所引起，偶有因鼻腔邻近病变出血经鼻腔流出者。鼻出血多为单侧，亦可为双侧；可间歇反复出血，亦可持续出血；出血量多少不一，轻者仅鼻涕中带血，重者可引起失血性休克；反复出血则可导致贫血。多数出血可自止或将鼻捏紧后自止。出血部位大多数发生于鼻中隔前下方的易出血区。儿童出血区几乎全部发生在鼻腔前部；青年人虽以鼻腔前部出血多见，但也有少数严重的出血发生在鼻腔后部。40 岁以上的中老年人的鼻出血，则多见于鼻腔后部，这是由于鼻后侧静脉曲张及在下鼻道后部下鼻甲后端的鼻咽静脉丛为鼻后部较易出血之处，同时与老年人常患动脉硬化及高血压有关。

（一）实证鼻出血

1. 心火亢盛

【临床表现】

面赤口干，鼻窍焮热，动则鼻衄，时衄时止，血色鲜红，量或多或少，可见心烦失眠或口舌生疮疼痛，口干，小便黄赤或灼痛，舌质红，脉数。

【食疗药膳】

猪蹄汤：猪蹄 1～2 个，茜草 30 克，大枣 10 枚。以上均洗净，茜草用纱布包好，并将猪蹄剁成小块，共放入锅中，加水煎煮，待猪蹄熟，即去药渣。

荠菜汤：鲜荠菜 30 克（或干品 10 克），将荠菜加入 250 毫升清水中，煮至荠菜熟烂，再加入调味品即成。

2. 肺经热壅

【临床表现】

鼻干口燥，鼻衄，血色鲜红，咽痛口渴，呼气烘热，或鼻塞涕黄浊，或咳嗽痰黄，或身热烦躁，舌质红，苔白或微黄，脉数。

【食疗药膳】

鲜藕粥：鲜藕50克，粳米30～50克，白糖适量。先煮粳米为粥，至半熟，加入洗净之鲜藕片煮至粥熟，加糖少许。

鸡冠花炖肺：鲜鸡冠花20克，猪肺适量（不可灌水）。将猪肺加水炖煮，猪肺将熟时再加入鲜鸡冠花共煮10分钟，加入适量调味品即成。

3. 胃热炽盛

【临床表现】

鼻孔干燥，鼻衄多突然发生，血色深红，出血量较多，口渴喜冷饮，口气秽臭，或齿龈肿烂出血，大便秘结，舌质红，苔黄，脉滑数。

【食疗药膳】

水牛角花生衣粥：水牛角30克，花生衣15克，粳米100克。先将水牛角、花生衣分别磨为细粉备用。粳米加水500毫升，在铁锅内煮成稀粥，兑入药粉搅匀，再煮二三沸即成。

仙鹤草饮：仙鹤草30克（或干品20克），冰糖适量。将仙鹤草捣烂，加冷开水1小碗搅拌，榨取汁液，加入冰糖即成。

4. 肝火上逆

【临床表现】

鼻衄多因情志激动而致，出血量较多，色深红，头痛目眩，口苦咽干，面红目赤，胸胁苦闷，烦躁易怒，舌质红，苔黄，脉弦数。

【食疗药膳】

韭菜汁：新鲜韭菜90克。将韭菜捣烂取汁饮。

三七蒸蛋：三七末3克，藕汁1小杯，鸡蛋1个，陈酒半小杯。将鸡蛋打开，与三七末、藕汁、陈酒和匀，隔水炖熟即成。

（二）虚证鼻出血

1. 阴虚火浮

【临床表现】

鼻衄，血色淡红，量不多，时作时止，口干津少，头晕眼花，或见耳鸣心悸，五心烦热，或见龈浮齿摇而微痛，舌质红嫩而少津，舌苔少，脉细数。

【食疗药膳】

旱莲草红枣汤：鲜旱莲草50克，红枣8～10枚，清水2碗。将鲜旱莲草与红枣加入水中，煎至1碗。

岗稔果煲猪瘦肉：鲜岗稔果60克（或干品15克），猪瘦肉60克，清水3～4碗。将果品与猪肉加入水中，煎至1碗。

2. 气不摄血

【临床表现】

鼻衄渗渗而出，时衄时止，常于夜间鼻衄，面色苍白，手足欠温，少气懒言，倦怠无力，动则心悸气短，夜睡不宁，纳差，便溏，小便清长，舌淡苔薄，脉沉细无力。

【食疗药膳】

乌豆圆肉大枣汤：乌豆50克，龙眼肉15克，大枣50克。将乌豆、龙眼肉、大枣加入水中，煎至2碗取汁。

四、过敏性鼻炎

过敏性鼻炎即变应性鼻炎，是指特应性个体接触变应原后，主要由IgE介导的介质（主要是组胺）释放，并有多种免疫活性细胞和细胞因子等参与的鼻黏膜非感染性炎性疾病。过敏性鼻炎发病与变态反应体质、精神因素、内分泌失调等有关。主要症状是突然发作鼻痒、喷嚏、流清涕。中医称为“鼻鼽”，本病呈阵发性发作，一开始，先有鼻腔发痒，随后胀闷、喷嚏频作，鼻塞，流大量清鼻涕，有些病例可出现头痛、耳鸣、听力障碍等症状，检查时可见鼻黏膜淡白或暗灰色，呈水肿样，鼻甲肿大。

1. 肾虚型

【临床表现】

鼻流清涕，喷嚏频频，鼻痒不适，经常反复发作，早晚为甚，腰膝酸软，形寒肢冷，遗精早泄，夜尿多，舌质淡，苔白，脉濡弱。

【食疗药膳】

鳝鱼煲猪肾：黄鳝250克（切段），猪肾100克，同煲熟，调味食用。

苁蓉金樱羊肉粥：肉苁蓉15克，金樱子15克，精羊肉100克，粳米100克，细盐少许，葱白2根，生姜3片。先将肉苁蓉、金樱子水煎去渣取汁，加入羊肉、粳米同煮粥，待熟时，加入盐、生姜、葱白稍煮即可。

菟丝细辛粥：菟丝子15克，细辛5克，粳米100克，白糖适量。将菟丝子洗净后捣碎和细辛水煎去渣取汁，加入粳米煮粥，粥熟时加白糖即可。

2. 风寒型

【临床表现】

鼻塞，喷嚏，流清涕，咳嗽，咽痛，恶风寒，身痛，舌质淡红，苔薄白，脉浮紧。

【食疗药膳】

葱白红枣鸡肉粥：红枣 10 枚（去核），葱白 5 根，鸡肉连骨 100 克，芫荽 10 克，生姜 10 克，粳米 100 克。将粳米、鸡肉、生姜、红枣先煮粥，粥成再加入葱白、芫荽，调味服用，每日 1 次。

神仙粥：生姜 6 克，连须葱白 6 根，糯米 60 克，米醋 10 毫升，先将糯米洗后与生姜同煮，粥将熟时放入葱白，最后加入米醋，稍煮即可食。

五、慢性鼻窦炎

慢性鼻窦炎为鼻窦的慢性化脓性炎症。较急性者多见，常为多个鼻窦同时受累。慢性鼻窦炎多继发于急性鼻窦炎。它与变态反应体质、鼻窦引流受阻、人体抵抗力弱或病菌毒力强都有密切关系，多数病人无明显的全身症状，一般有不同程度的头昏、精神不振、易疲倦、记忆力下降等，最常见的症状是鼻塞、流脓、流鼻涕、嗅觉不灵等。

1. 肺气虚寒型

【临床表现】

鼻塞，多黏脓性涕，嗅觉减退，稍遇风寒等刺激，鼻塞及流涕加重，疲倦、气短、头晕，或有咳嗽，舌质淡，苔薄白，脉缓。

【食疗药膳】

参苓粥：党参 20 克，白茯苓 20 克（捣碎），生姜 10 克，白芷 6 克，粳米 100 克。先将党参、茯苓、生姜、白芷浸泡 30 分钟后，水煎去渣取药汁，用药汁煮粳米，粥熟时服用。

北芪炖乳鸽：北芪 20 克，怀山药 15 克，红枣 8 枚（去核），生姜 3 片。将乳鸽去毛与内脏，与上列药物放入炖盅内，加开水适量，文火炖 3 小时，调味吃肉饮汤。

2. 脾气虚弱型

【临床表现】

鼻塞，多黏脓性涕，嗅觉减退，少气乏力，食少腹胀，面色苍白，便溏，舌质淡，苔薄白，脉缓弱。

【食疗药膳】

白术苏叶猪肚粥：白术 30 克，苏叶 10 克，猪肚 100 克（切片），生姜 2 片，粳米 100 克。先将白术、苏叶煎熬取汁，同猪肚、粳米煮粥，最后加入生姜等配料服用。

扁豆芡实怀山粥：扁豆 30 克，怀山药 30 克，芡实 30 克，粳米 60 克，同煮粥食。每日 1 次。

六、老年性白内障

老年性白内障是指 40 ~ 50 岁以后，晶状体由透明逐渐变为混浊的眼病，确切病因尚不十分清楚。本病常双眼发病，两眼可先后发病，晶状体混浊程度有轻有重，发展速度快慢不一，总体上讲，是一种慢性进行性加重的眼病，临床上以进行性视力减退为主要症状。早期患者可自觉眼前方有固定不动的黑点或暗影，可伴单眼复视或多视症状。随着患者视力的逐渐下降，患者的生活质量也受到一定影响。由于视力逐渐减退，患者的阅读能力下降，进而导致学习、工作、生活等能力低。

1. 肝肾亏虚

【临床表现】

视物模糊，晶体部分混浊，眼底正常，头晕健忘，耳鸣乏力，腰膝酸软，或面色苍白，四肢畏冷，小便清长，舌淡，脉细或脉沉弱。

【食疗药膳】

杞子萸肉粥：枸杞子 15 克，山萸肉 15 克，糯米 100 克，白糖适量。将山萸肉洗净去核，与枸杞子、糯米同煮成稀粥。

雀儿药粥：麻雀 5 只，菟丝子 30 ~ 40 克，覆盆子 10 ~ 15 克，枸杞子 20 ~ 30 克，粳米 60 克，细盐少许，葱白 2 根，生姜 3 片。先将菟丝子、覆盆子、枸杞子一同放入砂锅内煎 2 次，去药渣取汁。再将麻雀去毛及肠杂，洗净用酒炒，然后与粳米、药汁加水适量一并煮粥，微熟时，加入细盐、葱白、生姜煮成稀粥。

2. 脾气虚弱

【临床表现】

视物模糊，晶体部分混浊，视物不能持久，久则目珠酸痛，常有单眼复视现象，伴肢体倦怠，精神不振，面色萎黄，食少便溏，苔薄白，脉细。

【食疗药膳】

参芪鸡：生晒参 20 克（或党参 30 克），黄芪 60 克，母鸡 1 只，佐料适量。将生晒参、黄芪装入纱布袋内，放入鸡腹中，置于砂锅内炖至鸡肉熟烂，弃药袋。

山药羹：山药 50 克，白糖适量。山药切成小块，加水煮熟，加白糖少许，略煮片刻即成。

3. 肝阳偏亢

【临床表现】

视物昏朦，如隔轻烟薄雾或眼前黑花飞舞，或灯光明月如有数个，兼见眼胀头眩，口苦咽干，苔薄黄，脉弦。

【食疗药膳】

决明茶：决明子 30 克。将决明子洗净，除去杂质，晒干后微火炒嫩黄色，以水适量，煮成浓茶，弃渣，加入白糖，加盖待冷却即可。

菊苗粥：甘菊的新鲜嫩苗或幼苗 15 ~ 30 克，粳米 60 克，冰糖适量。摘取甘菊嫩苗洗净切细，同粳米、冰糖常法煮粥。

4. 气血不足

【临床表现】

视物昏花，晶体部分混浊，头晕健忘，眼底如常，面色苍白或萎黄，唇色淡白，神疲乏力，舌质淡苔白，脉细弱。

【食疗药膳】

八宝鸡汤：党参、茯苓、炒白术、白芍各 5 克，炙甘草 2.5 克，熟地黄、当归各 7.5 克，川芎 3 克，母鸡 1 只（约 250 克），猪肉、猪杂骨各 750 克。将以上中药装入干净纱布袋内，扎口备用；将母鸡去毛和内脏，洗净；猪肉洗净，杂骨捶破；生姜、葱节待用。将鸡肉、猪肉、药袋、杂骨放入锅内，加水适量，先用武火烧开，撇去浮沫，加入葱、生姜、料酒，改用文火炖至熟烂，将药袋捞出不用，捞出鸡肉、猪肉，切好，再放入锅内，加少许食盐、味精即成。

参芪大枣粥：党参 30 克，黄芪 30 克，大枣 10 枚，粳米 100 克。党参、黄芪、大枣放入砂锅内，加水煎煮 20 分钟，去掉黄芪、党参，加入粳米熬成粥。

七、耳聋

听觉系统中传音、感音及其听觉传导通路中的听神经和各级中枢发生病变，引起听功能障碍，产生不同程度的听力减退，统称为耳聋。耳聋按起病的急缓，可分为暴聋与渐聋。突然发生的明显的听力减退，称为暴聋，为多种疾患的共有症状之一。暴聋，又称卒聋、风聋、火聋等。暴聋多为实证，多因邪气壅实而致，发生于各年龄段，无性别差异，无明显的季节性，多为一侧，亦可为两侧。若能及时治疗，多可恢复一定的听力，若治疗不及时或治疗不当，则听力难以恢复。渐聋多为虚证，多由气血两虚、肾精不足所致。老年人多见，多为双侧，听力渐进性下降，或伴耳鸣、头晕。渐聋治疗较困难，疗程较长。

1. 风邪袭肺，邪闭龙葱

【临床表现】

突然听力下降，伴有头痛、鼻塞、恶寒发热等，舌质红，苔薄白，脉浮。

【食疗药膳】

暴耳聋茶：葛根 9 ~ 15 克，甘草 3 克。上药研成粗末，置保温瓶中，冲入适量沸水，泡焖 20 分钟。

桑叶菊花茶：菊花 15 克，桑叶 15 克，茯苓 20 克，泽泻 5 克。将菊花、桑叶、茯苓、泽泻用清水 400 毫升煎煮 15 分钟即成。

2. 肝胆火盛，上犯清窍

【临床表现】

多起病于情绪波动，过度兴奋或郁怒之后，突然听力下降，伴头痛眩晕，面红目赤，口苦咽干，烦躁不安，舌质红，苔薄黄，脉弦数。

【食疗药膳】

芹菜瘦肉汤：猪瘦肉 500 克，鲜芹菜 250 克，鲜东风菜 250 克，蜜枣适量。猪瘦肉洗净切片，东风菜、芹菜洗净，放入锅中，加清水适量，武火煮沸后，文火煲 1 小时，再加入蜜枣，调味后用。

丹参黄精茶：绿茶 5 克，丹参 10 克，黄精 10 克。将绿茶、丹参、黄精共研粗末，冲入 300 毫升沸水，加盖焖 10 分钟即成。

3. 痰火上扰，壅结耳窍

【临床表现】

耳聋或听音不清，起病突然，头昏头重，胸脘痞闷，咳痰黄稠，舌质红，苔黄腻，脉弦滑。

【食疗药膳】

苦瓜汤：生苦瓜 1 个，白糖 60 克。先将苦瓜洗净，去瓤，切碎，放入碗中，加入白糖搅匀，上屉蒸 1 小时，冷却后取汤。

磁石菖蒲酒：碎磁石 15 克，石菖蒲 250 克，木通 250 克，白酒 1000 毫升。用米泔水将碎磁石、石菖蒲、木通浸 1 日，切片焙干。上药一起捣碎，浸于白酒中，夏季 3 日、冬季 7 日即成。

4. 气滞血瘀，经脉痞塞

【临床表现】

突然发生耳聋，伴耳鸣、眩晕，甚至舌暗红或有瘀点，脉细涩。

【食疗药膳】

大枣桃仁汤：桃仁 15 克，大枣 12 枚。桃仁水发后洗净，加入大枣，煮半个小时，加红糖 1 匙，趁热饮用。

三七煲鸡：三七 15 克，乌鸡 90 克，生姜 5 片，蜜枣 3 枚。将三七、乌鸡、生姜、蜜枣加入清水 2000 毫升中，文火煲至 200 毫升即成。

5. 心脾血虚

【临床表现】

听力逐渐下降，耳中常有蝉鸣样声，心烦失眠，思虑用脑过度则更甚，面色萎黄，头晕目涩。舌质淡，舌苔薄白，脉细。

【食疗药膳】

乌鸡脂粥：乌鸡油脂 30 克，粳米 90 克。将乌鸡油脂加入粳米中，加适量的水煮粥，米熟即成。

胡桃芝麻糖：胡桃肉 30 克，黑芝麻 30 克，白砂糖 20 克。将胡桃肉与黑芝麻研细，以白砂糖拌之即成。

6. 肾精不足

【临床表现】

双耳听力逐渐下降，伴细声耳鸣，夜间较甚，失眠，头晕眼花，腰膝酸软，遗精多带，口渴多饮，舌质红舌苔少，脉细弱。

【食疗药膳】

磁石肾羹：磁石 30 克，猪肾 1 对。磁石用布包，与猪肾共加入适量清水中，煮至猪肾熟烂，加入调味品即成。

人参粥：人参 1 克，防风 10 克，磁石 30 克，猪肾 1 对，粳米 100 克。人参研细末，磁石用布包，猪肾切片，与粳米共加入适量清水中，煮至米熟即成。

八、肿瘤

恶性肿瘤即癌症。所生的部位不同，中医名称也不同。鼻咽癌类似中医的“失荣”“脑漏”；食道癌中医称为“噎膈”；乳腺癌中医称为“乳岩”；肝癌、肠癌、子宫癌、卵巢癌等中医多称为“癥”或“积”。癌症的发病原因至今尚未完全清楚，一般认为是由于人体免疫功能低下，不良的外因长期刺激，致使细胞突变所致，中医认为癌症的发生，在于正气亏虚、阴阳失调、痰瘀气结交阻。

现代医学对于癌症的治疗，尚无理想药物，而中医治疗癌症则出现了许多可喜的苗子，在延长寿命的同时，有的还能根除。而药膳则是中医治癌防癌的重要补充方式，现将常见癌症的主要症状加以介绍说明。

（一）鼻咽癌

1. 气血双亏

【临床表现】

面色苍白，头晕目眩，心气短，嗜卧懒言，纳呆口淡；或面浮肢肿，耳聋目暗，瘰疬结块，癥积腹满，舌淡白胖嫩，脉沉细濡或虚细数。多见于鼻咽癌晚期，或放、化疗后脏腑气衰、邪毒内聚者。

【食疗药膳】

贞芪虫草香菇鸭：女贞子 30 克，生黄芪 50 克，冬虫夏草 5 克，香菇 30 克，肥鸭 1 只，调味品适量。女贞子、黄芪、冬虫夏草稍洗去泥土，纱布包装；香菇水发洗净；鸭宰杀去毛除内脏洗净。共入砂锅，加葱、姜、料酒、精盐、味精及水，文火煮炖至鸭肉脱骨，去药。

归参龙眼炖乌鸡：当归身 30 克，人参 10 克，龙眼肉 50 克，乌鸡 1 只，调味品适量。当归、人参切片布包。乌鸡宰杀去毛除内脏洗净。诸物入砂锅加调味品及水适量，文火煮炖，至鸡肉脱骨熟烂，去布包即可。

2. 瘴气瘀结

【临床表现】

颈项痰核累累，或增大融合结块，兼有鼻堵衄衄，口苦咽干，精神郁闷，头晕目眩，耳鸣耳聋，舌质紫暗有瘀斑，苔浊黄腻，脉弦滑。

【食疗药膳】

雪羹汤：海蜇皮 60 克，荸荠 120 克。海蜇皮水发，充分漂洗后切碎，放入 1000 毫升水中文火煮至熟烂，将洗净去皮切块之荸荠加入锅中，煮约 10 分钟撤火，晾凉。

萝卜苡仁饭：萝卜 250 克，生薏苡仁 100 克。薏苡仁洗净浸泡半小时，萝卜洗净切丁。二者混合，加水煮成饭即可。

3. 火热内困

【临床表现】

以颅神经损害症状为主，头剧痛或偏头痛，复视，舌、面歪斜，鼻塞鼻衄，流浊涕，口苦咽干，心烦不寐，舌边红，苔黄厚，脉弦滑或弦数。

【食疗药膳】

苍耳荠菜粥：鲜苍耳草 60 克，鲜荠菜 100 克，粳米 50 克，冰糖 20 克。将鲜苍耳全草、荠菜洗净切碎，挤压取汁，常法煮粳米粥，待熟加入药汁，稍滚加入冰糖，温服。

凉拌苣荬菜：鲜嫩苣荬菜（又名败酱草）200 克，甜面酱、麻油等调料适量。将菜洗净，入沸水中急焯即出，入凉开水中浸泡，使凉水去苦，稍挤余水，加入面酱、麻油、味精等拌匀即可。

石枣瘦肉汤：石上柏 60 克，猪瘦肉 100 克，大红枣 12 枚。三物洗净，石上柏入纱布包，共入砂锅，加水 1500 毫升，文火久煮至肉熟烂。去石上柏，食肉吃枣喝汤。

（二）食道癌

【临床表现】

吞咽困难，饮食梗阻不下，其常见证型为痰瘀交阻、正虚痰阻。痰瘀交阻的证候特点除主症外，尚见胸闷，进食即吐，痰涎较多；正虚痰阻的证候特点除主症外，尚见面色苍白，口咽干燥，面部浮肿，肌肤枯瘦，饮食不下。

【食疗药膳】

人参芦根柿霜粥：人参 10 克（切细片或剁末），鲜芦根 150 克（切细段），柿霜 20 克，粳米 60 克。将鲜芦根水煎 30 分钟，取汁 500 毫升，加入人参、粳米煮成稀粥，溶入柿霜便可服食，每日 1～2 次。

半夏薏苡仁粥：姜半夏 10 克，薏苡仁 30 克，粳米 30 克，适量白糖。先将姜半夏研末，再将薏苡仁、粳米洗净加水适量煮成稀粥，然后调入半夏末及白糖，稍煮即成。

（三）肺癌

1. 肺毒血热

【临床表现】

咳嗽痰少，色黄难咳，痰中带血，胸背疼痛，心烦口渴，尿赤便干，舌红或绛，或见瘀点、瘀斑，苔黄，脉数。

【食疗药膳】

柏地粥：石上柏 6 克，鲜生地黄 30 克，生薏苡仁 30 克（或加大枣 5 枚）。前 2 味药用布包，生薏苡仁浸透心，加水同煮成稀粥，加油、盐或糖调味。

凉拌蕺菜：鲜蕺菜 100 克，鲜藕 200 克，大蒜 15 克，葱、姜、盐、酱油、醋、味精、香油各适量。蕺菜择洗干净，开水略焯，捞出后加盐少许，略腌后切丝。鲜藕洗净切片，加盐略腌后，沥水备用。葱、姜、蒜切末。诸料共置盘中，调味拌匀后即可食用。

2. 痰热蕴肺

【临床表现】

咳嗽痰盛，黏稠难咳，胸闷气短，纳差便秘，或恶心呕吐，或见颈部痰核瘰疬，舌暗红，苔黄厚腻，脉弦滑。

【食疗药膳】

蕺菜薏米粥：蕺菜 30 克（或鲜品 60 克），全瓜蒌 15 克，七叶一枝花 30 克，冬瓜子 15 克，生薏苡仁 30 克，白糖适量。生薏苡仁浸透心，将瓜蒌、冬瓜子、七叶一枝花煎汤去渣后，加入蕺菜、生薏苡仁煮粥，白糖调味服食。

瓜蒌苡苓饼：瓜蒌瓤 250 克（去子），茯苓粉 150 克，猪苓 25 克，南杏仁 15 克，生薏苡仁 45 克，面粉 500 克，白糖 100 克，杏脯、青红丝、猪油少许。杏仁用开水泡 15 分钟，去皮切碎备用。生薏苡仁、猪苓煎汤去渣。加入瓜蒌和糖、杏仁，用小火煨熬，再加杏脯、青红丝、猪油，搅拌成馅备用。面粉加水和成软面团，经发酵，加碱，再揉入茯苓粉，擀皮，包馅，制成面饼，烙熟或蒸熟。

萝卜粥：大萝卜 150 克，胡萝卜 60 克，粳米 60 克，猪肉末 30 克，盐、香油、味精各适量。萝卜及胡萝卜洗净切丝，与米、肉同入锅内，加清水煮成粥后，加盐、味精、香油调味。

3. 毒热伤阴

【临床表现】

干咳少痰，口干渴饮，形体消瘦，周身乏力，五心烦热，低热盗汗，胸闷气短，便干溲赤，舌暗红少津，苔薄黄或光剥苔，脉细数或沉细数。

【食疗药膳】

杏仁银耳小豆粥：北杏仁（苦杏仁）6克，南杏仁（甜杏仁）15克，银耳30克，赤小豆25克，粳米50克，冰糖60克，清水2000克。杏仁用开水烫泡15分钟，去皮切碎，与赤小豆、粳米同煮成稀粥。银耳用温水发开，洗净去蒂，炖1小时后，与冰糖同入粥中，再煮15分钟即可。

川贝雪梨煲猪肺：川贝母10克，雪梨2个，猪肺250克，冰糖50克。雪梨去皮切块，猪肺切片，挤去泡沫，与川贝母、冰糖同置砂锅中，加水适量，慢火熬3个小时即可。

白及炖燕窝：净燕窝15克，白及9克，冰糖20克。水发燕窝，制净，开水汆透，捞出挤干切碎，与白及同置瓷盅内，加水，隔水炖1小时，过滤去渣，加冰糖再炖15分钟即可。

4. 肺肾两虚

【临床表现】

咳嗽气短，动则喘促，咳痰无力，面色不华，倦怠懒言，腰膝酸软，舌淡苔白，脉沉无力。

【食疗药膳】

虫草煨猪肺：冬虫夏草15克，苦杏仁10克，猪肺250克，葱、姜各15克，盐、糖、料酒、味精、胡椒粉、上汤、香油各适量。洗净猪肺切小块。苦杏仁开水泡15分钟，捞出去皮。将猪肺、冬虫夏草、杏仁、葱、姜、盐、料酒、上汤放入砂锅扣盖，先用武火烧开，改文火煨至熟烂，去葱、姜，出锅装盆，撒胡椒粉、淋香油即成。

银杏蒸鸭：银杏200克，白鸭1只（约1000克）。银杏去壳煮熟，撕去皮膜，切去两头，捅去心，再用开水焯一下，混入杀好去骨的鸭肉中，注入清汤，调味后上笼蒸约2小时，至鸭肉熟烂后食用。

核枝核仁煮鸡蛋：核桃青枝梢100克，鸡蛋4个，核桃仁25克。核桃枝切碎，与鸡蛋共煮1小时，取蛋去壳，用竹签遍扎小孔，与核桃仁同入原汤中再煮1小时。吃蛋和核桃仁。每日早、晚各2个。

（四）胃癌

1. 痰食交阻

【临床表现】

胃脘部闷胀、隐痛，吞咽困难，泛吐黏痰，呕吐宿食、气味酸腐，食欲不振，舌质淡红，苔白腻，脉弦滑。

【食疗药膳】

良姜胡椒猪肚汤：高良姜10克（切细片），胡椒10克（研碎），猪肚1个（约500

克）去脂膜洗干净，将胡椒、高良姜纳入猪肚内，扎紧两端，清水适量，先武火煮沸后，再文火炖至熟烂，加盐调味，饮汤吃猪肚。

海带香菇猪瘦肉粥：海带 15 克（洗净切细），香菇 20 克（去蒂切细），猪瘦肉 60 克（剁碎），粳米 100 克，加清水适量同煮粥，熟时调味食用。

菱角猪瘦肉粥：菱角果肉 25 枚（切碎），猪瘦肉 50 克（剁碎），粳米 100 克，加清水适量同煮粥，熟时调味食用。

核桃枝煮鸡蛋：核桃青枝条 250 克，鸡蛋 3 个。将核桃枝清水洗净，切成 3 厘米左右长条，和鸡蛋放入清水中，文火慢慢煮熬 4 小时，滤出液汁，取出鸡蛋，饮汤吃蛋。每日 1 次。

2. 气血瘀阻

【临床表现】

胃脘部肿块、坚硬、固定不移，时有疼痛，呕吐物如赤豆汁，时或见黑便如柏油状，形体消瘦，面色苍白，精神疲乏，舌质带紫带红，脉细涩。

【食疗药膳】

虫草蘑菇水鸭汤：冬虫夏草 6 克，蘑菇 30 克，水鸭 1 只（宰杀去毛与内脏），加清水适量隔水炖至水鸭熟烂，加盐调味，佐餐食用。

仙人掌炒牛肉：鲜仙人掌 50 克，牛肉 100 克。将鲜仙人掌洗净去刺、切细。牛肉洗净后切块，和仙人掌一起放入油锅中，旺火上炒熟，调上精盐适量后吃牛肉和仙人掌。

鹅血蘑菇汤：鹅血 200 克，蘑菇 100 克。将凝固的鹅血切小块，蘑菇水发后切条块，起锅倒入植物油先炒蘑菇 5 分钟后，倒入鹅血块，旺火速翻炒至熟透，调味即可食用。

香菇炒菜花：香菇 25 克（水发），菜花 300 克，鸡汤 200 毫升，淀粉 15 克，味精 2 克，精盐 4 克，鸡油 10 克，花生油 10 克。将菜花切小块，开水焯透。花生油烧熟后放葱、姜炒出香味，再放盐、鸡汤、味精，烧开后将葱、姜末捞出，再将菜花、香菇分别放入锅内，用微火稍煨入味后，淋入淀粉、鸡油即成，佐餐食用。

（五）肝癌

【临床表现】

肝区结癥，疼痛拒按，有时伴有黄疸，后期常出现腹水，其常见证型为瘀热蕴结、肝盛脾虚。瘀热蕴结的证候特点除主症外，尚见肝区疼痛难忍，口苦且干，并出现黄疸。肝盛脾虚的证候特点除主症外，尚见食欲不振，腹胀便湿厌油，也可伴见黄疸。

【食疗药膳】

枸杞甲鱼：枸杞子 30 克，甲鱼 150 克。将枸杞子、甲鱼共蒸至熟烂即可食用。每周 1 次，不宜多食，尤其是消化不良者、失眠者不宜食。忌白酒、辣椒、母猪肉、韭菜、肥肉、煎炸及坚硬的食物、有刺激性的调味品。具有滋阴、清热、散结、凉血、提高机体免疫等功能。

茯苓清蒸桂鱼：茯苓 15 克，桂鱼 150 克。加水及调料同蒸至熟烂，吃鱼喝汤。具有健脾利湿、益气补血功能。

翠衣番茄豆腐汤：西瓜翠衣 30 克，番茄 50 克，豆腐 150 克。将西瓜翠衣、番茄和豆腐全部切成细丝做汤食。经常食用具有健脾消食、清热解毒、利尿、利湿等功效，虚寒体弱者不宜多服。

芡实炖肉：芡实 30 克，猪瘦肉 100 克。一起放砂锅中，加水适量，炖熟后去药渣，吃肉喝汤。经常食用可泻火、祛痰、通便，有腹水者可用此方。

薄荷红糖饮：薄荷 15 克，红糖 60 克。薄荷煎汤后加糖调味即成。可代茶饮，此药膳清热、利湿、退黄，有黄疸、腹水者可选用。

青果烧鸡蛋：青果 20 克，鸡蛋 1 个。先将青果煮熟后再加入鸡蛋，共煮后食用。每周 3 次，每次 1 个鸡蛋，可破血散瘀，适用于肝癌瘀痛、腹水明显者。

第七章　中医药膳保健

第一节　中老年保健药膳

一、老年养心安神药膳

1. 红景天浇汁萝卜

来源:《中医养生药膳学》。

原料：红景天 3 克，萝卜 500 克。

制作：将萝卜去皮切厚片，放蒸笼内蒸 5 分钟。红景天煎水取汁，勾芡调味。萝卜摆盘，以红景天汁浇盖。

服法：佐餐服食。

功效：补气清肺，益智养心。适用于气虚所致的心悸、失眠、健忘等症。

2. 姜枣龙眼蜜膏

来源:《民间老年药膳大全方》。

原料：龙眼肉 250 克，大枣肉 250 克，蜂蜜 250 克，鲜姜汁 2 汤匙。

制作：先将龙眼肉、大枣肉洗净，放入锅内，加水适量，煎煮至熟烂时，加入姜汁、蜂蜜，文火煮沸，调匀；待冷后，装瓶即可。

服法：每日 2 次，每次取 1 汤匙，开水化开，饭前食用。

功效：开胃健脾，益智养心。龙眼肉、大枣均有补益心脾、益智宁心之功效。蜂蜜有增强脑力、改善心肌功能的作用。三物相合能益心脾、增智力，治心脾不足、心悸健忘等。适宜于思虑劳伤太过、心脾亏虚、纳呆、腹胀、健忘失眠者食用。

3. 桂圆童子鸡

来源:《民间老年药膳大全方》。

原料：童子鸡 1 只（重约 1000 克），桂圆肉（龙眼肉）30 克，葱、姜、料酒、盐各适量。

制作：将鸡去内脏、洗净，放入沸水中氽一下，捞出，放入钵或汤锅；再加桂圆肉、料酒、葱、姜、盐和清水。上笼蒸1小时左右，取出葱、姜即可。

服法：佐餐食。

功效：补气血，安心神。适用于贫血、失眠、心悸。健康人食用能使精力更加充沛。

4. 蜜制人参

来源：《中医养生药膳学》。

原料：鲜人参100克，蜂蜜2勺，芝士粉100克，鸡蛋3个。

制作：将鸡蛋取清与芝士粉调糊。人参去头尾切6～7厘米长段。豆油入锅烧至八成热，人参挂糊入锅炸至微黄入盘，蜂蜜勾芡调味浇盖人参段。

服法：趁热服食，佐餐用。

功效：补气，安神，生津。适用于心气虚、心血不足的心悸、失眠等症。

二、老年益智健脑药膳

1. 黄精鳝段

来源：《中医养生药膳学》。

原料：黄精10克，枸杞子12克，净鳝鱼肉250克，净笋10克，黄瓜10克，木耳3克，酱油、味精、盐、淀粉、料酒、胡椒面、姜末、蒜末、香油、白糖各适量，蛋清1个，高汤少许。

制作：将黄精、枸杞子煎2次，取汁过滤；水发木耳；调水淀粉；鳝鱼肉切成鱼片；笋切片；黄瓜切方片。将鳝鱼片放入碗内加水淀粉、蛋清、盐、药汁煨好，放温油中划开，待鱼片泛起。原勺留油，炸蒜末、姜末，下笋片、黄瓜片、木耳、鱼片，加盐、味精、白糖，烹料酒、高汤，淋香油出勺装盘，撒上胡椒面即成。

服法：佐餐食。

功效：滋肾润肺，补脾益气。适于中老年人日常保健食用。

2. 杞精炖鹌鹑

来源：《民间老年药膳大全方》。

原料：鹌鹑1只，枸杞子、黄精各30克，盐、味精少许。

制作：将鹌鹑宰杀，去毛及内脏，洗净，枸杞子、黄精装鹌鹑腹内，加水适量，文火炖酥，加盐、味精适量调味即成。

服法：弃药，吃肉喝汤，每日1次。

功效：滋养肝肾，补精益智。鹌鹑是良好的益智食品，含有丰富的蛋白质、无机盐、维生素等，有助于小儿发育、增进食欲、提高记忆力，脑力劳动者常食，能消除眩晕健忘症状，能提高智力，有健脑养神之作用；枸杞子能补肾益精、养肝明目、抗疲劳、增强体力和智力；黄精能补脾润肺、养阴生津、强化筋骨、益智强身，几味同用更增加其滋补和益智作用。适宜于肝肾不足、精血亏虚而见神疲乏力、腰膝酸软、眩晕健忘者服食。

3. 莲子鸡丁

来源:《民间老年药膳大全方》。

原料：净鸡脯肉 250 克，莲子 60 克，香菇 10 克，火腿肉 10 克，蛋清、淀粉、调料适量。

制作：将鸡脯肉切丁，用蛋清、淀粉拌匀；香菇泡软，同火腿肉切成小菱形块；莲子去心，蒸熟备用。先将鸡丁在油锅中煸至七成熟，沥去油，加入莲子、香菇、火腿及适量调味品，翻炒几下出锅即成。

服法：分数次佐餐食。

功效：健脾补肾，养心强身。适宜于食欲不振、消化不良、肢软无力、眩晕健忘、心烦失眠、遗尿、遗精者食用。健康人常食，能增强体质、益智延年。

4. 黄精蒸鸡

来源:《随息居饮食谱》。

原料：黄精、党参、山药各 30 克，母鸡 1 只（重约 1000 克），生姜、川椒、食盐、味精各适量。

制作：将鸡宰杀，去毛及内脏，洗净，剁成 3 厘米见方的块，放入沸水锅烫 3 分钟捞出，洗净血沫，装入汽锅内，加入葱、姜、食盐、川椒、味精，再加入黄精、党参、山药，盖好汽锅盖，上笼蒸 3 小时即成。

服法：空腹分顿食用，吃鸡喝汤。

功效：益气补虚。适宜于体倦无力、精神疲惫、体力及智力下降者服食。

宜忌：湿热内盛者不宜食用；感冒时暂停食用。

5. 地黄乌鸡

来源:《民间老年药膳大全方》。

原料：雌乌鸡 1 只（重约 1000 克），生地黄、饴糖各 150 克。

制作：将乌鸡宰杀，去毛、内脏，洗净，备用；生地黄洗净，切成条状，加饴糖拌匀，装入鸡腹内；将鸡仰置瓷盆中，隔水用文火蒸熟即成。

服法：分 2 日食用，吃肉喝汤。

功效：填精添髓，补脏益智。适宜于用脑过度、脑髓不足而见头晕耳鸣、记忆力减退、腰膝酸痛、神疲气短等症者食用。常食能收到填精补脑、益智健身功效。

宜忌：感冒发热，或湿热内蕴而见食少、腹胀、便溏者，均不宜食用。

三、老年补精益气药膳

1. 首乌地黄丸

来源:《中医养生药膳学》。

原料：何首乌粉 100 克，熟地黄 12 克，枸杞子 15 克，糯米粉 50 克。

制作：熟地黄与枸杞子煎汁，何首乌粉与糯米粉按 2∶1 的比例加入煎好药汁及调味品和好，手搓成梧桐子大小入蒸笼或入油锅炸酥食用。

功效：补精髓，益气血。用于腰膝酸软无力、须发早白、遗精盗汗、气短懒言、形容憔悴等。

2. 参芪红枣乳鸽汤

来源:《民间老年药膳大全方》。

原料：党参 60 克，黄芪 50 克，红枣 6 枚（去核），乳鸽 2 只。

制作：党参、黄芪、红枣洗净；乳鸽杀后，去毛及内脏，切块。诸料一齐放入砂锅内，加清水适量，武火煮沸后，再改用文火煲 2 小时，调味即可。

服法：饮汤吃乳鸽肉。隔天 1 次，连用 5 次为 1 个疗程。

功效：补气健脾。用于久病体弱、面黄食少、气短乏力、神疲形瘦者，常人经常服用可延年益寿。

3. 长寿益元汤

来源:《民间老年药膳大全方》。

原料：黄芪 25 克，党参 25 克，当归 15 克，肉桂 6 克，茯苓 15 克，枸杞子 9 克，乌骨鸡肉 200 克，盐、味精各适量。

制作：黄芪、党参、当归、肉桂、茯苓、枸杞子洗净，用干净纱布包裹扎紧，乌骨鸡肉洗净，切肉丝。一同放入砂锅中煮 50 分钟，去药包，加盐、味精调味即可。

服法：饮汤并吃鸡肉。每天 1 次，连用 5 ~ 8 天为 1 个疗程。

功效：补益元气，滋阴养血。用于营养不良、久病体虚之面色无华、年迈行衰者。

4. 人参炖鸡汤

来源:《随息居饮食谱》。

原料：人参 12 克，老母鸡 1 只，姜、葱、米酒、盐各适量。

制作：人参切薄片，鸡宰杀去毛及肠杂，切块洗净。此 2 味同放入砂锅内，加水适量，诸调料，武火烧开，除去汤面上的浮沫，改用文火慢炖 2 ~ 3 小时，即可起锅食用佐膳。

功效：大补元气，健脾养胃。用于久病或体虚神疲乏力者。常人常食可强身延年。

四、中老年抗衰老药膳

1. 养元鸡子

来源:《民间老年药膳大全方》。

原料：鸡蛋 2 枚，小茴香 6 克，菟丝子 15 克，桑寄生 15 克，蜜炙黄芪 15 克。

制作：鸡蛋打入碗中备用；小茴香、菟丝子、桑寄生、蜜炙黄芪放入砂锅中，加水适量，煎煮 2 小时，趁沸时滤取药汁冲调蛋花，可依个人口味调以白糖或食盐。

服法：每晚睡前服 1 次。

功效：补肾健脑，强壮元阳。常服可治疗肾虚所致的早衰。

2. 乌发糖

来源:《民间老年药膳大全方》。

原料：核桃仁 250 克，黑芝麻 250 克，红糖 500 克。

制作：将红糖放入锅内，加水适量，用武火烧开，移文火上煎熬至稠厚时，加炒香的黑芝麻、核桃仁搅拌均匀停火即成乌发糖。将乌发糖倒入涂有熟菜油的搪瓷盘中摊平、晾凉，用刀划成小块，装糖盒内备用。

服法：早、晚各食 3 块。

功效：健脑补肾，乌发生发。适用于头昏耳鸣、健忘、脱发、头发早白等症。久服有预防早衰作用。

3. 松子抗衰膏

来源:《民间老年药膳大全方》。

原料：松子仁 200 克，黑芝麻 100 克，核桃仁 100 克，蜂蜜 200 克，黄酒 500 毫升。

制作：将松子仁、黑芝麻、核桃仁同捣成膏状，放入砂锅中，加入黄酒，文火煮沸约 10 分钟，倒入蜂蜜，搅拌均匀，继续熬煮收膏，冷却装瓶备用。

服法：每日 2 次，每次服食 1 汤匙，温开水送服。

功效：滋润五脏，益气养血。适用于治疗肺肾亏虚、久咳不止、腰膝酸软、头晕目眩等症。中老年人经常服用，可滋补强壮、健脑益智、延缓衰老。脑力劳动者经常服用能使思维敏捷、记忆力增强，是抗老防衰的有效食品。

4. 田鸡鱼胶炖枸杞

来源:《民间老年药膳大全方》。

原料：枸杞子 30 克，田鸡 300 克，鱼胶 30 克，猪腰 1 个。

制作：枸杞子洗净，田鸡取腿起肉去骨，鱼胶用开水浸软剪丝，猪腰洗净切开，去脂膜，切片。全部用料放入炖盅内，加开水适量，炖盅加盖，文火隔水炖 2 小时，调味食用。

功效：补气血，养容颜。用于气血不足、失于调养，症见神疲体倦、肌肤不泽、面部皱纹者。

5. 松子核桃膏

来源：《民间老年药膳大全方》。

原料：松子仁、核桃仁各30克，蜂蜜250克。

制作：松子仁、核桃仁用水泡过去皮，然后研成末，放入蜂蜜和匀即成。

服法：每日2次，每次取1汤匙，用滚开水冲服。

功效：益精润燥，补脑安神。核桃含有丰富的蛋白质、脂肪、维生素A、维生素E、B族维生素及钙、磷、铁、锌、锰、铬等人体所需的营养物质，有抗衰老、健脑、强心等重要作用。松子仁是补五脏、补虚损、益智力的佳品。蜂蜜也是润养补益之品，有明显的抗衰老和益智作用。适宜于腰膝酸软、健忘失眠、心神不宁、大便干燥者服。

宜忌：大便溏泻者慎食。

6. 黄精生地鸡蛋汤

来源：《民间老年药膳大全方》。

原料：黄精50克，生地黄50克，鸡蛋3个，冰糖20克。

制作：黄精、生地黄洗净，切片，鸡蛋煮熟，去壳。同放入砂锅内，加清水适量，武火煮沸后，放入冰糖，文火煲半小时。

服法：饮汤吃蛋。每天1次。

功效：滋润养颜。用于颜面枯槁无华、毛发干枯脱落、面皱粗糙等。

7. 虫草花蒸甲鱼

来源：《中医养生药膳学》。

原料：甲鱼500克，虫草花200克，太子参10克。

制作：甲鱼宰杀后入锅，加入水、太子参、调味品焖至半熟。将虫草花放于盘底，与半熟水鱼一起入蒸笼蒸烹。

服法：食甲鱼及虫草花。

功效：补阴血，养肝肾，乌须发，填精髓。适用于平时调补，以抗早衰；肺燥咳嗽、皮肤干燥、肝肾阴虚等症。

8. 养生鸡子工夫汤

来源：《中医养生药膳学》。

原料：石斛10克，海马10克，枸杞子10克，鸡子50克，高汤1000毫升，调味品若干。

制作：高汤（全鸡、全鸭及猪骨烹制）入锅烧开，加入上药及鸡子文火共烧20分钟，去杂质即可。

服法：饮汤，每日 2 次。

功效：补精益肾，延年益寿。用于老年人日常保健。

第二节　女性保健药膳

一、减肥瘦身药膳

1. 冰糖荷叶粥

来源：民间药膳方。

原料：新鲜荷叶 1 张，粳米 100 克，冰糖适量。

制作：将鲜荷叶洗净煎汤，再用荷叶汤同粳米、冰糖煮粥。

服法：可作夏季清凉解暑饮料，或作点心供早、晚餐，温热食。

功效：具有降脂、减肥作用。适用于肥胖、高脂血症、冠心病患者及健康者日常保健用。

2. 山楂决明子茶

来源：民间药膳方。

原料：山楂 15 克，荷叶 15 克，决明子 10 克。

制作：将 3 味药共切细末，沸水冲泡。

服法：代茶饮，每日 1 剂，分 3～5 次饮用。

功效：降脂化瘀，利水减肥。

3. 荷叶茶

来源：《随息居饮食谱》。

原料：荷叶 9 克，山楂 9 克，陈皮 9 克。

制作：洗净，混合，沸水冲。

服法：代茶饮，连服 3 个月为 1 个疗程。

功效：理气祛湿减肥。

4. 冬瓜茶

来源：民间药膳方。

原料：冬瓜 500 克。

制作：将冬瓜去皮和瓤，洗净切块，绞汁，煮开后饮用。

服法：每日分早、晚 2 次饮用，每次 200 毫升。

功效：利水减肥，轻身延年。

5. 枸杞菊花茶

来源：民间药膳方。

原料：枸杞子 30 克，菊花 20 克。

制作：沸水冲泡。

服法：代茶饮，每日 1 剂，分 3 次饮用。

功效：减肥降脂。

6. 蟹肉烧冬瓜

来源：民间药膳方。

原料：冬瓜 200 克，蟹肉 45 克，盐、油、黄酒、白糖、姜、葱、水淀粉各适量。

制作：将蟹肉放入碗内加少许汤，放上葱、姜片，上蒸笼蒸 20 分钟，冬瓜切 1 厘米厚的片，用沸水烫一下捞出备用。起油锅倒入冬瓜片煸出香味后加入蒸好的蟹肉，倒上蒸蟹时碗里的汤，加白糖、盐、黄酒调好味，煮 5 分钟，用水淀粉勾芡，即可食用。

功效：冬瓜热量低，能去除身体中多余的脂肪和水分，是最佳消脂瓜类。与蟹肉同用，具有减肥健美之效，适于心脏病、肾脏病、糖尿病和肥胖症患者。

7. 苡仁蒸肋排

来源：《中医养生药膳学》。

原料：薏苡仁 30 克，猪排 500 克，佐料适量。

制作：排骨洗净加入佐料调味，薏苡仁水浸 2 小时，与调味后排骨一同放入蒸笼蒸熟即可。

服法：佐餐食用。

功效：健脾利水。适于脾虚所致水湿潴留型肥胖者。

8. 竹笋银耳汤

来源：民间药膳方。

原料：干银耳 20 克，竹笋 300 克，鸡蛋 1 个，盐适量，水 1000 毫升。

制作：先将竹笋洗净，干银耳用水泡发去蒂，鸡蛋打入碗中搅成糊。锅中放水煮沸，倒入鸡蛋糊，加入竹笋、银耳，用小火烧 5 分钟，加盐调味即可食用。

服法：每次午、晚餐前先喝汤再吃料，也可直接当减肥餐食用。

功效：竹笋可以祛湿利水，是消除腹壁脂肪的最佳食物，银耳能润肺养颜。

9. 冬瓜车前汤

来源：民间药膳方。

原料：冬瓜 500 克，鲜车前草 100 克，油、盐各适量。

制作：将冬瓜洗净，连同皮、瓜子切成厚块。车前草洗净。把冬瓜、车前草放入锅中，加清水适量煎汤，加油、盐调味即可。

服法：食冬瓜，喝汤，可常用。

功效：有行气利水之功。适于水湿型肥胖者。

10. 三花茶

来源：民间药膳方。

原料：玫瑰花、茉莉花、代代花、川芎、荷叶各适量。

制法：将诸药洗净，放入锅中，加清水适量，煮成汤汁即可。

服法：代茶随意饮用。

功效：有利气降脂之功。适于水湿内停所致肥胖者。

二、增白养颜药膳

1. 翡翠杞玉豆腐

来源：民间药膳方。

原料：枸杞子 12 克，玉竹 10 克，油菜心 400 克，嫩豆腐 250 克。

制作：油菜心去根洗净，并用刀切十字形；豆腐，切成 6 厘米见方小块。炒锅放水 1000 毫升，待沸后倒入豆腐块，加盐 3 克，焯 3 分钟捞出；锅内加植物油，油稍热时，下油菜心稍炒，加水，加盐 2 克，沸 5 分钟，捞出后将菜叶朝外，码在盘中。锅中加清汤、枸杞子、玉竹，煮沸 6 分钟，加入豆腐、盐、味精，沸 3 分钟，用湿淀粉勾芡，装于盘中即可。

功效：养颜泽肤，滋肝和胃。本膳用枸杞子，养血柔肝；玉竹，养阴生津；油菜心，含维生素 C 和叶绿素；豆腐，为高蛋白、低脂肪、低胆固醇食品。本膳色泽鲜艳，鲜嫩可口，营养丰富，并含多种维生素，能增白皮肤，减肥健美。

2. 冰糖燕窝炖乳鸽

来源：民间药膳方。

原料：燕窝 25 克，乳鸽 2 只，冰糖 30 克。

制作：乳鸽杀后去毛及内脏，去骨，肉切丝；燕窝浸发去杂毛，将乳鸽和燕窝、冰糖放入炖锅内，文火炖 3 小时即可食用。

功效：补气润肺，滋养容颜。用于气血不足之面色无华、肌肤不润、形容憔悴者。

3. 麦冬裙边

来源：《中医养生药膳学》。

原料：麦冬 20 克，上好裙边 50 克，佐料适量。

制作：将裙边温水浸泡，待发开后取出洗净放入碗中，麦冬洗净后入锅先煎 1 ~ 2 分钟，加入裙边共烧，佐味即可。

功效：养阴生津，补血润肤。用于阴虚皮肤干燥、肌肤不润、形容憔悴者。常吃可美容颜、抗衰老，使皮肤滑润细嫩，并富有弹性。

4. 茯苓贝梨

来源：民间药膳方。

原料：茯苓15克，川贝母10克，梨1000克，蜂蜜500克，冰糖适量。

制作：将茯苓洗净，切成小方块；川贝母去杂洗净；梨洗净，去蒂把，切成丁。然后将茯苓、川贝母放入锅中，加入适量水，用中火煮熟，再加入梨、蜂蜜、冰糖继续煮至梨熟，出锅即成。

功效：梨具有清热生津、润肺化痰、止咳平喘的功效。茯苓具有健脾益胃、利水渗湿、宁心安神、美容颜、添精神的作用。茯苓含茯苓多糖，能增强人体免疫功能，有一定的抗病作用，尤其对老年性浮肿、肥胖症有治疗作用。川贝母为止咳化痰、平喘、清热润肺之良药。几物相合，其清热润肺、生津止咳平喘的作用增强。常吃可美容颜、抗衰老，使皮肤滑润细嫩，并富有弹性。

5. 金针鸡肉汤

来源：民间药膳方。

原料：鸡肉150克，金针菜60克，冬菇3个，木耳30克，大葱1根，食盐、味精各适量。

制作：金针菜、木耳、冬菇用清水泡发，择洗干净；冬菇切成丝；鸡肉洗净，切丝，用食盐拌匀；葱洗净，切花。金针菜、冬菇丝、木耳放入开水锅内，用文火煮沸几分钟，再放入鸡丝煮至熟，放葱花、食盐、味精调味即可。

用法：佐餐食用，每日1～3次，每次150～200毫升。

功效：补血和血，健美养颜。适用于面色不华、早衰面枯。对病后体虚、贫血或神经衰弱、高血压等也有疗效。

6. 美颜鸡蛋汤

来源：民间药膳方。

原料：腐竹皮1块，红枣5颗，鸡蛋1个，冰糖适量。

制作：腐竹皮洗净泡水至软，鸡蛋去壳搅匀待用，红枣去核，用4碗水煮滚后，放入腐竹皮、红枣与冰糖，用小火煮30分钟，再加入鸡蛋搅匀即可食用。

功效：腐竹皮是豆浆凝结的上层皮，含蛋白质、脂肪、钙、磷、铁、钠及维生素B_1、维生素B_2等。维生素B_1、维生素B_2帮助糖类、脂肪、蛋白质等新陈代谢，养颜美肤，同时还保护视力，使食欲、消化正常，维持心脏与神经系统的运作。红枣，滋阴补血健脾，对身体有镇静作用，并可治疗失眠及晕眩。鸡蛋则更是不可缺少的营养物质。

7. 红枣香菇汤

来源：民间药膳方。

原料：干香菇 20 个，红枣 8 枚，料酒、精盐、味精、姜片、花生油各适量。

制作：将干香菇先用温水浸发至软，再用清水洗去泥沙；将红枣洗净，去核。用有盖炖盅，加进澄清过滤的泡发香菇的水和加入适量清水，再放入香菇、红枣、精盐、味精、料酒、姜片、熟花生油少许，盖上盅盖，上蒸笼蒸 1 小时左右，出笼即可食用。

功效：香菇含有较高的蛋白质、糖类、维生素、微量元素和多种氨基酸、酶、核酸等。其性味甘平，有健胃益气、滋补强壮的作用。核酸类物质，可抑制血清和肝脏中的胆固醇增加，有阻止血管硬化和降血压作用，可防病、健身、抗衰老。香菇中含有麦角固醇，经人体吸收后可转化为维生素 D，因而可以防治佝偻病和贫血，对健美有重要意义。红枣是驰名中外的滋补美容食品，它能补中益气、养血生津、健脾养胃，可治疗脾胃虚弱、营养不良、气血亏损等引起的面容枯槁、肌肤失调、气血不足等症。二物组成此菜肴，是很好的健美、抗衰老之品。

8. 黑白凤爪汤

来源：民间药膳方。

原料：黑大豆 150 克，鸡爪 300 克，白薇 20 克。

制作：将黑豆拣去杂质，用清水浸泡 30 分钟，备用；鸡爪洗净，放沸水锅中，烫透取出过水；白薇用纱布包裹后，扎紧。锅中放水，加入黑豆、白薇及鸡爪，用大火煮沸，撇去浮沫，加入料酒后，改小火烩至黑豆、鸡爪均酥，加盐、味精调味即可。

功效：温中益气，滋阴补肾。本膳所用黑豆，含蛋白质、脂肪、糖类、胡萝卜素、维生素 B_1、维生素 B_2、烟酸等，并有大豆黄酮苷、胆碱、大豆甾醇、叶酸，其味甘，性平，有滋阴补血、活血利水作用。鸡肉，能温补中气。

9. 苦瓜炖文蛤

来源：民间药膳方。

原料：文蛤 500 克，苦瓜 250 克。

制作：将苦瓜去瓤，放入沸水中焯一下，捞出过凉水，再切成片。文蛤洗净，放入锅中加水，煮至文蛤张口捞出，去壳及内脏，下油锅炒，加入料酒、生姜汁和精盐炒拌均匀，起锅。用砂锅，在锅底铺苦瓜片，文蛤肉放其上，加大蒜、姜末、葱段、白糖、适量清水，小火炖至蛤肉熟透入味，淋上香油，即可食用。

功效：清热和胃，增白养颜。本膳用苦瓜，清热和胃，清心解毒；文蛤含多种人体必需氨基酸、维生素 E 、维生素 A 、维生素 B_2、钙、磷、铁、硒等成分，能增白美容。

10. 玉兰猪肤羹

来源：民间药膳方。

原料：干猪皮 150 克，玉兰片 40 克，莴笋 50 克，黑木耳 30 克，猪肉 100 克。

制作：干猪皮洗净后用油发，再浸于清水中 2 小时，捞出切成 3 厘米见方大片，放入锅中，加入高汤煮 10 分钟；黑木耳、玉兰片，水发透，洗净；莴笋，切片；猪肉，切片后上浆。炒锅烧热，加油滑锅后，先炒肉片，变色起锅，再炒莴笋片，加少许盐、水、黑木耳、玉兰片，沸 3 分钟，加入猪皮、肉片、味精，再煮沸 2 分钟，最后湿淀粉勾芡，即可装盘佐餐。

功效：活血滋阴，润燥泽肤。本膳用猪皮，性平，味甘、咸，能润燥泽肤，活血滋阴，所含蛋白质主要是白蛋白、球蛋白、角蛋白、弹性蛋白、胶原蛋白等；莴笋，含多种维生素，能清热润肤；黑木耳，滋阴补肾；玉兰片以增香添色。

11. 莲子增白糕

来源：民间药膳方。

原料：白莲子、白扁豆、白茯苓、怀山药各 50 克，白菊花 15 克，面粉 250 克，白糖适量。

制作：先将白莲子、白扁豆、白茯苓、怀山药、白菊花打成粉，与面粉拌匀，加清水和成面团，再铺平切成菱形方块，上蒸笼蒸 30 分钟，即可食用。

功效：健脾益气，祛风平肝。本膳用扁豆、茯苓、山药，健脾滋阴，渗湿益气；莲子，和胃升清；菊花，清肝祛风。故本膳能润肌肤、祛斑及增白。

12. 增白饮

来源：民间药膳方。

原料：牛奶 200 克，西瓜瓤 250 克，柠檬半个。

制作：西瓜瓤切成方块，柠檬带皮切成丝，与牛奶一并放锅中，煮沸 3 分钟后，加砂糖再沸，使糖溶化即可，频饮。

功效：和胃润肺，益气生津。本膳所用西瓜瓤（即西瓜的食用部分），含磷酸、苹果酸、糖类、多种氨基酸、蔗糖酶、维生素 C 等；柠檬，含有机酸、橙皮苷、黄酮苷、糖类、维生素 C 等；牛奶，含蛋白质、钙、磷等。故其能嫩肤增白。

13. 麦冬酿冬瓜

来源：《中医养生药膳学》。

原料：冬瓜 500 克，麦冬 15 克，赤小豆 15 克。

制作：冬瓜切圆形或方形块，麦冬入赤小豆水浸泡 2 小时，与冬瓜一起上蒸笼蒸熟调味即可。

服法：每日 1～2 次。

功效：养阴生津，减肥轻身。冬瓜里的胡芦巴碱能帮助人体新陈代谢，抑制糖类转化为脂肪也是冬瓜的减肥降脂功能之一。冬瓜子中含有油酸，具有抑制体内黑色素沉积的作用，是良好的润肤美容成分。冬瓜中的膳食纤维含量很高，每100克中含膳食纤维约0.9克。现代医学研究表明膳食纤维能降低体内胆固醇、降血脂、防止动脉粥样硬化。冬瓜中的粗纤维，能刺激肠道蠕动，使肠道里积存的致癌物质尽快排泄出去。

三、乳房保健药膳

1. 红枣米汤羹

来源:《食疗方》。

原料：粳米100克，红枣10枚。

制作：粳米洗净，红枣去核，一同放入砂锅内，先用武火煮沸后以文火煨熬成浓米汤，用砂糖适量调味即可服食。

功效：此膳有补虚损、益气血、增肥丰乳之功效。也可用于脾胃虚弱、食欲不振、贫血等症。

2. 玉竹裙边

来源:《中医养生药膳学》。

原料：玉竹15克，裙边100克。

制作：裙边与玉竹共入锅焖5分钟，加入佐料烧至熟透。

服法：每日1次，长期服食。

功效：滋阴，补肾，有丰满乳房、健美肌肤之功效。

3. 莲子糕

来源：民间药膳方。

原料：莲子100克，粳米100克，白糖10克。

制作：莲子去心煮烂后捣成泥。再取粳米，加水蒸熟与莲肉混匀，放入容器中待冷切块，撒上白糖即可食用。

功效：此膳有健脾、补虚之功效，常食有增肥丰乳的作用。

4. 羊肉粥

来源：民间药膳方。

原料：鲜羊肉150克，粳米100克，食盐、胡椒粉、葱花、生姜少许。

制作：新鲜羊肉洗净切成肉丁与粳米同入砂锅内加水煮粥，等粥稠时加食盐、胡椒粉、葱花、生姜调味即可。

服法：每日早、晚趁热服食。

功效：此膳具有益气补虚、温中暖下、壮骨健脾、丰乳肥健等作用。

5. 人参鸡肉卷

来源:《保健药膳》。

原料：生晒参 20 克，鸡腿肉 200 克。

制作：将鸡腿去骨，鸡腿肉抹上盐腌制 10 分钟备用。人参洗净，切去末梢须茎，改刀成鸡腿骨大小，塞入鸡腿肉中，用纱布包裹上，上蒸汽箱蒸 20 分钟。出笼后，晾凉，除去纱布，切片摆盘即可。

功效：此膳有补元气、固脱生津、安神之功效，适用于劳伤虚损、形体消瘦、食欲不振、气血津液不足等症，常食丰乳健美效果较佳。

6. 猪肉扁豆枸杞汤

来源:《食物疗法》。

原料：猪瘦肉 150 克，白扁豆 50 克，枸杞子 30 克，食盐、生姜、葱花、味精少许。

制作：将猪瘦肉洗净切丝与扁豆、枸杞子一同入锅内，加水适量炖煮至猪瘦肉熟烂后加入食盐、生姜、葱花、味精调味服食。

功效：此膳有滋补肝肾、强体健身、增肥丰乳之功效。

7. 戟天薤白虾

来源:《中医养生药膳学》。

原料：蜜制巴戟 5 克，鲜薤白 30 克，海白虾 200 克，银杏 15 克。

制作：将巴戟蒸 15 分钟备用，将薤白去皮洗净，将海白虾去虾枪，用盐、花雕酒腌好备用。锅中入油烧至七成热，将虾下入爆至皮脆出锅。锅留底油放入巴戟、薤白爆香，再下入虾一起翻炒，放入盐、花雕炒香，最后放入红辣椒油翻炒出锅即可。

功效：本膳有补肾阳、健脾开胃、丰乳之功效。

8. 猪皮胶冻

来源：民间药膳方。

原料：鲜猪皮 1000 克，黄酒 250 毫升，红糖 250 克。

制作：新鲜猪皮去毛洗净，加水适量以小火煨炖到肉皮烂透、汁液稠时，加黄酒、红糖调匀后倒入碗中，冷藏。

功效：常食猪皮，可使贮水功能低下的皮肤组织细胞得到改善，精血得到及时补充，还可使肌肤滋润丰满，减少皮肤皱纹，而且丰乳效果较佳。

9. 参芪鸡肉汤

来源：民间药膳方。

原料：党参 15 克，黄芪 20 克，鸡肉 200 克，紫河车 10 克。

制作：先将党参、黄芪放入炖盅内，加水适量，隔水炖半小时，再放入鸡肉、紫河车炖 2 小时，调味即可服食。

功效：此膳有补虚益血、强胃健脾之功效。常食能使面色青白无华的女性变得面如敷粉、色如桃花且丰乳增肥效果较好。

10. 术苓乌鸡汤

来源：民间药膳方。

原料：白术、怀山药、茯苓各 15 克，陈皮 8 克，紫河车粉 12 克，乌鸡半只。

制作：将上述几味药物与乌鸡肉一同放入砂锅内，加食盐、生姜、胡椒、清水适量，用中火炖煮至乌鸡烂熟，再放入紫河车粉稍煮片刻即可食肉。

功效：常食此膳可使皮肤具有弹性，皱纹减少，还能使女性发育均匀，乳房丰满，身体曲线优美。

四、温经通脉药膳

1. 玄胡益母草煮鸡蛋

来源：《服食导饵》。

原料：玄胡（延胡索）20 克，益母草 50 克，鸡蛋 2 个。

制作：将以上 3 味加水同煮，待鸡蛋熟后去壳，再放回锅中煮 20 分钟左右即可饮汤，吃鸡蛋。

功效：具有通经、止痛经、补血、悦色、润肤美容功效。

2. 乌豆酒汤

来源：《养生秘旨》。

原料：乌豆（黑豆）60 克，鸡蛋 2 个，黄酒或米酒 100 毫升。

制作：将乌豆与鸡蛋加水同煮即可。

功效：具有调中、下气、止痛功能。适用于妇女气血虚弱型痛经，并有和血润肤功效。

3. 姜艾苡仁粥

来源：民间药膳方。

原料：干姜、艾叶各 10 克，薏苡仁 30 克。

制作：将前 2 味水煎取汁，将薏苡仁煮粥至将熟，加入药汁同煮至熟。

功效：具有温经、化瘀、散寒、除湿及润肤功效。适用于寒湿凝滞型痛经。

4. 益母草香附汤

来源：民间药膳方。

原料：益母草、香附各 100 克，鸡肉 250 克，葱白 5 根。

制作：将葱白拍烂，与鸡肉、益母草、香附加水同煎。饮汤，食鸡肉。

功效：适用于痛经，并能光艳皮肤。

5. 山楂桂枝红糖汤

来源：民间药膳方。

原料：山楂肉 15 克，桂枝 5 克，红糖 30 ~ 50 克。

制作：将山楂肉、桂枝装入瓦煲内，加清水 2 碗，用文火煎至 1 碗时，加入红糖，调匀，煮沸即可。

功效：具有温经通脉、化瘀止痛功效。适用于妇女寒性痛经及面色无华者。

6. 山楂葵子红糖汤

来源：民间药膳方。

原料：山楂、葵花子仁各 50 克，红糖 100 克。

制作：以上用料一齐放入锅中加水适量同煎或炖，去渣取汤。

功效：具有补中益气、健脾益胃、和血悦色功效。适用于气血两虚型痛经。此汤宜在月经来潮前 3 ~ 5 日饮用，止痛、美容效果更佳。

7. 姜枣花椒汤

来源：民间药膳方。

原料：生姜 25 克，大枣 30 克，花椒 100 克。

制作：将生姜去皮洗净切片，大枣洗净去核，与花椒一起装入瓦煲中，加水 1 碗半，用文火煎剩至大半碗，去渣留汤。

服法：饮用，每日 1 剂。

功效：具有温中止痛功效。适用于寒性痛经，并有光洁皮肤作用。

8. 韭汁红糖饮

来源：民间药膳方。

原料：鲜韭菜 300 克，红糖 100 克。

制作：将鲜韭菜洗净，沥干水分，切碎后捣烂取汁备用。红糖放锅内，加清水少许煮沸，至糖溶后兑入韭汁内即可饮用。

功效：具有温经、补气功效。适用于气血两虚型痛经，并可使皮肤红润光洁。

9. 山楂酒

来源：民间药膳方。

原料：山楂干 300 克，低度白酒 500 毫升。

制作：将山楂干洗净，去核，切碎，装入带塞的大瓶中，加入白酒，塞紧瓶口，浸泡 7 ~ 10 日后饮用。每次 15 毫升。浸泡期间每日摇荡 1 ~ 2 次。

功效：有健脾、通经功效。适用于妇女痛经，并可促进身材和皮肤健美。

10. 红花酒

来源：《医方考》。

原料：红花200克，低度酒1000毫升，红糖适量。

制作：红花洗净，晾干表面水分，与红糖同装入洁净的纱布袋内，封好袋口，放入酒坛中，加盖密封，浸泡7日即可饮用。

服法：每日1～2次，每次饮服20～30毫升。

功效：具有养血养肤、活血通经功能。适用于妇女血虚、血瘀、痛经等。

第三节　男性保健药膳

一、补肾壮阳药膳

1. 参片鸡子牛鞭

来源：《中医养生药膳学》。

原料：鸡子50克，牛鞭80克，西洋参片8克，枸杞子20克，姜、葱、料酒各适量。

制作：牛鞭入高压锅焖5分钟至半熟去汤捞出，油锅烩姜加水1000毫升，将牛鞭与鸡子同入锅烧，至将出锅时加入西洋参片及枸杞子，调味后即出锅。

功效：补肾壮阳。适用于男性神疲乏力、精神不振、活力低下、易疲劳、畏寒怕冷、四肢发凉等症。

2. 鹿鞭炖鸡汤

来源：民间药膳方。

原料：鸡1只，鹿鞭、陈皮各9克，肉苁蓉、熟地黄各12克，枸杞子、巴戟天、杜仲、龙眼肉各10克，姜2片。

制作：将鹿鞭切成片，用酒浸泡一夜；然后和鸡、中药下锅加清水，炖煮至熟，下盐调味食用。

功效：补肾壮阳。

3. 当归羊肉汤

来源：《陈素庵妇科补解》。

原料：羊肉500克，当归、黄芪、党参各10克，葱、姜、料酒各适量。

制作：全部用料洗净放入锅中，加适量清水，武火煮沸，改文火煲2小时，加盐调味食用。

功效：补心气，疗血虚。

4. 猪尾汤

来源：民间药膳方。

原料：猪尾1条，乌豆、巴戟天、肉苁蓉各12克，丁香15克，姜4片，酒100克。

制作：全部用料洗净放入锅中，加适量清水，武火煮沸，改文火煲2小时，加盐调味食用。

功效：治疝气、肾虚、阳痿。

5. 双鞭壮阳汤

来源：《中华食物疗法大全》。

原料：枸杞子10克，菟丝子10克，肉苁蓉6克，牛鞭100克，狗鞭10克，羊肉100克，母鸡肉50克，花椒、老生姜、料酒、味精、猪油、食盐各适量。

制作：将牛鞭加水发，去净表皮，顺尿道对剖成两块，用清水洗净，再用冷水漂30分钟，将狗鞭用油砂炒酥，用温水浸泡约30分钟，刷洗干净；将羊肉洗净后，再放入沸水锅内汆去血水，捞入凉水内漂洗待用。然后将牛鞭、狗鞭和羊肉放入铝锅内，加清水烧开，撇去浮沫，放入花椒、老生姜、料酒、母鸡肉；再烧沸后，改用文火煨炖，至半熟时，用洁净白布滤去汤中的花椒和老生姜，再将菟丝子、肉苁蓉、枸杞子用纱布袋子装好，放入汤内，置火上继续煨炖。至牛鞭、狗鞭酥烂时，取出药包不用，并将牛鞭、狗鞭、羊肉和鸡肉捞出，将牛鞭切成3厘米长的条，狗鞭切成1厘米长的节，羊肉切片，鸡肉切块，然后把它们一起装在碗内，加味精、食盐和猪油调味即成。

服法：吃肉、喝汤，既可佐餐，又可单食。

功效：暖肾壮阳，益精补髓。适用于虚损劳伤、肾气虚衰、阳痿不举、滑精、早泄。

6. 鹿尾羊肉汤

来源：民间药膳方。

原料：羊肉500克，鹿尾、熟附子、巴戟天各10克，杜仲6克，生姜2片。

制作：羊肉、鹿尾洗净，切成小块，同3味中药及调料，加开水适量，用炖盅隔水炖3小时即成。

功效：温肾扶阳。

7. 枸杞猪腰粥

来源：民间药膳方。

原料：枸杞子10克，猪肾1个（去内膜，切碎），粳米100克，葱、姜、食盐少许。

制作：同煮成粥。

功效：有益肾阴、补肾阳、固精强腰的作用。适用于肾虚劳损、阴阳俱亏所致的腰脊疼痛、腰膝酸软、腿足痿弱、头晕耳鸣等。

8. 苁蓉羊腰粥

来源：《滇南本草》。

原料：肉苁蓉 10 克，羊腰 1 个（去内膜，切碎），粳米 100 克。

制作：同煮成粥。

功效：有补肾助阳、益精通便的作用。适用于中老年人肾阳虚衰所致的畏寒肢冷、腰膝冷痛、小便频数、夜间多尿、便秘等。

9. 鹿角胶粥

来源：民间药膳方。

原料：鹿角胶 6 克，粳米 100 克。

制作：将粳米煮成粥后，将鹿角胶打碎放入热粥中溶解，加白糖适量。

功效：有补肾阳、益精血的作用。适用于肾阳不足、精血虚损所致的形体羸瘦、腰膝酸软、疼痛、遗精阳痿等。

10. 杜仲腰花

来源：《中医养生药膳学》。

原料：杜仲 12 克，猪腰 1 对。

制作：杜仲煎煮过滤备用，猪腰去内筋，切为腰花，用杜仲药液做调料汁，加葱、姜、食盐爆炒后食用。

功效：有补肝肾、强筋骨、降血压的作用。适用于中老年人肝肾不足所致的肾虚腰痛、腰膝无力、头晕耳鸣、高血压。

二、益精固本药膳

1. 肉苁蓉羊肾汤

来源：《滇南本草》。

原料：肉苁蓉 30 克，羊肾 2 个。

制作：将羊肾切开洗净，挑去白色筋膜，与肉苁蓉一起加水煮汤，食盐调味服食。

功效：补肾，益精，壮阳。

2. 海参杞参汤

来源：民间药膳方。

原料：海参 150 克，党参、枸杞子各 12 克。

制作：一起煮 60 分钟左右后，加入味精、油、盐等调味品，即可吃参喝汤。

功效：补气益肾，生精养血。适用于气虚乏力、面色萎黄、头晕眼花、腰脚酸软、阳痿、遗精、小便频数等症。

3. 鹿血蒸蛋

来源:《中医养生药膳学》。

原料：鹿血 100 克，鸡蛋 2 个。

制作：将鸡蛋打花，加入鹿血及佐料后入蒸笼蒸熟。

功效：益精血，补阳气。适用于肾阳亏虚、肝肾不足之腰膝酸软、阳痿遗精、头目昏花、不育等。

4. 巴戟二子酒

来源:《保健药膳》。

原料：巴戟天、菟丝子、覆盆子各 15 克，米酒 250 克。

制作：将巴戟天、菟丝子、覆盆子用米酒浸泡，7 天后可服用。

功效：适用于肾虚所致精液异常、滑精、小便频数、腰膝冷痛等症。

5. 清真复元汤

来源：成都惠安堂滋补餐厅方。

原料：怀山药 50 克，肉苁蓉 20 克，菟丝子 10 克，胡桃仁 2 个，羊肉 500 克，羊脊骨 1 根，粳米 100 克，葱、姜、花椒粒、料酒、胡椒粉、八角、盐各适量。

制作：将羊脊骨剁成数节，洗净；羊肉洗净，氽去血水，再洗净；将怀山药、肉苁蓉、菟丝子、核桃仁用纱布袋装好扎口；羊肉切成条块；姜、葱白拍破。将中药、食物和粳米同时放入砂锅内，注水适量，武火烧沸，撇去浮沫；再放入花椒粒、八角、料酒，移文火继续煮，炖至肉烂为止。将肉、汤出锅装碗后，加胡椒粉、盐调味即成。

服法：每日 1 次，每次吃羊肉 100 克，喝汤。

功效：温补肾阳。适用于肾阳不足、肾精亏损之耳鸣眼花、腰膝无力、阳痿早泄等症。

6. 龙马蒸鸡

来源:《保健药膳》。

原料：海龙、海马各 10 克，虾仁 15 克，子公鸡 1 只，料酒、味精、盐、姜、葱、清汤各适量。

制作：将子公鸡宰杀后，去毛和内脏，洗净，装入大盆内备用。将海马、海龙、虾仁用温水洗净，泡 10 分钟，分放在鸡肉上，加葱、姜块（配料用半块）、料酒、清汤适量，上笼蒸至烂熟。将子公鸡出笼后，拣去葱和姜块，放入味精、盐，即成。

服法：食海马、海龙、虾仁和鸡肉。

功效：温肾壮阳，益气补精。适用于阳痿早泄、小便频数、崩漏带下等症。

7. 黄精枸杞牛尾汤

来源:《保健药膳》。

原料：带皮牛尾 1 条（约 750 克），黄精 20 克，枸杞子 50 克，覆盆子 10 克，芡实 10 克，龙眼肉 10 克，精盐 7.5 克，姜 30 克。

制作：枸杞子分为两份，一份 25 克水煮取浓缩汁 25 克，另一份用清水洗净。牛尾刮洗干净，剁成段，放入开水锅内氽一下，取出洗净，姜切片。将牛尾、黄精、覆盆子、芡实、姜、枸杞子 25 克放在瓦罐内，加入清汤、料酒、味精、酱油、精盐，用武火烧滚后，再加入枸杞浓缩汁 25 克，转用文火炖烂取下，拣出姜、葱，连瓦罐上桌食用。

功效：补肝肾，强筋骨。适宜于肾虚者，如男子阳痿、早泄及女子月经不调、性欲减退、腰膝酸痛等症。

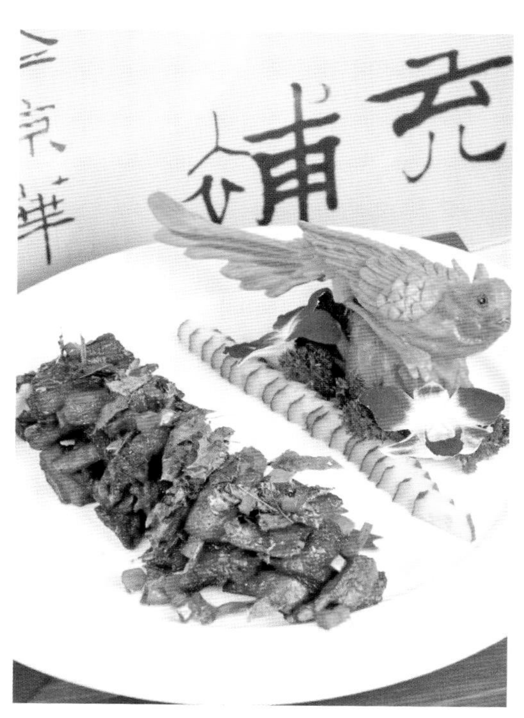

品名： 白术羊排
用料： 白术、丁香、羊排等
功效： 补血温经

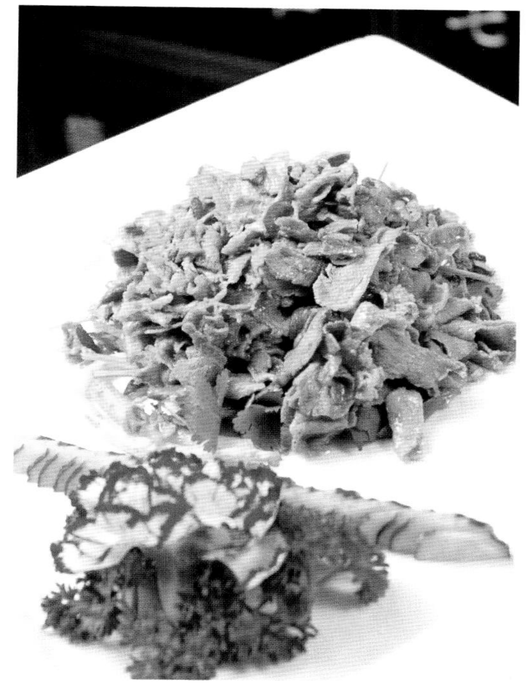

品名： 补骨脂炒东山羊
用料： 补骨脂、白术、东山羊肉等
功效： 补肾阳

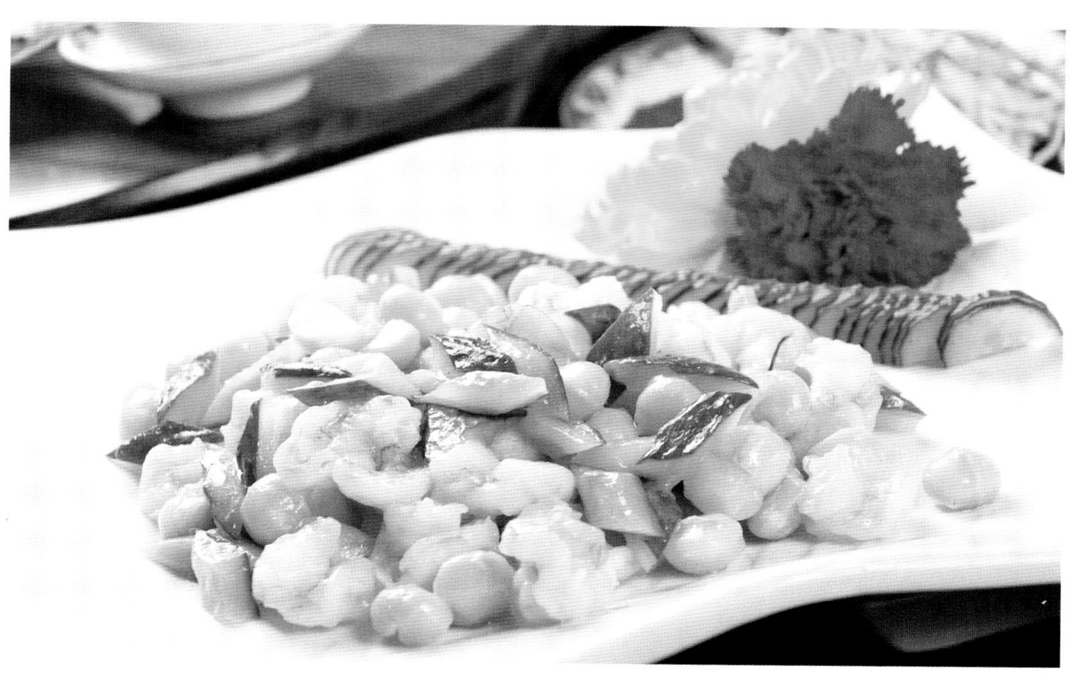

品名： 白果虾仁
用料： 白果、虾仁等
功效： 滋阴养胃、定喘止咳

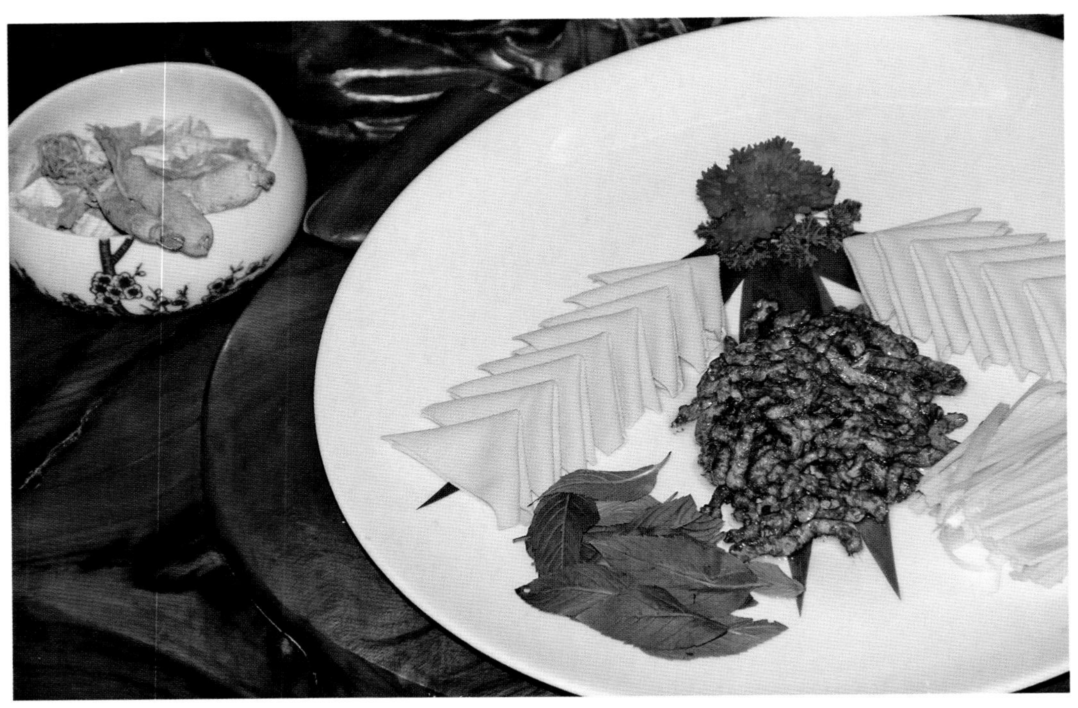

品名：薄荷京酱肉丝
用料：鲜薄荷、猪肉等
功效：清利头目、疏肝解郁

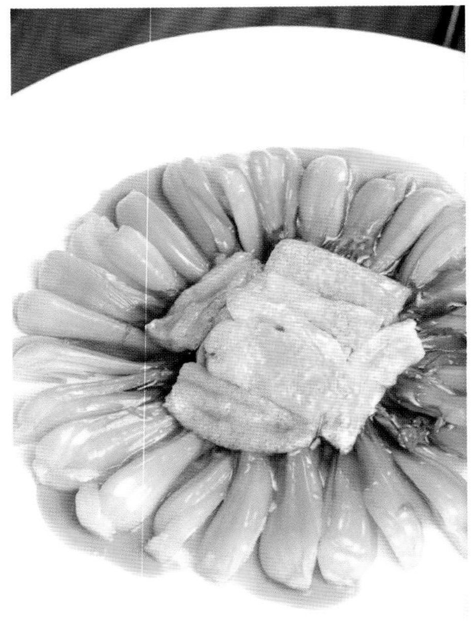

品名：鲍汁竹荪菜胆
用料：竹荪、鲍汁、菜心等
功效：补气养阴、润肺止咳

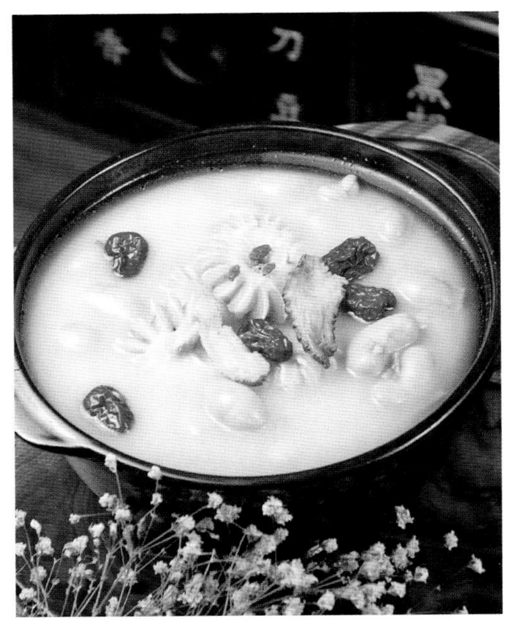

品名：参片鸡子牛鞭
用料：西洋参片、鸡子*、牛鞭等
功效：补肾壮阳

*鸡子：公鸡的睾丸

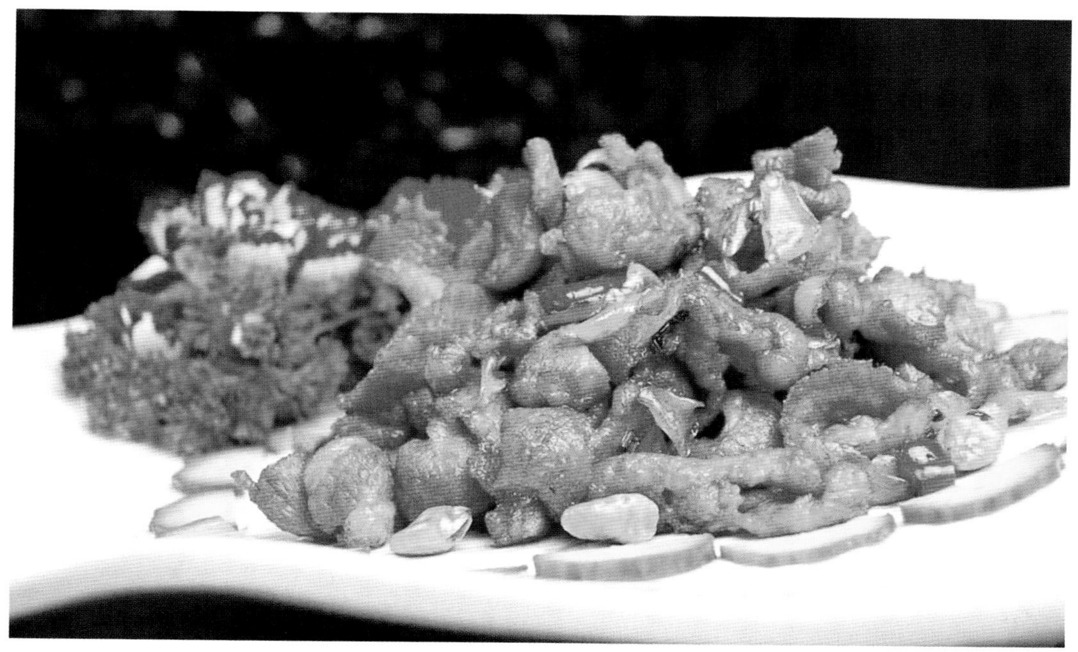

品名：百合脆香肉
用料：白果、鲜百合、猪肉等
功效：养阴敛肺

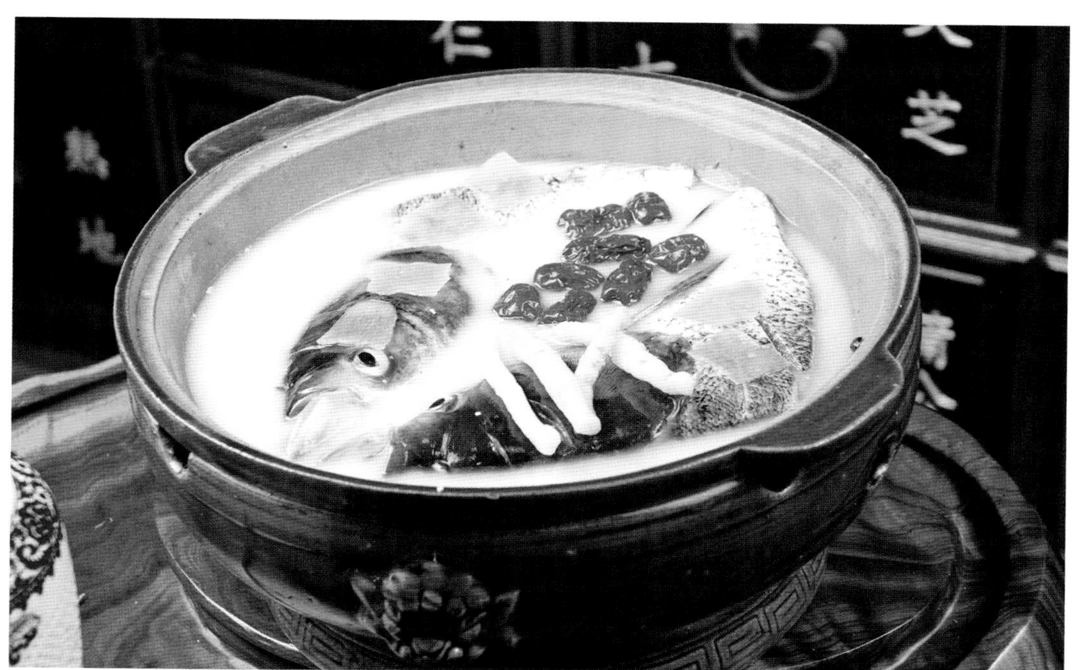

品名：参芪鱼头
用料：党参、黄芪、大枣、鱼头等
功效：补气养脑

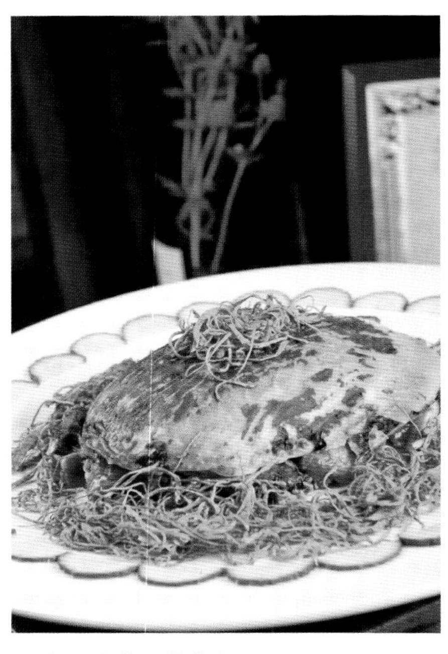

品名：虫草花蒸水鱼
用料：虫草花、太子参、水鱼等
功效：平喘止咳、降压降糖

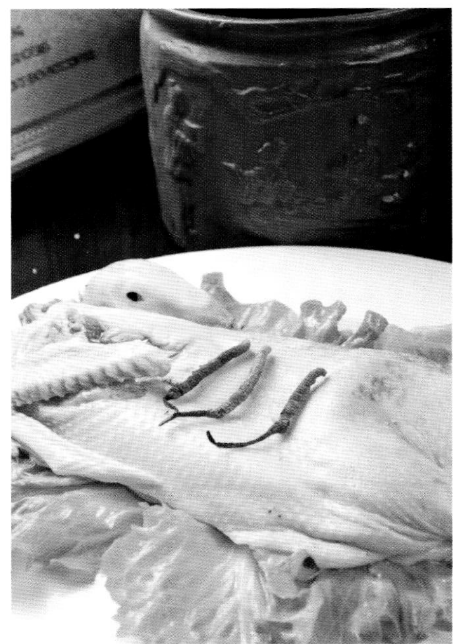

品名：冬虫夏草蒸老鸭
用料：冬虫夏草、老鸭等
功效：益肾壮阳、补肺平喘

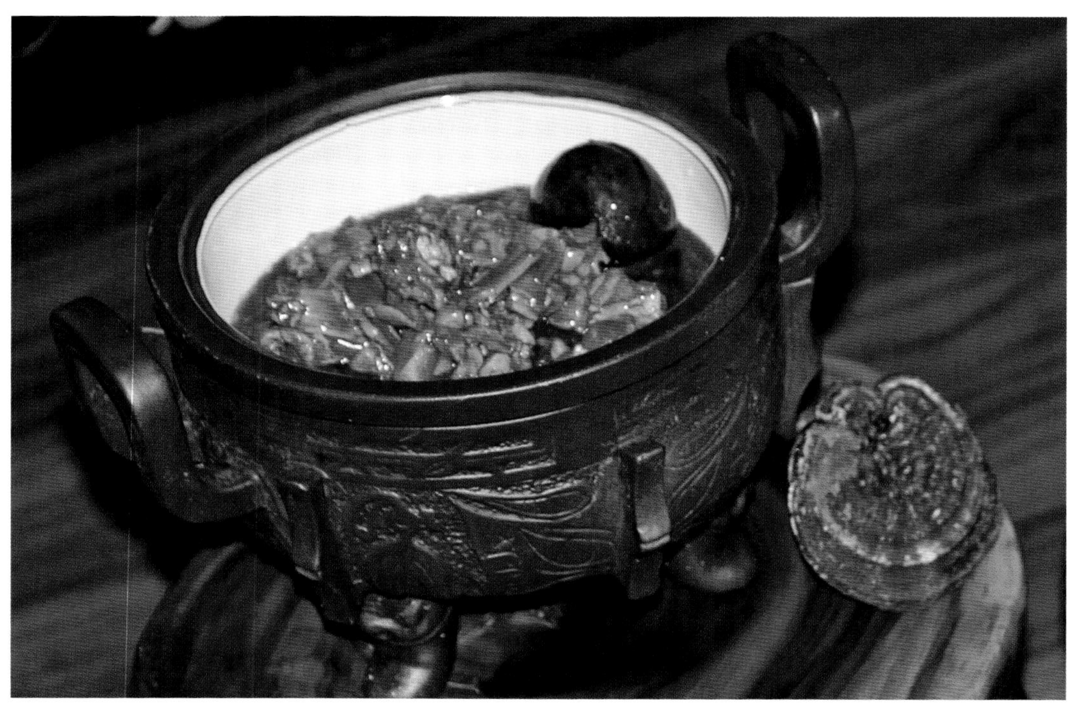

品名：罗汉果烧兔肉
用料：罗汉果、草豆蔻、兔肉等
功效：补中益气、凉血解毒

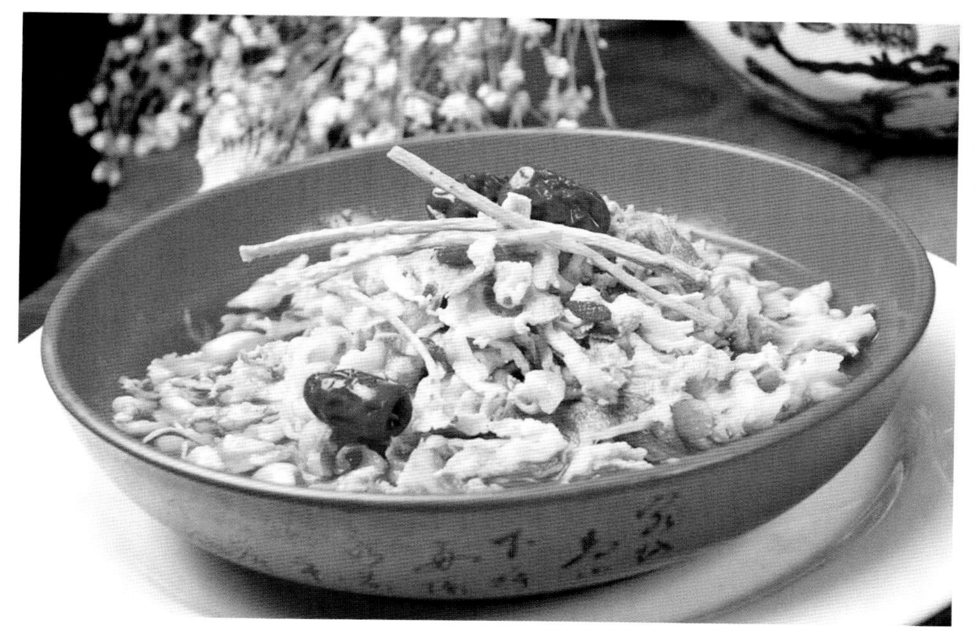

品名：党参肥牛
用料：党参、牛肉等
功效：补益气血

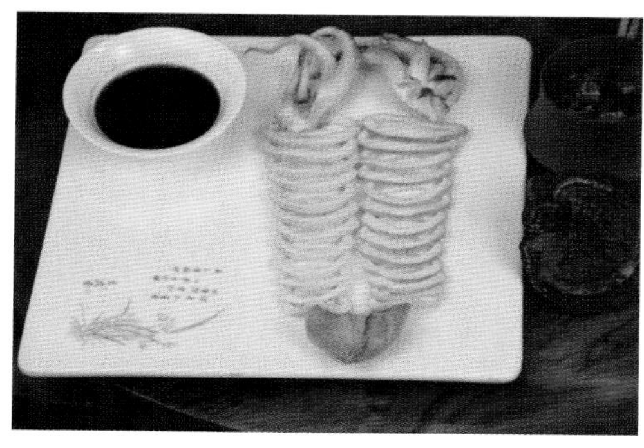

品名：补益鱿鱼卷
用料：山楂汁、紫苏、鱿鱼等
功效：补益气血

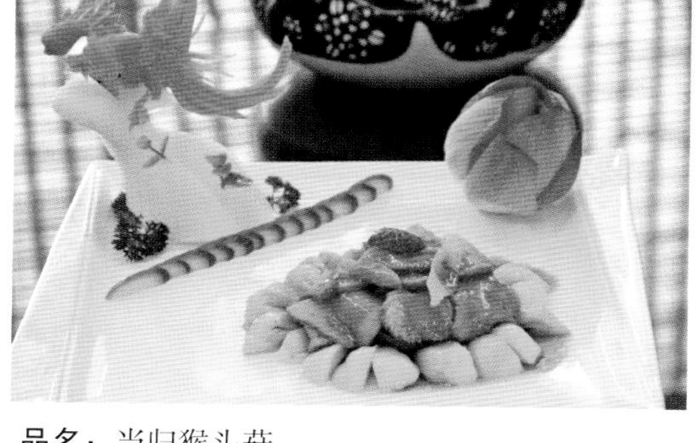

品名：当归猴头菇
用料：当归、党参、猴头菇等
功效：补气养血

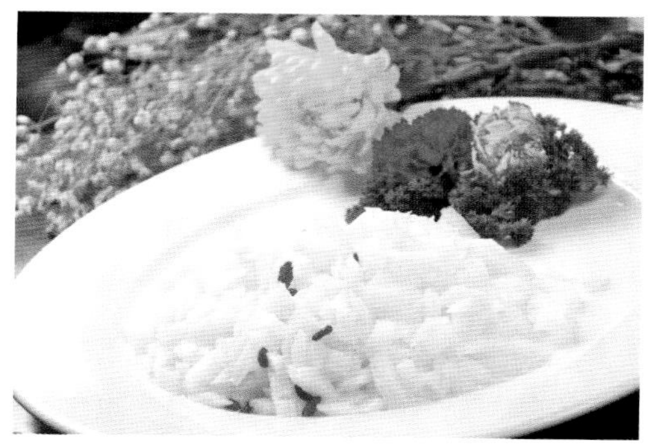

品名：枸杞山药
用料：枸杞子、鲜山药等
功效：补脾养胃、生津益肺、补肾涩精

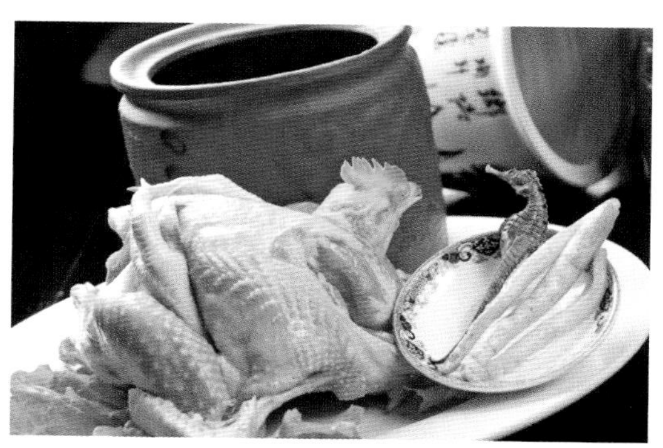

品名：海马童子鸡
用料：海马、鲜玉竹、童子鸡等
功效：补肾壮阳、调气活血

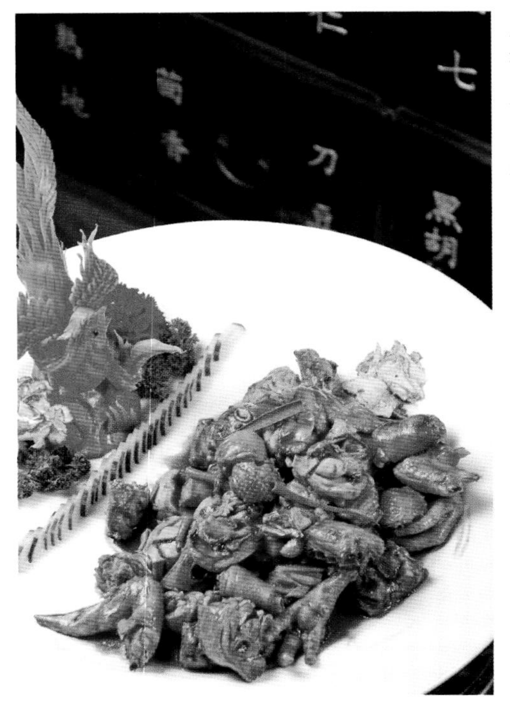

品名：当归烧公鸡
用料：当归、黄芪、公鸡肉等
功效：补血生精

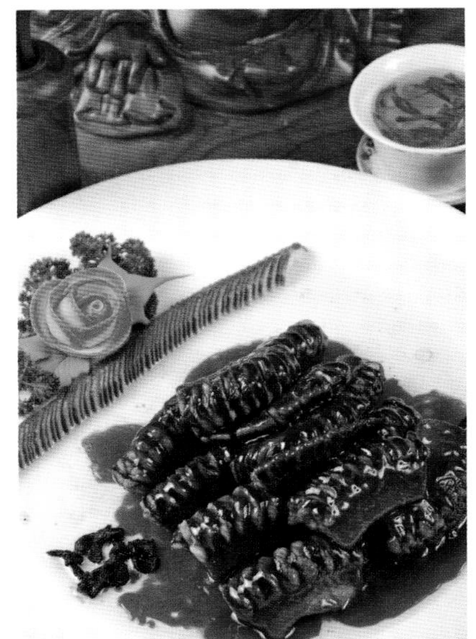

品名：黄精鳝段
用料：黄精、枸杞子、鳝鱼等
功效：滋肾润肺、补脾益气

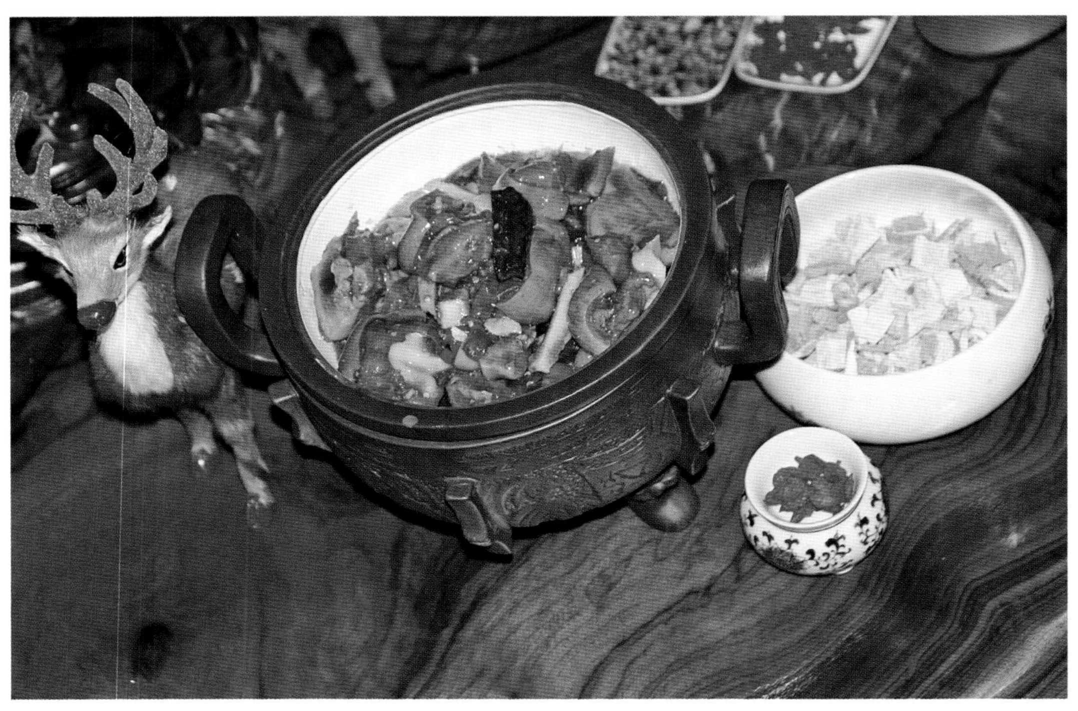

品名：杜仲牛蹄
用料：杜仲、枸杞子、牛蹄等
功效：补肝肾、强筋骨

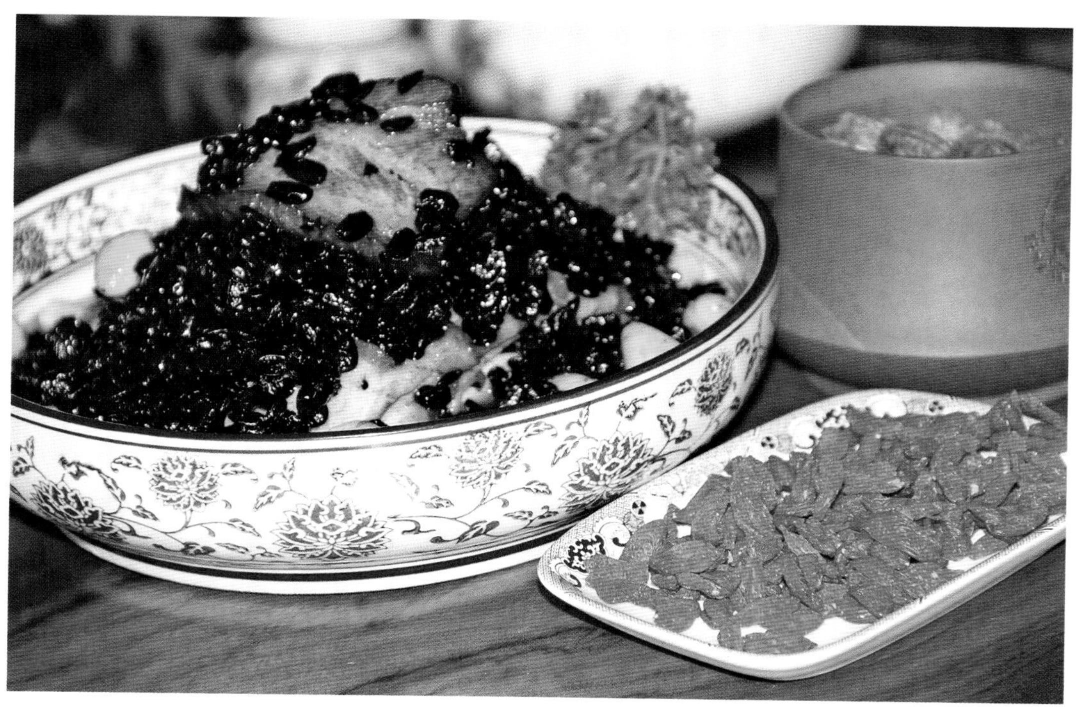

品名： 豆豉酿千层肉
用料： 豆豉、白果、山楂、五花肉等
功效： 补肾健脾

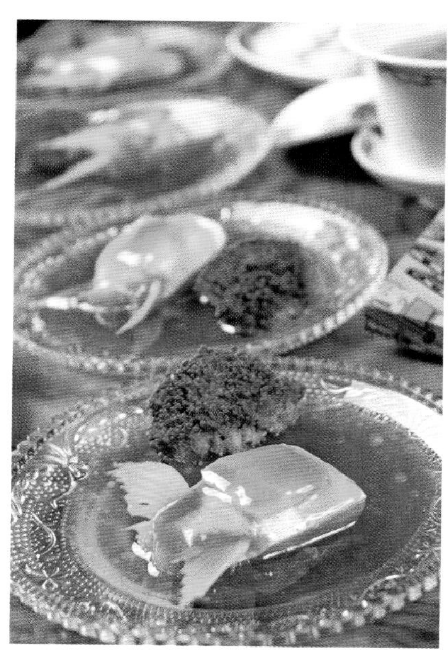

品名： 天麻鱼唇
用料： 天麻、鱼唇等
功效： 泻肝降脂

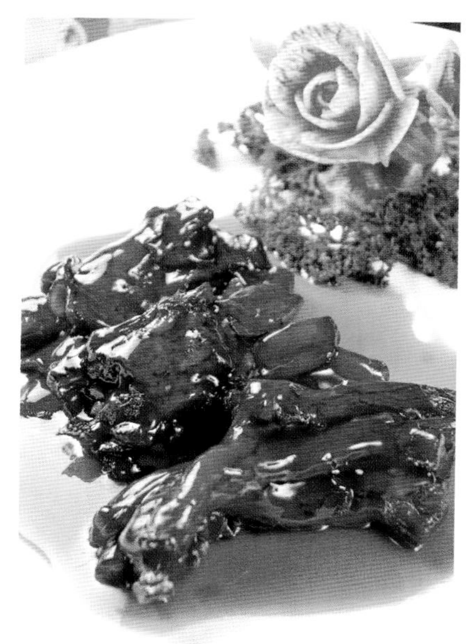

品名： 杜仲鹿筋
用料： 杜仲、鹿筋等
功效： 补肾阳、强筋骨

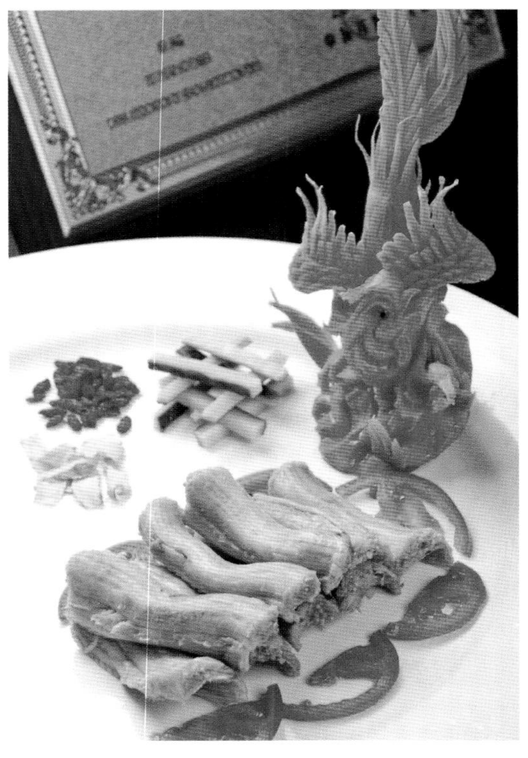

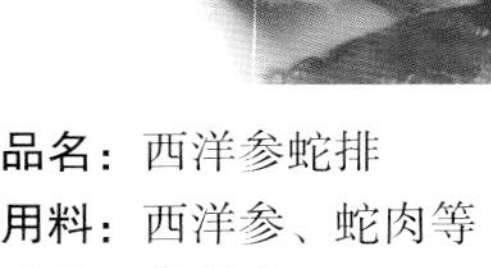

品名：西洋参蛇排
用料：西洋参、蛇肉等
功效：养阴凉血

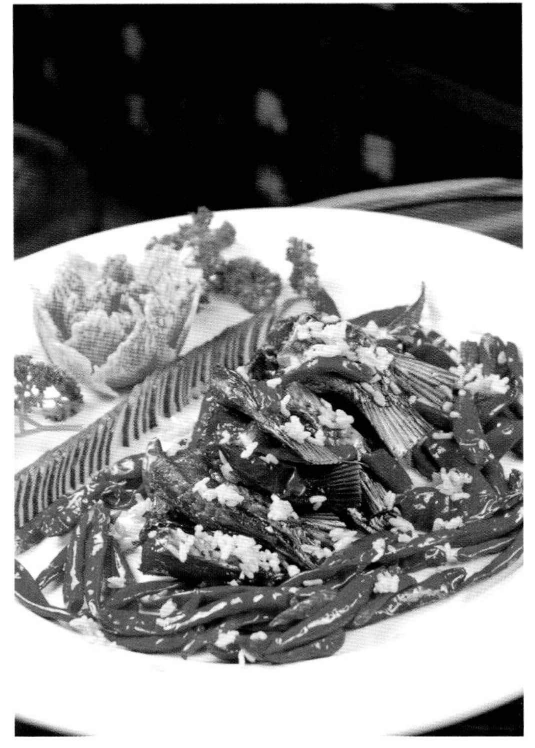

品名：活血鱼尾
用料：三七、酒糟、鱼尾等
功效：活血行气

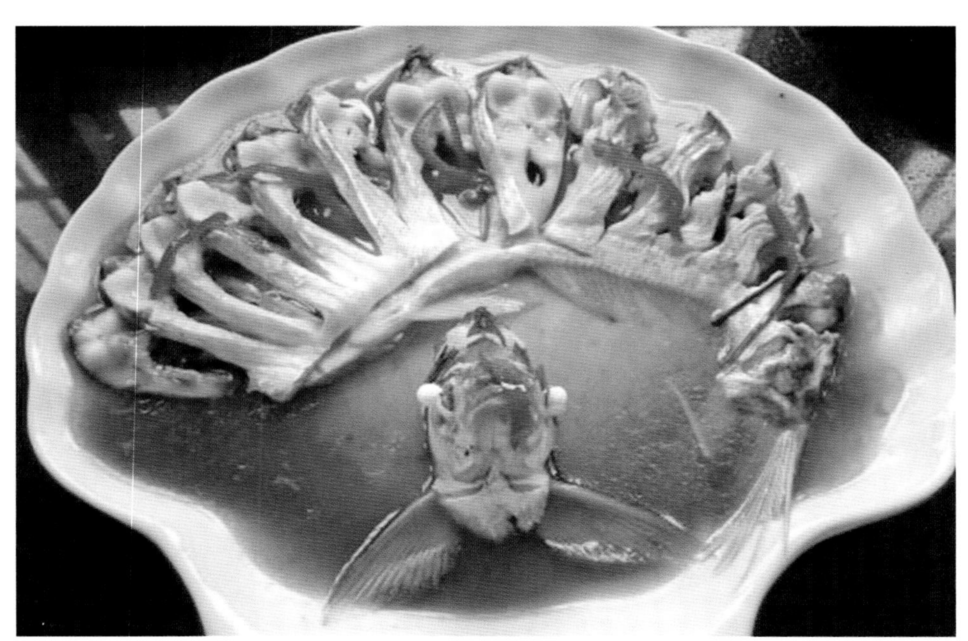

品名：砂蔻蒸鱼
用料：砂仁、草豆蔻、鱼等
功效：化湿、开胃、醒脾

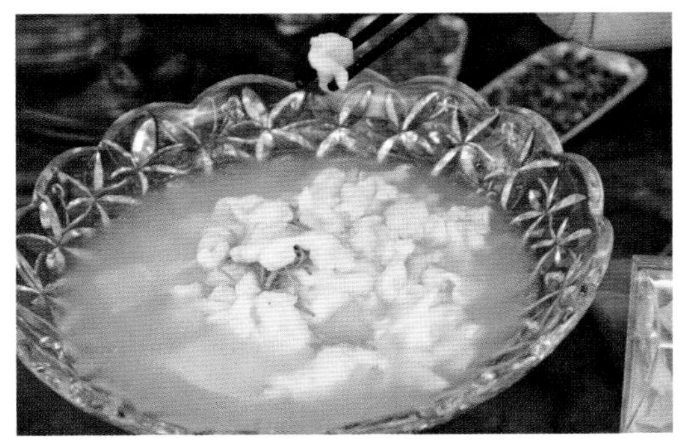

品名：太子参捞鱼片
用料：太子参、鱼片等
功效：补脾益气

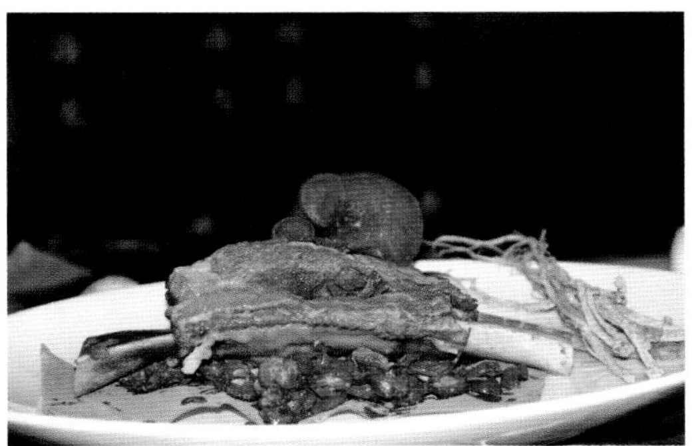

品名：健脾牛肋
用料：山楂、甘草、牛肋骨等
功效：健脾和胃、滋补强身

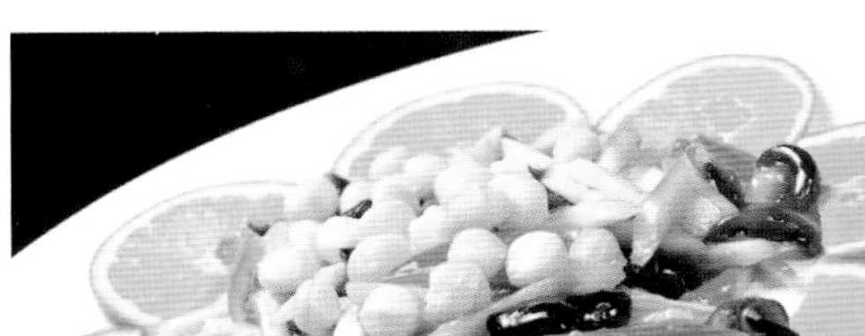

品名：芦果海参
用料：芦笋、夏果、海参等
功效：润肺止咳、降压降脂

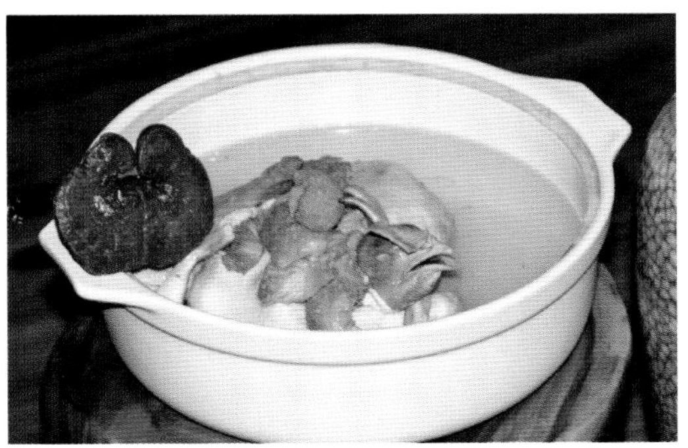

品名：灵芝炖鸡
用料：灵芝、大枣、党参、童子鸡等
功效：滋阴、养血、生津

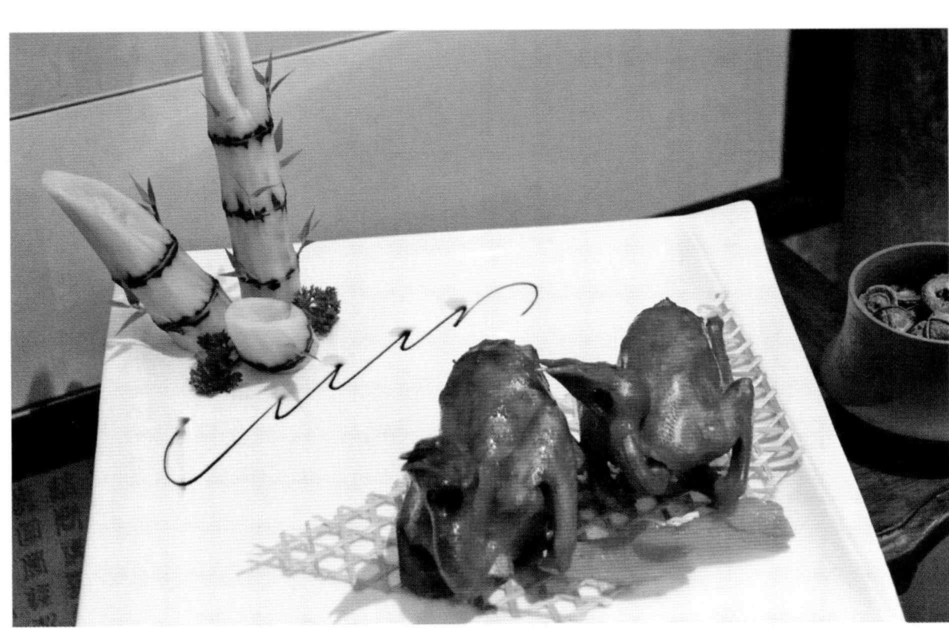

品名：天麻乳鸽
用料：天麻、乳鸽等
功效：降压除眩

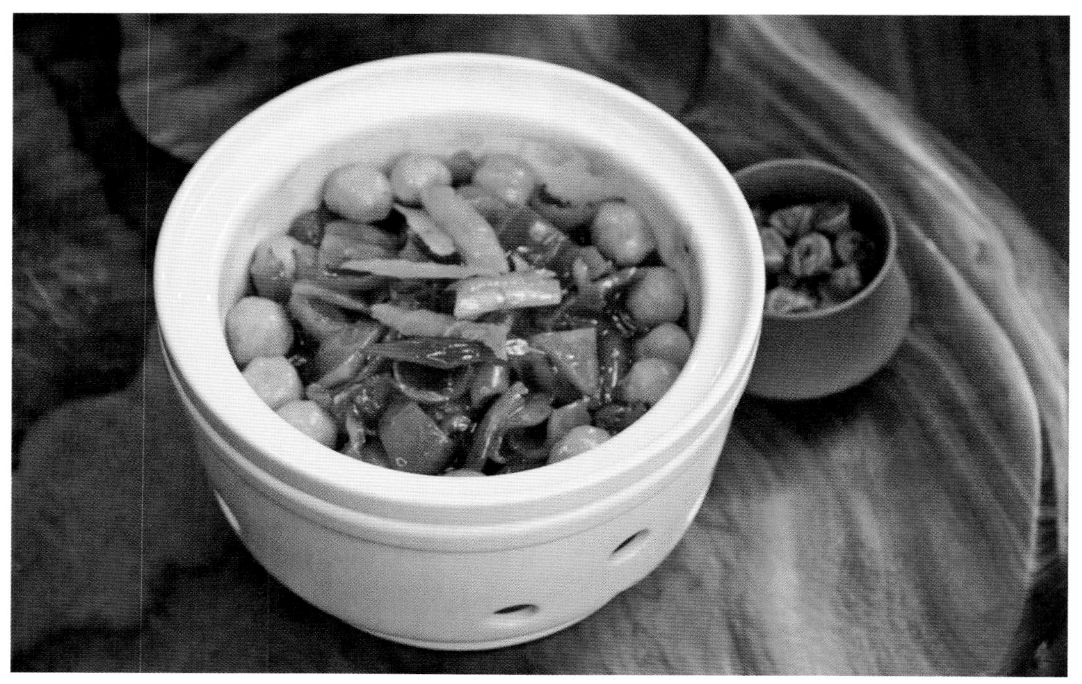

品名：玉竹裙边
用料：玉竹、麦冬、甲鱼裙边等
功效：养阴生津

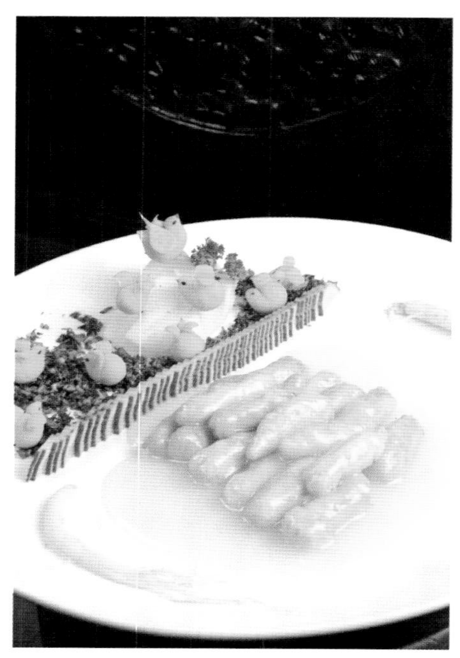

品名：蜜制人参
用料：鲜人参、蜂蜜等
功效：补气、安神、生津

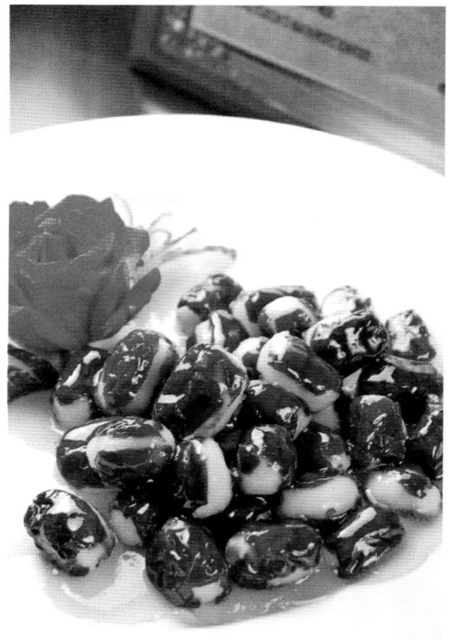

品名：补血红枣酿
用料：红枣、粳米等
功效：补血生津

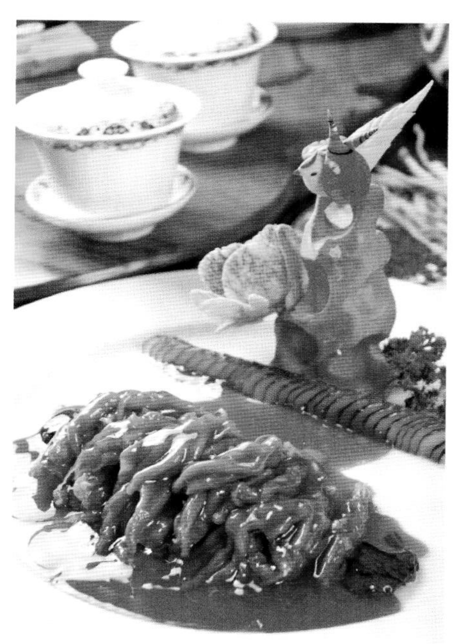

品名： 血藤鸭掌
用料： 制鸡血藤、鸭掌等
功效： 活血舒筋

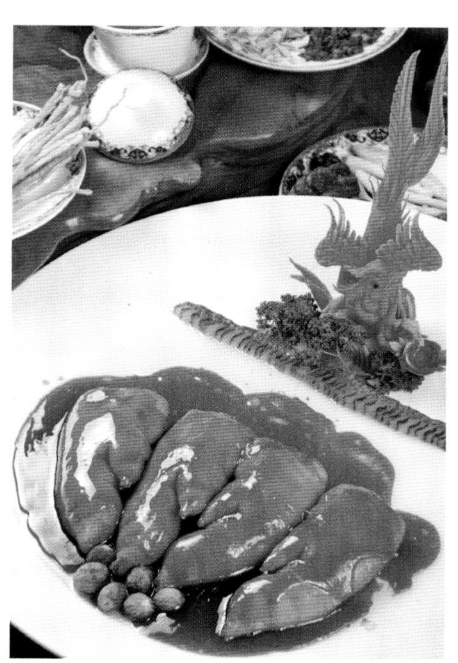

品名： 砂蔻猪手
用料： 砂仁、草豆蔻、丁香、猪蹄等
功效： 健脾气、补气血

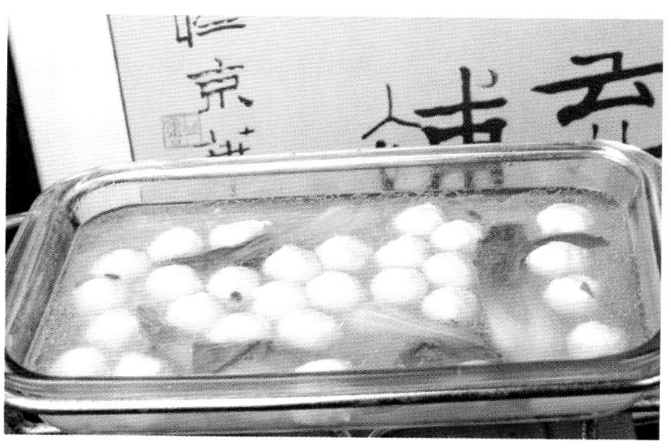

品名： 明炉鹿角鱼丸
用料： 鹿角粉、鱼丸等
功效： 温阳、行气、活血

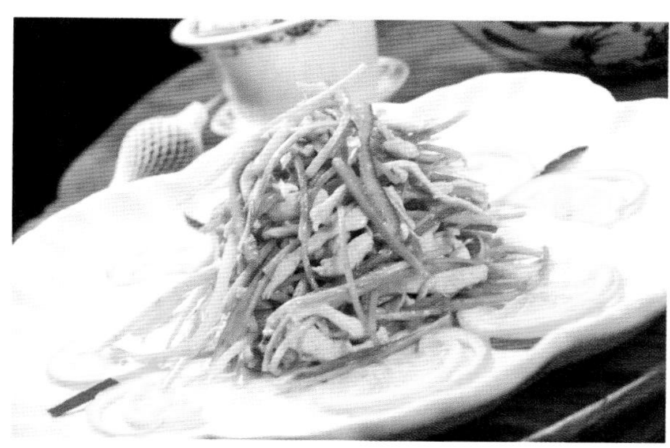

品名： 牛蒡炒鸡丝
用料： 牛蒡根、鸡肉等
功效： 散风热、消毒肿

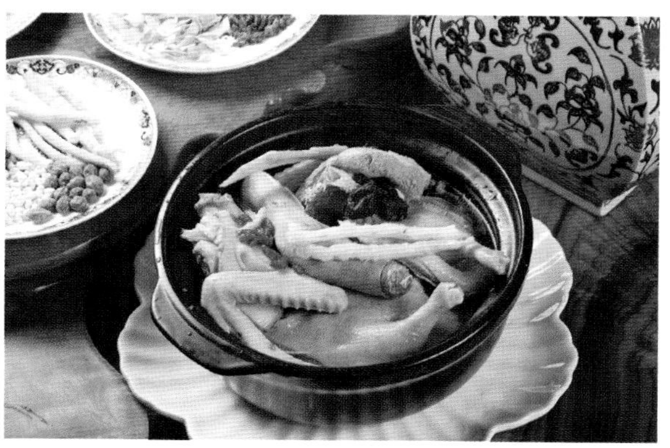

品名： 沙参玉竹烧老鸭
用料： 南沙参、玉竹、百合、老鸭等
功效： 养阴生津

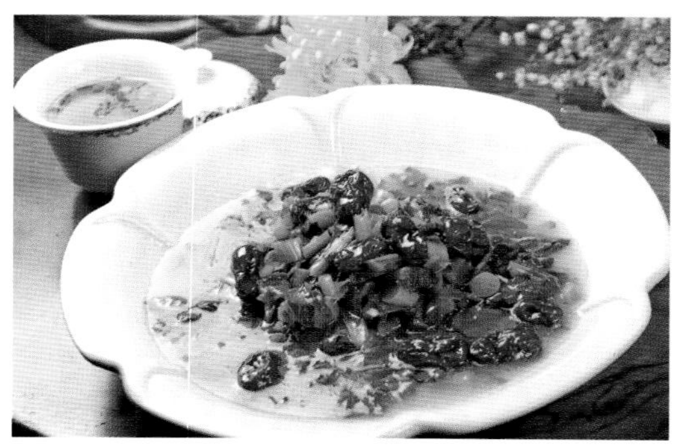

品名：米汤红枣菜碎
用料：红枣、芥菜等
功效：补血养阴

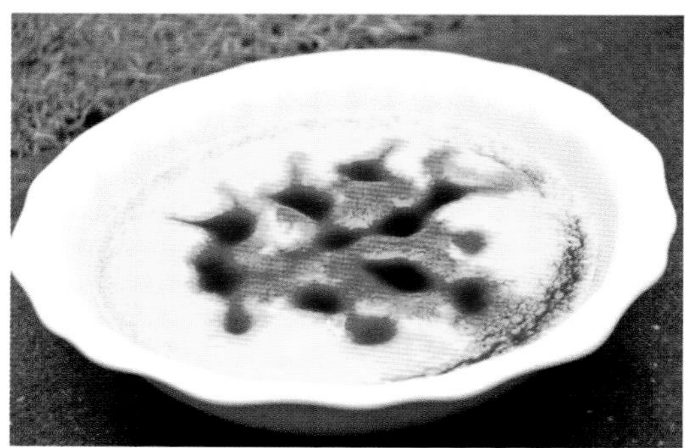

品名：鹿血蒸蛋
用料：鹿血、姜汁、鸡蛋等
功效：益精血、补阳气

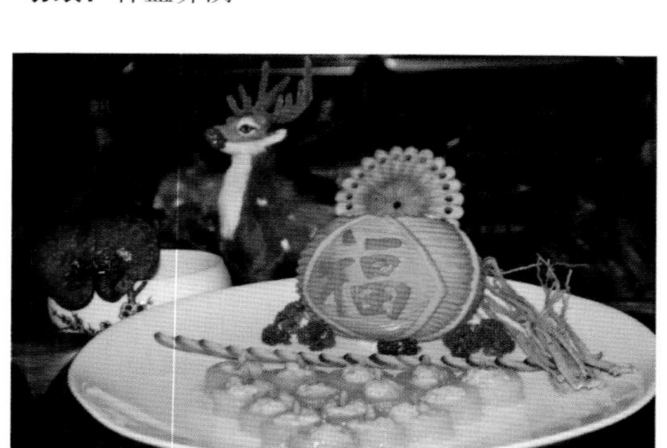

品名：麦冬酿冬瓜
用料：麦冬、冬瓜等
功效：消暑、祛湿、生津

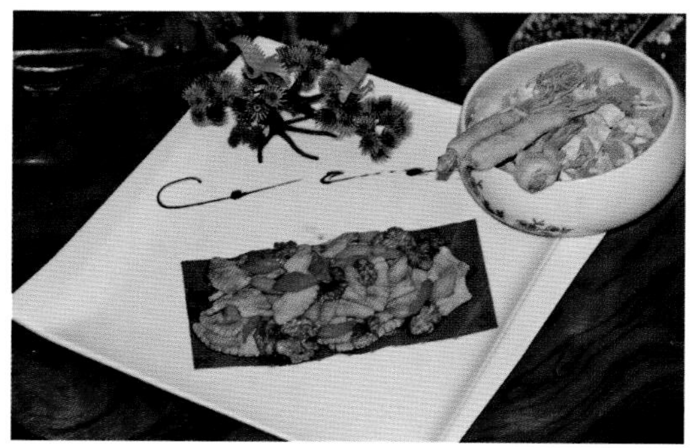

品名：核桃花枝片
用料：核桃、甘草、墨鱼等
功效：益智除烦

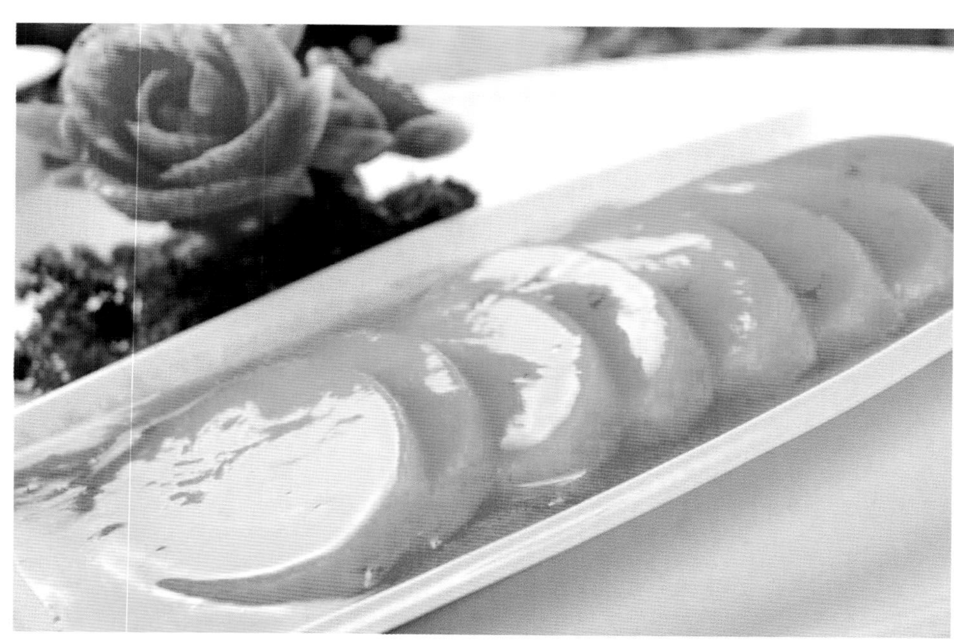

品名：红景天汁浇萝卜
用料：红景天、白萝卜等
功效：补气清肺、益智养心

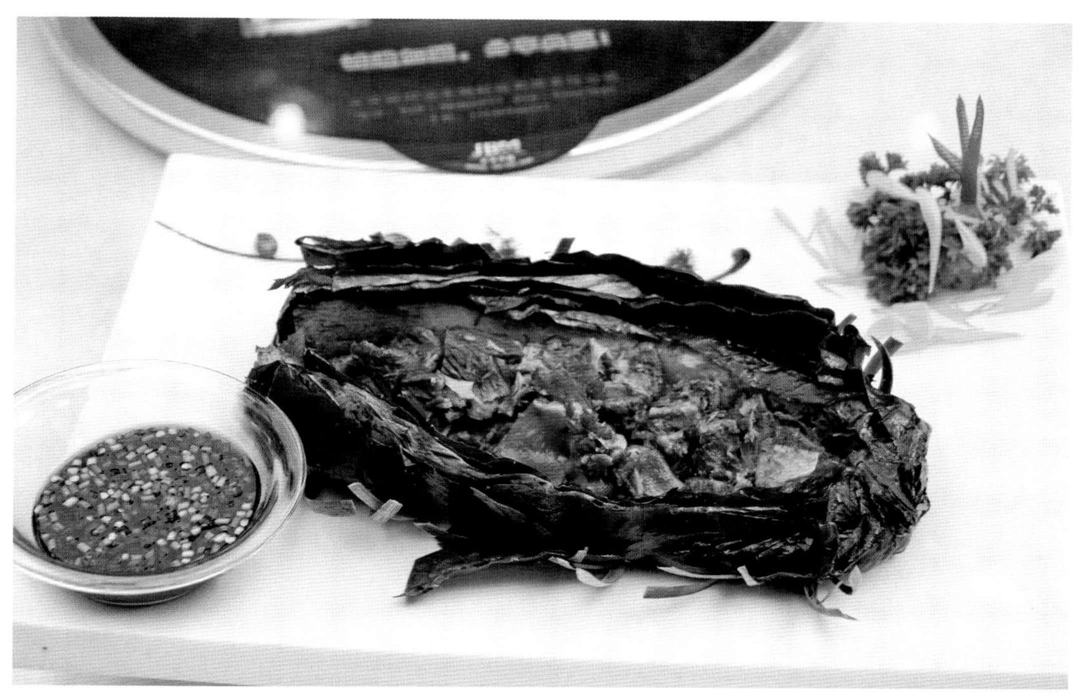

品名：荷香鸭

用料：荷叶、草豆蔻、鸭肉等

功效：清热凉血

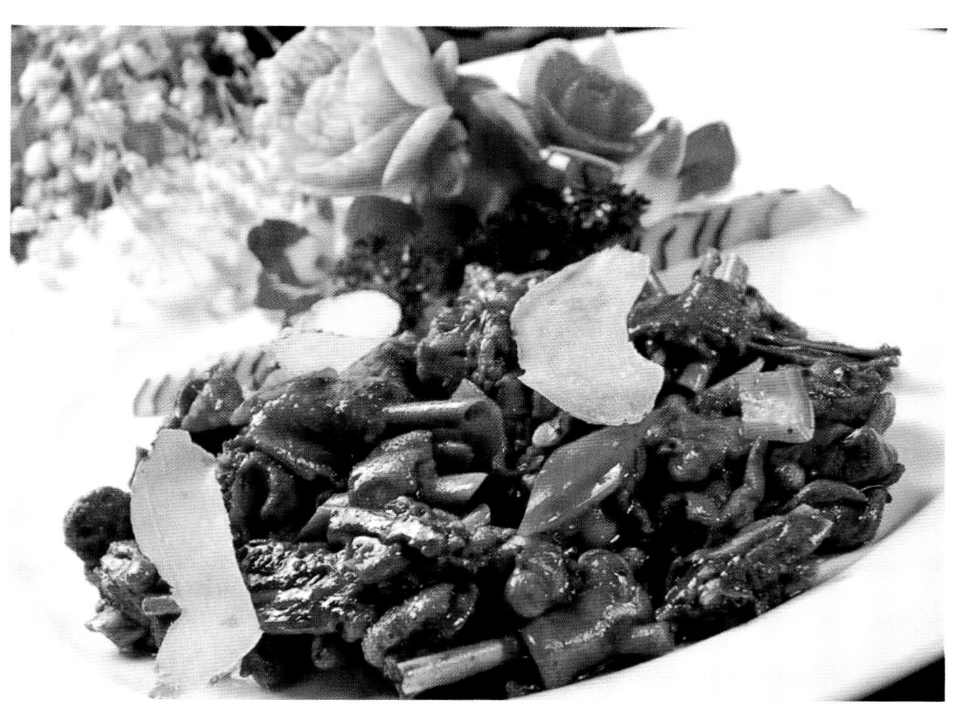

品名：黄芪烧老鹅

用料：黄芪、党参、鹅肉等

功效：补虚益气、和胃止渴

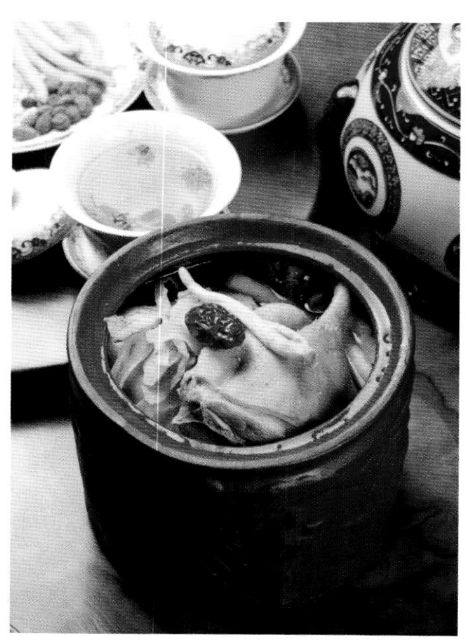

品名： 得月八宝鸭
用料： 党参、黄芪、鸭肉等
功效： 养阴生津

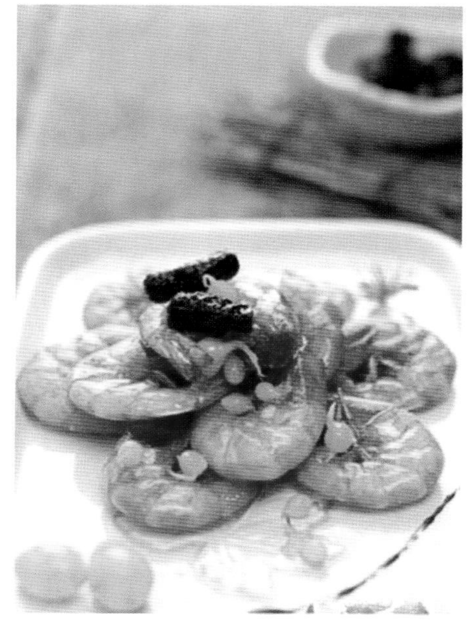

品名： 戟天薤白虾
用料： 巴戟天、薤白、虾等
功效： 祛寒除湿

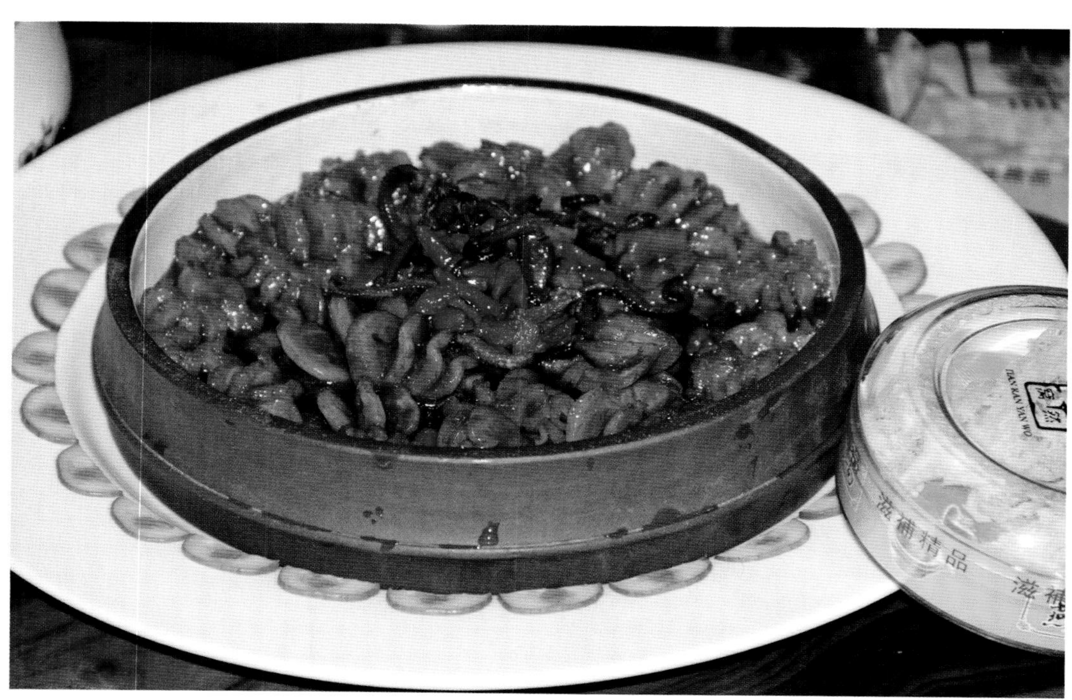

品名： 海马牛子
用料： 海马、枸杞子、牛子 * 等
功效： 补肾强体

* 牛子：牛睾丸

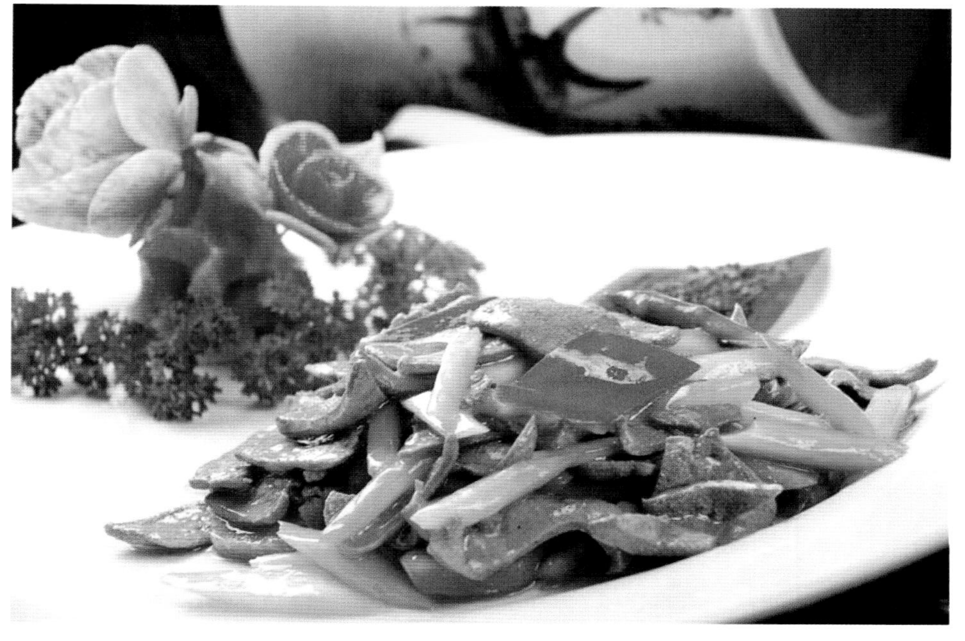

品名：首乌肝片
用料：制何首乌、决明子汁、猪肝等
功效：降压降脂

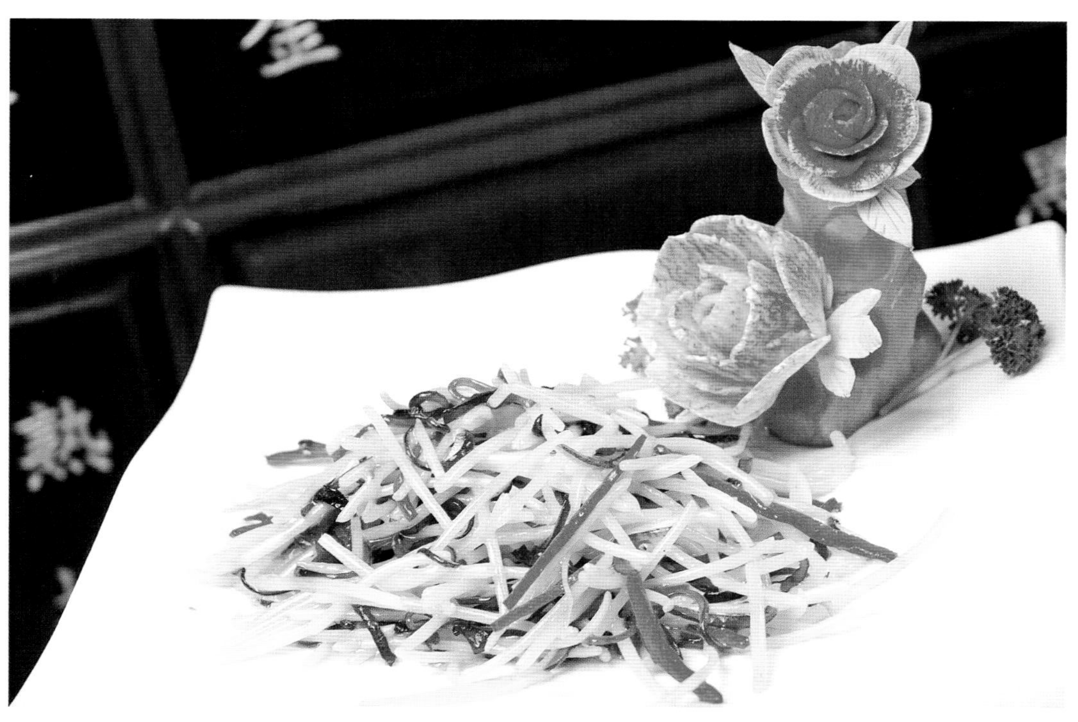

品名：玉竹烩三丝
用料：鲜玉竹、海参丝、豆芽等
功效：润肺、养胃、生津

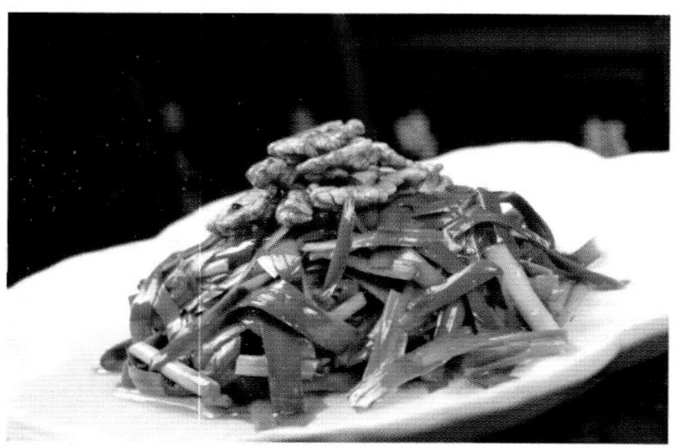

品名：韭菜炒核桃仁
用料：核桃仁、韭菜等
功效：补肾、温肺、润肠

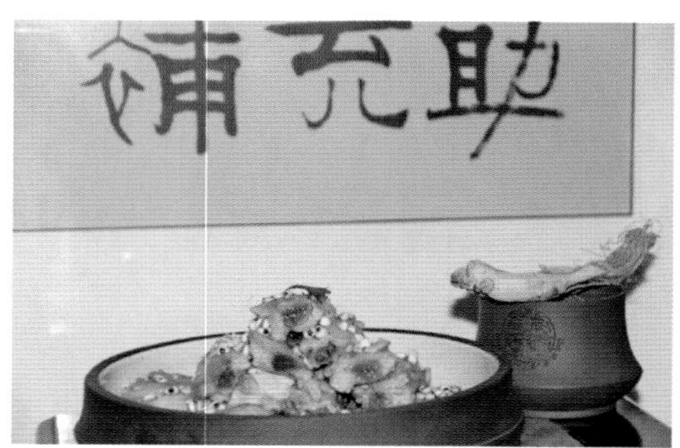

品名：苡仁蒸肋排
用料：薏苡仁、猪肋排等
功效：健脾胃、强筋骨

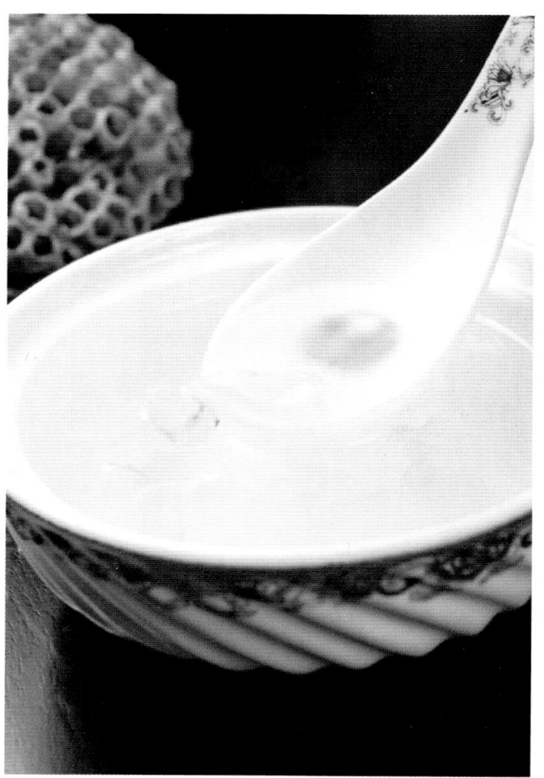

品名：醒酒葛羹
用料：葛根粉等
功效：清凉下火、开胃消食、利尿解酒

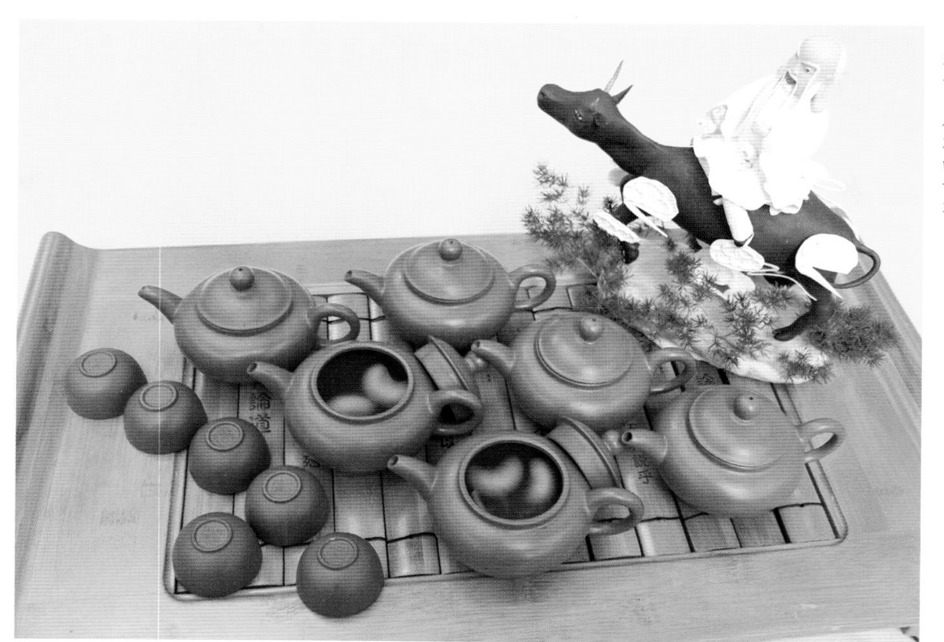

品名：养生鸡子工夫汤
用料：石斛、海马、鸡子*等
功效：补精益肾、延年益寿

*鸡子：公鸡的睾丸